AF341164

LES POISONS

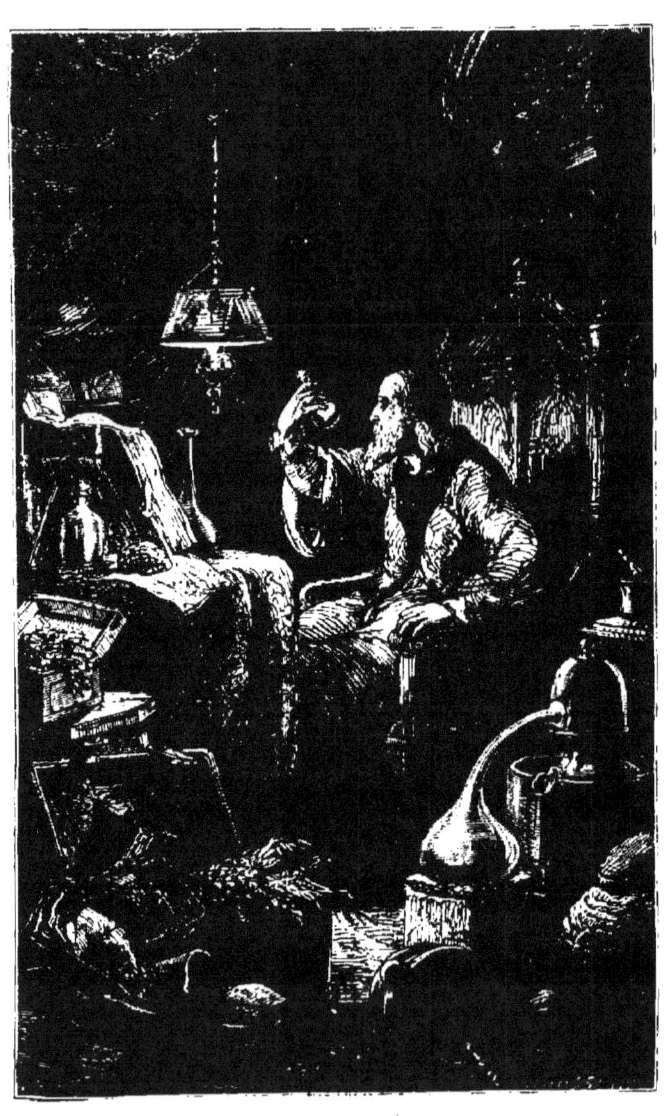

LES
POISONS

PAR

ARTHUR MANGIN

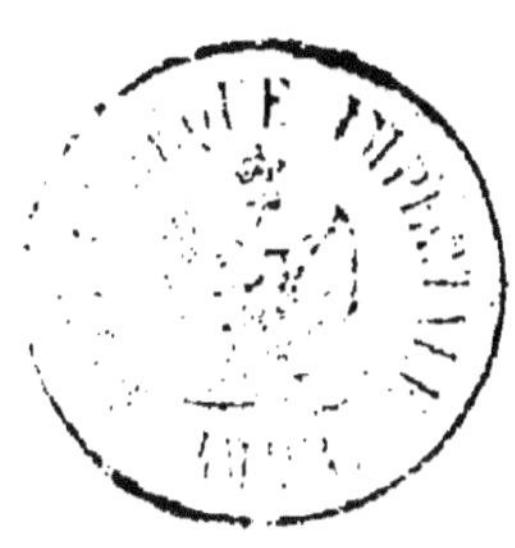

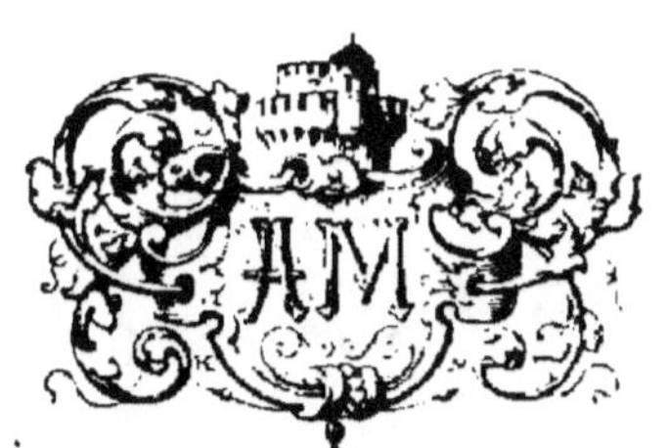

TOURS

ALFRED MAME ET FILS, ÉDITEURS

—

M DCCC LXIX

INTRODUCTION

I

Les Poisons! voilà, direz-vous peut-être, ami lecteur, un titre qui ne promet rien de gai. J'en conviens. Et aussi n'ai-je pas, en choisissant aujourd'hui ce sujet d'entretien, la prétention de vous égayer. J'espère néanmoins vous intéresser, et je me flatte de vous apprendre des choses que vous ignorez et que vous serez aise de savoir. Sans compter qu'à défaut du comique, le tragique ne nous manquera pas, et que si la lecture de ces pages n'est pas pour vous mettre en belle humeur, elle pourra, en maint endroit, vous procurer un peu de cette émotion poignante qui a son prix, à ce qu'il paraît, car elle se débite à profusion, et toujours avec succès, dans les journaux, au théâtre et chez les libraires.

Je pourrais même, en me plaçant au point de vue purement historique, remplir tout ce volume de récits et de tableaux délicieusement horripilants. Je pourrais dérouler sous vos yeux les scènes les plus dramatiques; je pourrais glacer le sang dans vos veines par la peinture des plus odieux forfaits : les uns couverts par une révoltante impunité ; les autres punis par des supplices presque aussi odieux que les crimes eux-mêmes. Je pourrais vous exhiber un assortiment complet de scélérats des deux sexes appartenant à toutes les classes de la société, à toutes les époques de l'histoire. Je pourrais exciter à plaisir votre indignation contre ces pourvoyeurs de la mort, et votre pitié pour leurs victimes. Je pourrais vous promener du laboratoire des empoisonneurs au lit d'agonie des empoisonnés, du tribunal à la chambre de torture, de la chambre de torture à l'échafaud. Je pourrais, en un mot, vous montrer la perversité humaine sous son aspect le plus repoussant et le plus saisissant à la fois, dans ses artifices les plus ingénieusement perfides, dans ses vicissitudes les plus étranges.

Tel n'est point mon dessein. Assez d'auteurs sans moi gorgent le public de cette littérature violente et malsaine qui, sous prétexte de réalisme, ne met en jeu que vices honteux et passions féroces.

C'est de science, c'est de chimie et de physiologie qu'il s'agit entre nous. Toutefois, on ne saurait s'occuper de poisons sans parler d'empoisonnements, et je serai forcément conduit, en indiquant l'origine et les propriétés des substances toxiques, à rappeler quelques-uns des drames lugubres où elles ont joué leur rôle meurtrier. Je pense d'ailleurs, avec M. le docteur Hœfer, que « la meilleure méthode de populariser les études scientifiques, en général si peu attrayantes par elles-mêmes, consiste à exposer, comme dans un panorama, les différentes phases qu'une science a parcourues depuis son origine jusqu'à l'époque où elle se

présente à la couche transitoire des contemporains; »
que cette méthode a l'avantage de mettre en lumière
« les efforts de l'esprit humain aux prises avec l'inconnu, en même temps qu'elle montre comment l'erreur peut, avec une ténacité prestigieuse, usurper
durant des siècles la place de la vérité [1]. » Je pense,
avec M. le professeur Decharme, que dans une leçon
— ou dans un livre — de sciences physiques et naturelles, « les détails historiques ayant trait au sujet et
précédant tout autre développement intéressent à un
haut degré les auditeurs — ou les lecteurs — et les
préparent d'une manière heureuse et efficace à recevoir les explications théoriques et descriptives [2]. »

S'il est une branche des connaissances humaines
dont les phases et les manifestations successives soient
capables d'éveiller l'intérêt et de piquer vivement la
curiosité, c'est assurément celle qui a pour objet les
corps si nombreux et si divers que la nature a dis-
tribués abondamment dans les trois règnes, et auxquels elle semble avoir assigné pour rôle spécial d'altérer ou de détruire chez les animaux les fonctions et
le principe même de la vie.

Jetons donc, avant d'aller plus loin, un coup d'œil
sur le passé de cette science, « la première branche
de la chimie qui ait été cultivée par les peuples barbares [3]. »

[1] *Histoire de la Chimie*, préface de la deuxième édition.
[2] *De l'Introduction de la Méthode historique dans l'enseignement des sciences.*
[3] SISMONDI.

II

« Les poisons, dit M. Ch. Flandin, ont été connus dans tous les temps et chez tous les peuples. On pourrait presque dire que les hommes les ont préparés avec d'autant plus d'art qu'ils ont vécu dans une civilisation moins avancée [1]. »

Et M. le docteur Hœfer :

« C'est une vérité triste à confesser, que les vices de l'homme sont un des principaux stimulants du progrès. »

Il est certain qu'en tout pays, l'homme primitif commence par appliquer son intelligence à découvrir et à perfectionner les moyens de destruction. Ce fait n'est pas toutefois aussi désolant et aussi humiliant qu'il semble à M. le docteur Hœfer. Si l'homme, en effet, débutait par la douceur et par la vertu, il risquerait de finir par le vice et par la férocité. C'est le contraire qui a lieu. « L'homme tire le bien du mal, dit encore M. Ch. Flandin : c'est la vraie mission de son intelligence. » La recherche des substances vénéneuses, d'abord poursuivie dans un but exécrable, a eu finalement, comme toute autre, des résultats heureux. Elle a enrichi la médecine d'une foule de remèdes salutaires ; elle a contribué puissamment aux progrès de la chimie, de la botanique et de la physiologie, et dans les sociétés modernes, le mal qu'elle peut occasionner encore ne saurait plus être mis en balance avec

---

[1] *Toxicologie*, introduction.

les services qu'elle a rendus, encore moins avec ceux que nous sommes en droit d'en attendre.

Mais les anciens, qui n'avaient point nos idées philosophiques, parce qu'ils n'avaient pas notre expérience, ne voyaient dans l'étude des poisons qu'un art dangereux, une science maudite. Aussi, ne pouvant absolument les rayer du catalogue des connaissances humaines, les chefs et les instituteurs des peuples en avaient fait un *mystère* qu'on ne révélait qu'aux seuls initiés, et que ceux-ci s'engageaient par les serments les plus terribles à ne point divulguer.

Strabon nous apprend, d'après Aristote, que dans l'Inde il existait une loi portant peine de mort contre quiconque aurait fait connaître un poison, à moins qu'il n'en indiquât en même temps l'antidote.

En Égypte, le collége des prêtres se réservait comme un dépôt inviolable les secrets de *l'art sacré*, et toute indiscrétion commise par un de ses membres, toute tentative d'un profane pour dérober quelqu'un de ces secrets, était punie de la *peine du pêcher*, c'est-à-dire de mort par le poison. Dr Hœfer, *Histoire de la Chimie.*)

Homère nous montre le roi d'Éphyse, Ilus, refusant à Ulysse le poison que ce héros lui demande pour y tremper ses flèches, et le fils de Laërte obligé de s'adresser au maître du tonnerre, à Jupiter lui-même, pour obtenir ce qu'il désire. Chez les Grecs, avant et après Homère, la connaissance des poisons est encore une science secrète, réservée aux prêtres, aux augures, et plus tard aux sages et aux médecins, et qui n'est d'ailleurs cultivée que clandestinement par les gens adonnés à la magie, aux maléfices, aux œuvres ténébreuses. Ceux qui la possèdent s'abstiennent de la répandre, les uns parce qu'ils veulent s'en réserver le coupable usage, les autres par respect pour les lois et pour l'humanité.

Hippocrate ne parle point des poisons, et il n'en prononce le nom qu'avec une sorte de pudeur, avec une répugnance visible, dans le serment solennel par lequel il s'engage « à ne remettre de poison à personne; à taire ce qui ne doit pas être divulgué ». Pline et Galien citent comme ayant « touché trop curieusement à l'étude des poisons » Horus, Aratus, Orphée le théologue et le poëte Héliodore. Encore le livre de ce dernier auteur (livre dès longtemps perdu, détruit peut-être à dessein) commençait-il pas cette protestation que Galien a reproduite :

> Non mihi, per sacram venerandæ Palladis artem,
> Non per luciferum Solem, mortalibus æquum,
> Non per te, divi cui subsunt, Jupiter, omnes,
> Muneribus quisquam, nec vi, nec gratia amoris,
> Adduxit me aliis lethalia prodere versu.
> Sed palmas sacras splendentia ad æthera tendo,
> Nullius atque mali mens est sibi conscia nostra.

Cependant Galien, dans son *Traité des Antidotes,* tout en disant « qu'il est imprudent d'écrire sur les poisons et d'en révéler la composition au vulgaire », ne laisse pas d'indiquer plusieurs substances toxiques, ou réputées telles, mentionnées également par Nicandre de Colophon, et par Dioscoride. Ses connaissances à cet égard ne vont pas loin, du reste. On en peut dire autant de Nicandre, de Dioscoride, de Galien, de Paul d'Égine. Tous ces hommes doctes et honnêtes en savaient probablement beaucoup moins long sur les poi-

sons que les scélérats empoisonneurs de profession;
et ceux-ci trouvaient parfaitement leur compte au
soin que l'on prenait de dérober au public les secrets
de leur art.

« Lorsque l'on compare entre eux Nicandre, Dioscoride, Pline, Galien, Paul d'Égine, relativement à ce
qu'ils nous apprennent des poisons, on incline à penser, dit M. le docteur Hœfer, qu'ils se sont copiés les
uns les autres, ou qu'ils ont tous puisé aux mêmes
sources. » « Si les poisons sont nombreux en espèces,
leur action est assez uniforme, dit Dioscoride. Aussi
leur oppose-t-on à peu près les mêmes remèdes. » Le
même auteur indique ensuite les symptômes les plus
apparents de l'empoisonnement, et cela avec assez
d'exactitude; mais on sait aujourd'hui que ces symptômes correspondent à des actions très-diverses, et
qu'il n'y a peut-être pas, dans tout le cadre toxicologique, même dans le cadre très-restreint tracé par
les anciens médecins, deux poisons qui possèdent les
mêmes propriétés et puissent être combattus efficace-
ment par le même antidote.

III

On croyait beaucoup, dans l'antiquité, aux antidotes : non-seulement à ceux qui sont censés neutraliser après coup les effets délétères des poisons, mais
à ceux qui, pris à l'avance, permettraient ensuite d'in-
gérer impunément les matières les plus vénéneuses.
Seulement ces derniers ne sont nommés nulle part, et

pour cause. Ceux qui prétendaient les connaître ne manquaient pas d'excellents prétextes pour en taire les noms, et il leur suffisait qu'on fût bien convaincu qu'ils les possédaient réellement.

La croyance chimérique aux préservatifs contre les poisons est encore très-répandue chez les peuples ignorants. Il en est de même de cette opinion, également admise dans l'antiquité, que certaines personnes peuvent *s'habituer* aux poisons.

Mithridate le Grand, roi de Pont, un des plus terribles ennemis de Rome, dont il tint pendant vingt-cinq ans la puissance en échec, passait pour s'être rendu insensible à l'action des substances les plus vénéneuses, soit, d'après la tradition vulgaire, en y accoutumant peu à peu son organisme, soit, comme le prétend Pline, en s'administrant un antidote universel. Si bien que, vaincu par Sylla, par Lucullus et en dernier lieu par Pompée, abandonné par son gendre Tigrane et trahi par son propre fils Pharnace, réduit enfin à se donner la mort, l'infortuné monarque se repentit, disent les historiens, de son trop de prudence; après avoir vainement tenté de s'empoisonner, il dut recourir à l'assistance d'un soldat, qui lui rendit le triste service de le poignarder.

Voyons donc ce qu'il peut y avoir de fondé dans ces assertions et si, en les examinant de près, on n'en pourrait pas faire jaillir la vérité.

Mithridate, dit la tradition vulgaire, s'était habitué aux poisons. A quels poisons? On en connaissait déjà plusieurs de son temps, et de fort divers, parmi lesquels un très-petit nombre auxquels il est possible de s'habituer *jusqu'à un certain point*. Ce sont notam-

ment les narcotiques, qui, lorsqu'on les prend à doses
graduées, peuvent être supportés et ne pas produire
d'abord de désordres apparents, mais qui néanmoins
finissent toujours par altérer sensiblement la santé ou
les facultés. On a signalé aussi certains toxicophages
dont nous parlerons plus loin, et qui consomment pour
leur plaisir de l'acide arsénieux ; mais cette pratique ne

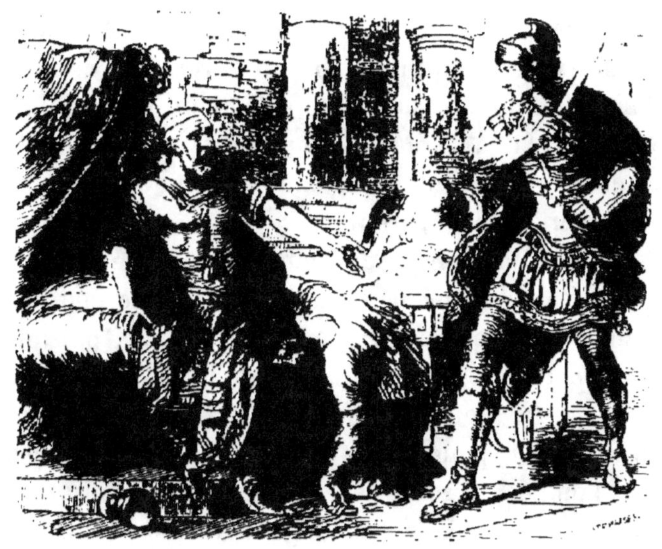

Mort de Mithridate.

les garantit pas contre les effets du toxique, et s'ils ont
le malheur de dépasser brusquement leur ration ordinaire, il n'est pas rare que cette imprudence leur soit
fatale. En tout cas, si l'on peut admettre qu'il soit possible de s'accoutumer à tel ou tel poison, il est tout à fait
absurde de croire que l'homme même le plus robuste
puisse s'habituer à prendre indifféremment, sans en
être incommodé, n'importe quel poison.

La version de Pline n'est pas plus vraisemblable. Il existe fort peu, — si tant est qu'il en existe, — d'antidotes curatifs, c'est-à-dire de médicaments propres à enrayer la marche d'un empoisonnement déclaré. Il existe encore moins d'antidotes préventifs spéciaux ; et quant à la panacée qui neutraliserait par avance l'effet de tous les poisons, c'est là une chimère à placer au même rang que la poudre de projection et l'élixir de longue vie. La prétendue invulnérabilité de Mithridate ne peut donc être qu'une fable, tout comme l'invulnérabilité d'Achille « semblable aux dieux ». Et qui inventa cette fable? Nul autre sans doute que Mithridate lui-même. En homme de génie qui avait affaire à des gens ignorants et superstitieux, il pensa que, pour ôter à ses ennemis l'envie de l'empoisonner, le plus sûr moyen était de leur persuader que la chose était impossible. Ce procédé fort simple lui réussit, puisqu'il conserva toute sa vie une santé qu'il n'eût certes pas eue s'il se fût nourri de poisons, ou même de contre-poisons. Et si, pour ne pas orner le triomphe de l'heureux Pompée, il se fit tuer au lieu de s'empoisonner, ce fut peut-être parce que ce genre de mort lui convenait mieux, ou peut-être encore afin de ne pas se démentir et de ne pas ôter à d'autres la ressource d'une ruse salutaire.

IV

L'antiquité a eu ses empoisonneurs, ou plutôt ses empoisonneuses célèbres ; car il semble que la science des poisons, ainsi que la magie et la sorcellerie, ont toujours recruté leurs adeptes parmi les femmes plutôt que parmi les hommes. La divinité qui présidait aux enchantements et aux maléfices était aussi une divinité féminine, Hécate, qui, selon la mythologie, donna le jour à Médée ainsi qu'à Circé, et les mit en possession de son redoutable pouvoir.

La légende de Médée est la plus dramatique des temps fabuleux. Cette femme, dont la beauté égalait la perversité, régnait en Colchide lorsque les Argonautes y vinrent, sous la conduite de Jason, pour s'emparer de la toison d'or. Elle s'éprend du héros grec, lui donne des *herbes enchantées* pour endormir le dragon qui gardait le trésor, puis, la précieuse toison enlevée, elle s'enfuit avec lui. Afin d'échapper à la poursuite de son père Æétès, elle assassine son jeune frère et en sème les membres derrière elle, comptant bien qu'Æétès s'arrêtera pour recueillir ces chers débris et leur donner la sépulture.

En Crète, où elle débarque avec son époux, elle empoisonne le roi de cette île, qui leur refusait l'hospitalité. Lorsqu'elle arrive à Iolcos, en Thessalie, Pélias venait d'usurper le trône en empoisonnant Æson, père de Jason. Elle rend la vie au vieillard avec le secours de ses drogues, et pour le venger en même temps que pour assurer à Jason la couronne de Thessalie, elle imagine contre Pélias un horrible stratagème.

Elle convient avec Jason et ses compagnons qu'un feu allumé sur la terrasse du palais les avertira du moment où, le roi ayant cessé de vivre, ils pourront pénétrer sans coup férir dans sa demeure et s'en rendre maîtres.

Puis, « elle prépara, dit Diodore de Sicile [1], une statue creuse qui représentait Diane, et dans laquelle elle cacha toutes sortes de poisons. S'étant frotté les cheveux avec de certaines drogues, elle les fit paraitre blancs, et elle se rendit le visage et tout le corps si ridés, que ceux qui la voyaient l'auraient véritablement prise pour une vieille.

« Elle entra dans la ville à la pointe du jour, portant avec elle cette statue de Diane, qu'elle avait habillée d'une manière propre à inspirer la terreur. Elle se fit introduire dans le palais du roi, et sut persuader à Pélias et à ses filles que Diane avait choisi le plus pieux de tous les monarques pour s'établir chez lui et pour y être honorée d'un culte éternel. Elle ajouta qu'elle avait reçu ordre d'ôter la vieillesse à Pélias par la force de ses remèdes ; qu'ainsi elle allait lui renouveler tout le corps, et lui procurer une vie aussi heureuse que longue.

« Ce discours ayant extrêmement surpris le roi, Médée lui annonça qu'elle allait en faire l'expérience sur elle-même, pourvu qu'une de ses filles allât lui chercher de l'eau claire et pure. Cet ordre ayant été exécuté, elle se retira dans une chambre à part. Là, s'étant lavé tout le corps, elle détruisit entièrement l'effet des drogues dont elle s'était frottée. Ayant donc recouvré son premier état et s'étant montrée au roi, elle le frappa d'admiration et d'étonnement, ainsi que tous ceux qui la virent... Pélias lui rendit de grands honneurs et ajouta foi à tous ses discours.

« La nuit venue, et Pélias s'étant endormi, Médée persuada à ses filles qu'il fallait, pour le rejeunir, faire

---

[1] *Bibliothèque historique*, t. II, liv. IV. Traduction de l'abbé Terrasson.

bouillir le corps de leur père dans une chaudière. Quoique les filles du roi se disposassent déjà à faire ainsi, Médée voulut néanmoins confirmer leur crédulité par une seconde expérience. Il y avait dans la maison un vieux bélier; elle leur dit qu'après qu'elle l'aurait fait cuire il deviendrait un jeune agneau. Ces filles ayant consenti à cette épreuve, Médée coupa le bélier par morceaux et le fit cuire. Leur ayant ensuite fasciné les yeux par d'autres secrets, elle tira de la chaudière la figure trompeuse d'un agneau. Ce prodige les remplit d'étonnement, et elles n'hésitèrent plus à se fier à la promesse qu'on leur avait faite. Elles firent mourir Pélias sous leurs coups... Mais Médée différa de couper et de faire bouillir le corps, sous prétexte qu'il fallait d'abord invoquer la lune. Aussitôt elle fit monter les filles de Pélias avec des flambeaux sur le plus haut toit du palais, et elle se mit à réciter, en langue colchique, une longue prière, pour donner aux Argonautes le temps de venir exécuter leur entreprise. Les Argonautes qui étaient en sentinelle ayant aperçu du feu, comprirent que le roi était mort; ils coururent ensemble vers la ville et franchirent les murs du palais... Jason s'empara du trône et maria les filles de Pélias à ses compagnons. »

Plus tard, Jason rencontre, dans de nouveaux voyages, une jeune princesse qui fait sur son cœur une vive impression, et il forme le projet de l'épouser en répudiant Médée. Celle-ci accomplit alors un acte de vengeance horrible. Elle égorge ses propres enfants, fruits de son mariage avec Jason, et elle envoie à sa rivale une robe empoisonnée qui la fait périr dans les plus cruelles souffrances. Chassée alors de la Thessalie,

elle se réfugie à Athènes et devient l'épouse de Thésée,
qu'elle essaie, mais sans succès, d'empoisonner avec de
l'aconit :

> Hujus in exitium miscet Medea quod olim
> Attulerat secum Scythis aconiton ab oris.

Thésée la chasse de son royaume, c'était bien le
moins. Elle retourne enfin dans sa patrie ; mais l'his-

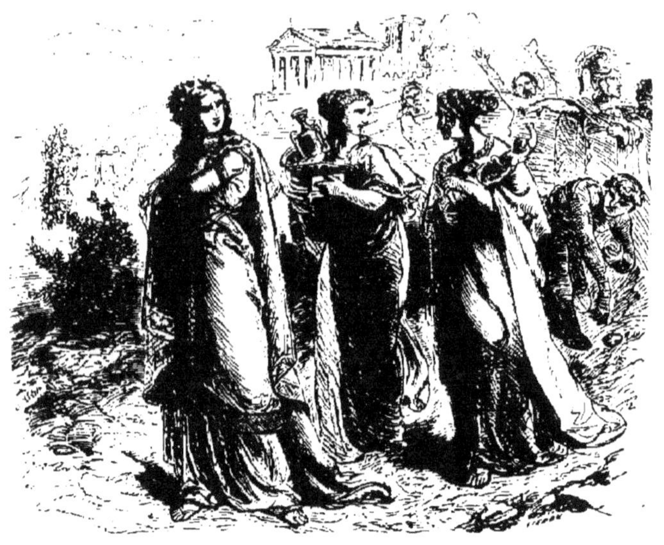

Médée chassée d'Athènes.

toire alors cesse de la suivre, et l'imagination même
des poëtes renonce à compléter par de nouveaux forfaits une carrière déjà si bien remplie.

Circé fut la digne sœur de Médée. « Nul, dit Diodore,
ne connut mieux qu'elle la nature différente des plantes
et leurs propriétes merveilleuses ; nul ne porta plus
loin l'art de préparer les poisons, et elle y fit par son

génie de nouvelles découvertes. » Épouse d'un roi des Scythes, elle l'empoisonna pour régner seule, et commit encore tant d'autres crimes que ses sujets finirent par la chasser. Après avoir longtemps erré avec quelques-unes de ses femmes, elle vint se fixer dans l'île d'Æa ou d'Œnaria (aujourd'hui Ischia), à l'entrée du golfe de Naples. Ce fut là, dans son palais de marbre, gardé par des loups et des lions, qu'elle attira les compagnons d'Ulysse, et que, selon le récit d'Homère, elle les métamorphosa en pourceaux, en leur faisant prendre un mélange de vin, de miel et de farine, additionné de certaines substances mystérieuses. Ulysse lui-même osa vider la coupe qui lui était offerte et le fit impunément, parce qu'il avait à l'avance conjuré l'effet du poison à l'aide d'une plante merveilleuse dont il devait la connaissance à Mercure. Homère la nomme *moly* (μῶλυ). « Sa racine, dit-il, est noire, sa fleur est blanche comme le lait. Les mortels l'arrachent difficilement à la terre ; mais tout est facile aux dieux. » Qu'était-ce que ce *moly*[1] ? on l'ignore. Quant à la prétendue transformation des compagnons d'Ulysse en pourceaux, tous les auteurs s'accordent à n'y voir qu'une allégorie signifiant que Circé, pour les réduire à l'impuissance sans cependant les tuer, leur avait administré quel-

---

[1] « Pour prévenir l'effet des poisons, dit M. Ch. Flandin, un art secret se flatte de posséder des remèdes ou des contre-poisons. Mais, malgré ses prétentions, cet art n'a rien de réel. Le *moly* dont parle Homère, et avec lequel Ulysse arrête ou prévient les effets du breuvage de Circé, a donné lieu à bien des recherches érudites ; mais tout en indiquant plusieurs plantes qui ont paru avoir des traits de ressemblance avec celle qu'a décrite le poëte, les botanistes n'ont pas trouvé l'herbe aux propriétés merveilleuses que Mercure a révélée aux hommes. » (*Traité des Poisons*, Introduction.)

qu'une de ces drogues, telles que la jusquiame, la stramoine, la belladone, la mandragore, qui, à très-faible dose, produisent une aliénation, une idiotie momentanée, et, comme l'ivresse alcoolique, font de l'homme une brute.

La tradition attribue encore à Circé plusieurs crimes : l'empoisonnement de Glaucus, celui de Scylla, qui fut changée en un rocher effroi des navigateurs ; celui de Picus, un roi italien passé maître dans l'art de dompter les chevaux, et que les drogues de la magicienne métamorphosèrent en oiseau.

> Picus equum domitor, quem capta cupidine conjux
> Aurea percussum virga versumque venenis
> Fecit avem Circe, sparsitque coloribus alas [1].

Malgré les incertitudes, les contradictions et les fables qui obcurcissent et dénaturent la vérité à l'égard de Médée et de Circé, il n'est guère possible de révoquer en doute l'existence de ces deux femmes, leur connaissance, très-approfondie pour l'époque, des propriétés vénéneuses des plantes, et leur habileté de thaumaturges. Les historiens les plus sérieux donnent sur les faits et gestes de Médée des détails précis qui n'ont pu être inventés de toutes pièces, et Circé a laissé son nom au promontoire qui forme la limite septentrionale du golfe de Naples.

[1] Virgil., *Æneid.*, lib. VII.

V

A Rome, sous la République et sous les Césars, ce
sont encore des femmes que nous voyons se livrer aux
pratiques de la magie et à la préparation des poisons.
On raconte qu'en l'an 423 de la fondation de Rome, un
grand nombre de personnes haut placées ayant péri
dans des circonstances étranges, on découvrit enfin
que ces morts étaient l'œuvre d'une vaste association
d'empoisonneuses, presque entièrement formée de
dames patriciennes. On en saisit vingt chez lesquelles
on trouva toutes sortes d'ustensiles bizarres et de substances vénéneuses. Les accusées alléguèrent qu'elles
préparaient, non des poisons, mais des médicaments.
Deux d'entre elles, nommées Cornelia et Serpia, furent
contraintes de faire sur elles-mêmes l'essai de leurs
drogues; elles moururent. Ce n'était pas là une preuve :
si l'on obligeait un pharmacien à avaler au hasard une
faible partie seulement du contenu d'une des fioles que
renferme son officine, le pauvre homme aurait beaucoup de chances d'en mourir. Mais en ce temps, la justice
n'était pas aussi éclairée ni aussi circonspecte qu'elle
l'est aujourd'hui. Les vingt accusées furent condamnées
et envoyées au supplice avec soixante-dix autres, qui
furent arrêtées probablement sur la dénonciation des
premières. Je dois ajouter que la réalité de ce monstrueux procès a été fortement contestée. Tite-Live ne le
rapporte que sous réserve, et Voltaire estime qu'il faut
le reléguer « à l'endroit où l'on conservait le vaisseau
qu'une vestale avait tiré sur le rivage avec sa cein-
ture. »

Avec le régime impérial s'introduisirent à Rome les expédients dès longtemps employés dans les cours de l'Orient pour servir l'ambition impatiente des uns, la défiance ombrageuse des autres. Le poison alterne avec le poignard, et quiconque s'assied sur le trône ou en approche doit se décider à frapper s'il ne veut être frappé lui-même.

Livie, femme d'Auguste, ouvre dignement cette série de crimes où les liens du sang et de l'humanité sont foulés aux pieds avec la même fureur et le même cynisme. Pour assurer l'empire à son fils Tibère, elle empoisonne successivement le jeune Marcellus, — celui en qui Virgile avait salué le plus cher espoir du peuple romain, — les trois fils d'Agrippa, Caius, Lucius et Posthumus; enfin Octave-Auguste lui-même, dont la vieillesse se prolongeait trop à son gré, et qu'elle fit périr, dit-on, en empoisonnant sur l'arbre les figues que le maître du monde aimait à cueillir de sa main. Parvenu à l'empire, Tibère poursuit l'œuvre de sa mère, avec le concours de ministres tels que Séjan et Pison. Déjà, du vivant d'Auguste, il avait aidé sa mère à faire périr Fabius Maximus, témoin gênant d'une réconciliation vraie ou fausse entre le vieux prince et Posthumus. Il s'était attaché une nommée Martine, *famosam veneficiis*, dit Tacite, qui fournit du poison à Séjan pour tuer Drusus, à Pison et à Plancine pour débarrasser l'empereur de Germanicus, que ses mérites et sa popularité lui rendaient surtout redoutable.

Cette Martine, ainsi que la plupart de ses pareilles, cumulait le métier de magicienne et celui d'empoisonneuse. Pendant la maladie de Drusus, elle eut

recours, pour hâter ou assurer l'effet de ses drogues,
à des pratiques de sorcellerie qui devaient multiplier
autour de la victime les présages sinistres, et persuader
à la foule que le fils adoptif de Tibère était condamné
par les dieux. Mais ni à Antioche, où le crime s'était accompli, ni à Rome même, le peuple ne prit le change.

La mort de Germanicus provoqua une douleur et
une indignation générales; Pison, Plancine et Martine
furent désignés hautement comme ses meurtriers, et
Tibère fit porter le procès devant le sénat; mais tandis qu'on instruisait, ou qu'on feignait d'instruire
l'affaire, Martine, qui s'était d'abord enfuie à Brindes,
avala du poison qu'elle avait caché dans un nœud de
ses cheveux; Pison fut trouvé mort dans son cachot la
veille du jugement; quant à Plancine, elle échappa
grâce à la protection de Livie, ce qui ne fit que
confirmer les soupçons de la foule.

On ne reconnut les traces du poison, au dire de
Tacite, ni sur le corps de Germanicus, ni sur celui de
Martine. Mais n'oublions pas que les anciens n'avaient
sur les signes de l'empoisonnement que des idées très-
incomplètes, erronées et souvent absurdes. Ils étaient
persuadés, par exemple, que lorsque le cadavre d'une
personne tuée par le poison était placé sur le bûcher,
les flammes ne pouvaient rien sur le cœur, et que cet
organe demeurait intact. Il paraît que ce fut ce qui arriva lorsqu'on voulut brûler le corps de Germanicus.
Le fait en lui-même n'a rien de surprenant, et devait
se présenter toutes les fois que les flammes n'étaient pas
assez ardentes ou que la crémation n'était pas assez
prolongée : le cœur, préservé par les chairs et les os
qui l'enveloppent, était *cuit,* mais non brûlé. C'est

cependant sur ce phénomène si simple et si vulgaire que Suétone et Pline se fondent pour affirmer que Germanicus avait été empoisonné, tandis que les vraies preuves du crime résultent de faits d'un tout autre ordre, et sur lesquels nous n'avons point à insister.

Après Caligula, successeur de Tibère, le souverain pouvoir fut donné à Claude, un prince imbécile, qui avait pour femme Agrippine, une autre Livie. Ce que celle-ci avait osé pour assurer l'empire à Tibère, celle-là le fit aussi pour donner la pourpre à Néron. Tibère et Livie avaient eu recours au talent de Martine; Agrippine et Néron eurent à leur service le génie de Locuste. Livie avait empoisonné Auguste avec des figues; le poison fut administré à Claude dans un plat de champignons, son mets favori; « un mets des dieux, » disait ensuite Néron, par une allusion ironique à l'apothéose de son père adoptif.

Quel était ce poison, préparé, dit l'histoire, par Locuste, et que l'affranchi Halotus se chargea d'introduire dans le plat fatal? Ce pouvait bien être des champignons vénéneux; mais rien de plus naturel alors que d'imputer la mort de l'empereur à une maladresse du cuisinier. Agrippine et ses complices ne paraissent pas avoir songé à cet expédient. Ils préférèrent donner à entendre que Claude avait payé de sa vie sa gourmandise et son ivrognerie. Locuste, en tout cas, avait bien rempli les intentions de l'impératrice, qui voulait que la mort ne fût ni trop prompte ni trop rapide, et que le poison eût d'abord pour effet d'ôter à la victime le peu d'intelligence et de raison qui lui restait, de peur que, devinant tout, Claude, avant d'expirer, ne fît proclamer empereur son propre fils, le jeune Britannicus.

Mais, dira-t-on, pourquoi ne pas sacrifier d’abord cet enfant? Un meurtre de plus, qu’était-ce pour Agrippine? Moins que rien, assurément ; et aussi n’est-ce pas à la pitié de sa belle-mère que Britannicus dut alors son salut. Il était entre les mains de cette femme astucieuse une arme, une menace contre Néron. Celui-ci le sentit parfaitement, et aussi résolut-il bientôt de se défaire de ce frère qui, en grandissant, deviendrait un rival.

Il installa Locuste dans son palais, — que dis-je? — dans son appartement, et lui ordonna de préparer un poison dont l’effet fût infaillible et rapide. Une première tentative n’ayant occasionné à Britannicus qu’une indisposition passagère, Néron entra en fureur, frappa de sa main l’empoisonneuse, et la menaça du dernier supplice si elle ne se hâtait pas d’exécuter ponctuellement ses ordres. Locuste prépara alors un autre poison dont Néron fit faire immédiatement l’essai sur un bouc. L’animal ne mourut qu’au bout de cinq heures. C’était beaucoup trop long. Locuste dut concentrer davantage ou modifier sa mixture, qui fut essayée de nouveau sur un porc. Cette fois Néron se déclara satisfait : l’animal avait été foudroyé. Ce fut à sa table et sous ses yeux que l’empereur voulut, sans plus de retard, accomplir son odieux attentat.

L’usage voulait qu’aucune boisson, aucun mets ne fût servi aux princes de la famille impériale sans qu’un esclave l’eût préalablement goûté. La suppression de cette formalité eût éveillé des soupçons; sacrifier l’esclave eût été pis encore. On eut recours à l’expédient que voici. L’esclave présenta au jeune prince une coupe remplie d’un breuvage dans lequel il avait trempé ses lèvres, mais qui était tellement chaud que Britannicus ne put le boire; et ce fut avec l'eau froide dont on le rafraîchit qu'on y versa le poison. A peine Britannicus en eût-il avalé quelques gorgées qu'il fut pris de suffocation et de convulsions; il expira en peu d'instants.

On sait que Néron fit procéder dans la nuit même aux funérailles de sa victime, de peur que l'état du cadavre ne révélât le genre de mort auquel Britannicus avait succombé. Quel était le poison qui l'avait tué avec une promptitude si foudroyante? Les historiens latins ne nous apprennent absolument rien à cet égard, et les toxicologistes, qui ont souvent essayé de résoudre cette question, en sont réduits aux conjectures.

M. Ch. Flandin ne pense pas que Locuste ait dû connaître d'autres poisons que ceux dont il est parlé dans les écrits des médecins qui vivaient de son temps. Il me semble, au contraire, infiniment plus probable, comme je l'ai dit déjà, que, grâce à l'interdiction qui pesait sur la science des poisons et en faisait une science secrète, les malfaiteurs tels que Locuste savaient beaucoup de choses que les médecins ignoraient. Locuste devait donc connaître plusieurs des substances vénéneuses dont les auteurs n'ont rien pu dire, et qu'on prenait d'autant plus de soin de tenir cachées qu'elles étaient douées de propriétés plus énergiques. La première drogue administrée à Britannicus pouvait être un poison minéral vulgaire : une préparation arsénicale, saturnine ou mercurielle; la seconde ne pouvait être qu'un poison végétal, mais lequel? Même parmi les plus terribles que produisent les plantes tropicales, il en est fort peu d'assez violents pour que, dissous

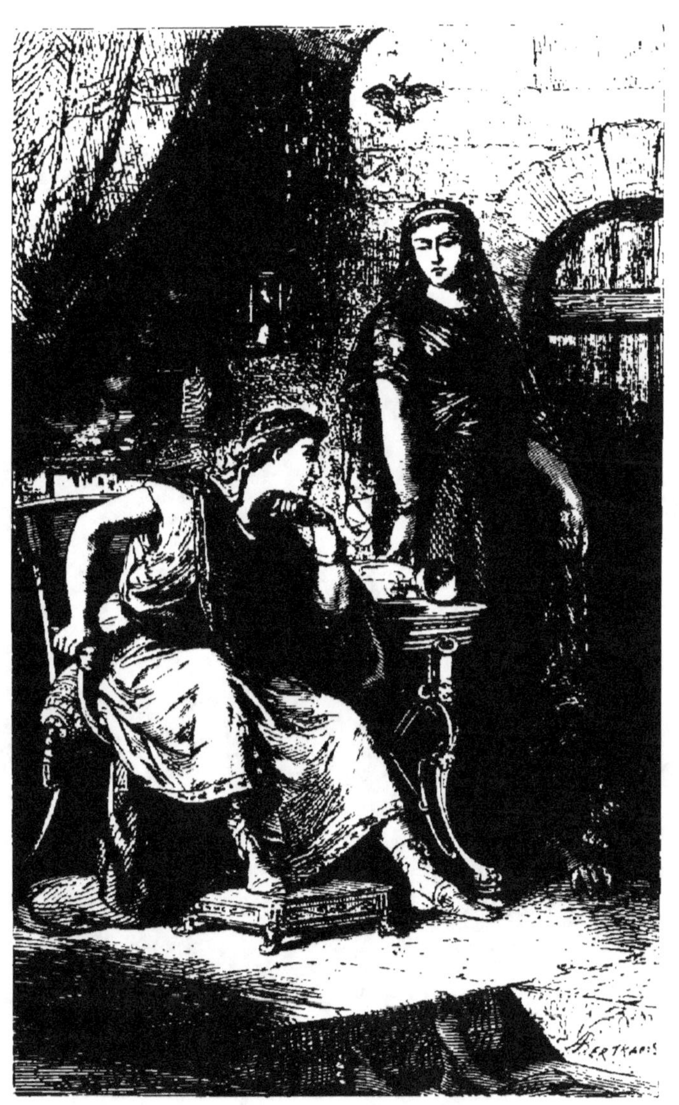

_ Néron et Locuste.

dans de l'eau et mêlés ensuite en petite quantité à un autre breuvage, ils produisent le foudroyant effet relaté par Tacite.

Nous ne connaissons aujourd'hui que l'acide cyanhydrique ou prussique dont l'action soit assez prompte pour que l'agonie ne se prolonge pas au delà de quelques minutes. Nous verrons d'ailleurs, en nous occupant de cet acide, que les symptômes qu'il produit sont bien exactement ceux qui accompagnèrent la mort de l'infortuné Britannicus. Enfin, si l'on songe que l'acide cyanhydrique peut non-seulement se préparer de toutes pièces, mais s'extraire de diverses substances végétales assez communes, telles que l'amande amère, l'amande du pêcher, les feuilles de laurier-cerise, on sera très-disposé à admettre que ce fut là le poison qui fit périr Britannicus. L'hésitation de Locuste en présence des ordres formels de Néron est une présomption de plus en faveur de cette hypothèse. Car Locuste savait bien qu'en préparant ce poison tel que· le voulait son maître, c'est-à-dire à l'état de pureté presque parfaite et en quantité relativement considérable, elle s'exposait à en ressentir la première les effets. C'est pourquoi elle ne s'y décida qu'à la dernière extrémité, lorsqu'elle vit qu'il fallait opter entre un grave danger et une mort certaine.

VI

S'il fallait en croire les assertions de plusieurs historiens et les récits des romanciers, l'art de l'empoisonnement aurait été porté, soit dans l'antiquité, soit au moyen âge, à un degré de perfection bien supérieur à ce que le génie du mal sait réaliser de nos jours. Outre des poisons qui, comme celui de Locuste, foudroyaient la victime en quelques minutes, en quelques secondes, les adeptes d'autrefois en auraient possédé d'autres d'une nature toute différente, capables de prolonger l'agonie pendant un temps souvent fort long : plusieurs semaines, plusieurs mois; d'autres tellement subtils, qu'il suffisait d'en imprégner un vêtement, une parure, des gants, les feuillets d'un livre, pour vouer à la mort la personne qui faisait usage de ces objets.

Pour apprécier à leur juste valeur les assertions de ce genre, il ne faut pas perdre de vue que les faits d'empoisonnement, vrais ou supposés, qui en sont l'objet, se rapportent à des époques et à des circonstances où toute vérification scientifique était impossible. Il suffit ensuite d'appliquer à leur examen les lumières que nous possédons aujourd'hui pour se convaincre que s'il en est dans le nombre qui admettent une explication plausible, il en est bien plus encore qui ne méritent aucune créance. Aussi n'est-ce pas sans étonnement que nous voyons un écrivain aussi docte et aussi sensé que M. Ch. Flandin reproduire plusieurs de ces récits étranges, non seulement sans exprimer aucun doute sur leur véracité, mais en les faisant précéder de ces paroles : « A côté de la science dont les conquêtes sont si lentes, il est un art occulte qui, dès ses débuts, semble avoir été porté à ses dernières limites : c'est l'art d'empoisonner. Tel est le génie du mal, qu'il n'est peut-être pas un moyen de détruire par le

poison qui n'ait été deviné depuis longtemps par le
crime. »

Que la science honnête et bienfaisante qui cherche
à connaître le mal pour le combattre ait été devancée
par la science impie, auxiliaire du crime, cela est, je
l'ai dit, malheureusement vrai; et l'un des principaux
obstacles aux progrès de la première c'est, je l'ai dit
aussi et M. Ch. Flandin semble le reconnaître, le soin
qu'elle prenait de se renfermer dans un petit cercle
d'élus et de dérober aux profanes des connaissances
réputées dangereuses. Mais que le génie du mal ait,
dès ses débuts, porté *aux dernières limites* l'art de
donner la mort à l'aide de matières toxiques habilement choisies et préparées, c'est ce que nous ne sau-
rions admettre. L'ignorance de la foule, l'insuffisance
des notions chimiques et physiologiques propres à
faire distinguer les effets du poison de ceux des maladies naturelles, l'imagination de certains historiens, la
crédulité des autres, voilà les principales causes qui
ont fait attribuer à des artifices mystérieux et terribles
la mort inexpliquée de quelques personnages célèbres.
M. Flandin lui-même nous apprendra bientôt ce que
nous devons penser du savoir tant vanté des empoisonneurs d'autrefois.

Mais jetons d'abord avec lui un coup d'œil sur les
quelques exemples qu'il cite, dit-il, « avec toute la
discrétion que lui impose le sujet. »

C'est d'abord Agathocle, tyran de Syracuse, que son
fils empoisonne avec un cure-dents. L'effet aurait été,
« pour ainsi dire, immédiat. » En admettant même
qu'Agathocle se fût piqué avec un cure-dents, on trouverait difficilement, parmi les poisons les plus violents

des tropiques, celui qui aurait pu exercer une action si rapidement fatale ; et puis, qui donc a pu constater qu'Agathocle avait été empoisonné?...

Puis c'est Parysatis, la sœur de Xerxès, qui empoisonne sa bru Statira en lui servant la moitié d'un oiseau qu'elle avait coupé avec un couteau enduit de poison d'un seul côté, et qui mange impunément l'autre moitié. Il faut, sur la réalité de ce prodige, nous en rapporter à Ctésias, médecin et historien qui vivait quatre cents ans avant Jésus-Christ.

M. Flandin ne fait point difficulté de croire que les anciens Perses et les Turcs savaient empoisonner *l'étrier, la selle, la bride* d'un cheval, *les bottes* d'un cavalier. Et il ajoute : « Les nègres de nos colonies possèdent encore, *dit-on*, de pareils secrets. » Arrivant aux temps modernes, M. Flandin nous montre encore Philippe II empoisonnant son frère don Juan d'Autriche « par de semblables artifices » ; Jean Galéas empoisonné *par le contact de ses vêtements*, et Jeanne d'Albret par le contact d'une paire de gants.

A côté de ces faits dépourvus de toute vraisemblance, il en cite d'autres qui, s'ils étaient prouvés, s'expliqueraient de la manière la plus simple et entreraient dans la catégorie des empoisonnements les plus vulgaires : Henri VII, les cardinaux de Bérulle et de Comeyn empoisonnés avec le pain et le vin eucharistiques ; le pape Clément VII succombant pour avoir respiré la fumée d'une torche qu'on portait devant lui dans une procession ; un autre pape, Urbain VIII, presque empoisonné au moyen d'une poudre versée sur une plaie, etc. Introduire le poison dans une hostie, le faire dissoudre dans du vin, le mêler à l'encens ou à d'autres parfums, de sorte que sa vapeur se mêle à leur fumée odorante ; l'inoculer enfin dans une plaie vive : ce sont là des procédés primitifs, qui témoignent sans doute d'une profonde perversité, mais qui sont loin d'exiger de grandes connaissances en toxicologie. Il existe même beaucoup de substances vénéneuses capables de pénétrer dans l'organisme par voie d'inhalation ou par l'absorption cutanée, et dont plusieurs ont pu être connues très-anciennement; mais il est clair que de telles substances ne seraient pas moins dangereuses pour ceux qui s'en serviraient que pour ceux contre qui l'on prétendrait les employer, et que dans ce cas l'empoisonneur risquerait fort d'être le premier empoisonné.

La vérité est qu'aux époques de corruption, de tyrannie, d'anarchie, de barbarie, qui malheureusement remplissent la plus grande partie de l'histoire des sociétés humaines, la cupidité, l'ambition, la haine, la jalousie, toutes les passions mauvaises ont trouvé dans le poison un instrument commode pour l'accomplissement de leurs desseins. Mais le répertoire toxicologique des artisans du crime était, en somme, comme il l'est de nos jours, assez restreint. On y faisait figurer diverses substances dont les propriétés n'avaient rien de réel : les unes ne devant leur terrible renom qu'aux idées superstitieuses qu'on y attachait; les autres étant réputées vénéneuses par cela seul qu'elles étaient immondes et répugnantes.

Certains individus passaient pour connaître une drogue propre à *fluidifier* le sang. Tel était ce baigneur qui fit, dit-on, périr un duc de Bavière en répandant sur des scarifications de ventouses une poudre qui em-

pêcha le sang de se coaguler et de fermer les plaies.
Longuis croit qu'un chirurgien usa du même artifice
pour tuer la femme de Bercthod de Flerscheim. Ce prétendu *fluidificateur* du sang avait le don, je ne sais
pourquoi, de causer aux anciens médecins une épouvante singulière, et Galien déclarait que celui qui l'aurait découvert devrait être immédiatement conduit au
supplice, les yeux bandés, afin qu'il ne pût révéler à
personne un si dangereux secret. Le secret est pourtant
facile à deviner : tout le monde sait aujourd'hui que la
section d'une artère donne lieu à une hémorragie qui
ne peut être arrêtée que par une ligature convenablement pratiquée. Cette opération était inconnue avant
Ambroise Paré. Il est donc probable que la mort du
duc de Bavière et celle de la femme de Flerscheim furent causées par la maladresse ou par la perfidie des
chirurgiens qui avaient appliqué les ventouses.

VII

Quoi qu'il en soit, les empoisonneurs émérites savaient en général à quoi s'en tenir sur l'efficacité des
mixtures secrètes, des herbes fantastiques et des céré-
monies magiques auxquelles le vulgaire attribuait une
si funeste puissance; et lorsqu'ils voulaient se défaire d'un ennemi, ce n'était pas à des formules compliquées qu'ils avaient recours, mais à des préparations
simples, telles que les sels de mercure, de plomb ou de
cuivre, ou, plus souvent encore, à l'arsenic sublimé
(acide arsénieux), dont l'incomparable popularité, —

qu'on me permette cette expression, — remonte à une époque extrêmement ancienne et s'est perpétuée jusqu'à nos jours.

« Charles le Mauvais, roi de Navarre, le même qui périt dans un bain d'eau-de-vie enflammée, passait, dit M. Hœfer, pour très-versé dans la pratique de l'alchimie, et surtout dans la connaissance des poisons. Le moine de Saint-Denis et Juvénal des Ursins rapportent de lui un fait qui nous dévoile tout le secret des empoisonneurs du moyen âge.

« En donnant au ménestrel Woudreton les instructions nécessaires pour empoisonner (en 1384) Charles VI, roi de France, le duc de Valois, frère du roi, et ses oncles, les ducs de Berri, de Bourgogne et de Bourbon, Charles le Mauvais lui dit : « Tu vas à Paris; tu pour-
« ras faire grand service se tu veulz. Se tu veulz ce que
« je te diroy, je te feroy tout aisé et moult de bien. Tu
« feras ainsy : il est une chose qui se appelle *arsenic*
« *sublimat*. Se un homme en mangeoit aussi gros que
« un poiz, jamais ne vivroit. Tu en trouveras à Pam-
« pelune, à Bordeaux, à Bayonne et par toutes les
« bonnes villes où tu passeras, ès hostels des apothi-
« caires. Prends de cela et fais-en de la poudre; et
« quand tu seras dans la maison du roy, du comte de
« Valois, son frère, des ducs de Berry, Bourgogne
« et Bourbon, tray-toi près de la cuisine, du dré-
« çouer, de la bouteillerie, ou de quelques autres
« lieux où tu verras mieulz ton point; et de cette
« poudre mets ès potages, viandes ou vins, au cas
« que tu pourras le faire à ta seureté; autrement ne
« le fay point. »

« Voilà, ajoute M. Hœfer, des instructions claires et

précises : elles nous apprennent plus sur cette matière que tous les écrivains du moyen âge.

« Woudreton fut pris, jugé et écartelé en place de Grève, en 1384 [1]. »

Au xviie siècle les empoisonneurs n'étaient guère plus savants qu'au xive; leur puissance et leur sécurité reposaient encore tout entières, non sur des découvertes nouvelles, mais sur la complicité des grands qui les employaient, sur la mauvaise organisation de la justice, enfin sur l'ignorance des médecins et des apothicaires auxquels étaient confiées les expertises légales, et qui ne possédaient aucun criterium pathologique pour discerner une maladie naturelle d'un empoisonnement, aucun procédé d'analyse chimique pour retrouver dans les restes des victimes les traces du poison.

A l'époque dont nous parlons vivait en Italie une femme qui s'était acquis le renom d'une nouvelle Locuste, et qui exerçait fort tranquillement un commerce lucratif. Aux femmes qui désiraient changer de mari, aux héritiers pressés d'entrer en possession, à quiconque avait une haine à satisfaire, elle vendait, je me trompe, *elle distribuait, par charité, moyennant aumône,* une eau infaillible qui, en moins de rien, envoyait les gens dans l'autre monde. Cette eau s'appelait alors *Manna di santo Nicola di Bari, acqua* — ou *acquetta di Napoli.* On lui a donné le nom de son inventrice, sous lequel elle est restée célèbre : c'est l'*Acqua Tophana,* sur laquelle les toxicologistes ont naguère tant disserté.

---

[1] *Histoire de la Chimie,* deuxième édition, tome Ier.

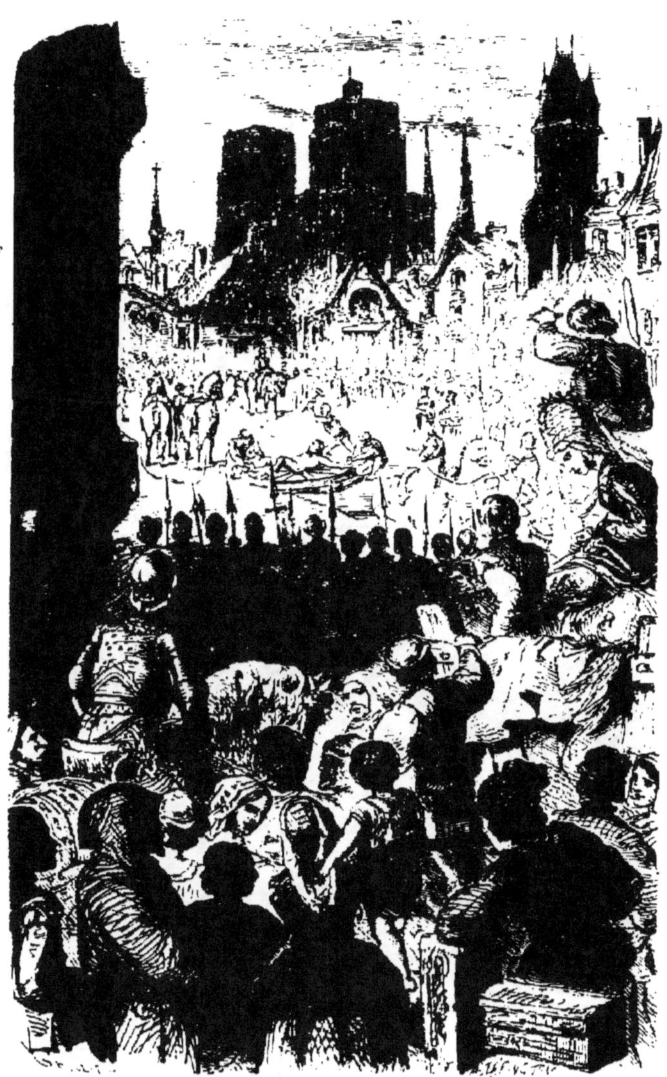

Supplice de Woudreton

« Cette abréviation, dit M. Ch. Flandin, a donné lieu, parmi nous, à de singulières méprises. Un professeur de toxicologie, ignorant l'existence de la Tophana, a traité de fable l'*Acqua Tophana* même, et n'a vu dans cette alliance de mots qu'une invention ou qu'un jeu de l'imagination des romanciers...

« On a dit de l'*Acqua Tophana* ce qu'on avait dit de la *Cantarella* (le poison de Borgia) : que c'était de l'arsénic mêlé à de la bave de porc. Le médecin du roi des Deux-Siciles au temps où vivait la Tophana, Garelli, lui a donné une composition plus complexe. L'abbé Gagliani, le docteur Duncan *junior* ont contredit Gagliani [1]... » Ce qui étonnait beaucoup les médecins du XVIIe siècle, c'est que l'*Acqua Tophana* était incolore et limpide comme de l'eau de roche. Il n'y a là pourtant rien de suprenant, et tout le monde sait aujourd'hui que les oxydes, les sels, les alcaloïdes les plus vénéneux sont parfaitement incolores et ne troublent nullement l'eau qui les tient en dissolution. Il est infiniment probable que le principe léthifère de l'*Acqua Tophana* n'était autre que l'arsénic blanc (acide arsénieux), ou peut être le sublimé corrosif (protochlorure de mercure), et que tout l'art de l'empoisonneuse consistait à administrer la dose mortelle en une seule ou plusieurs fois, selon que ses clients désiraient obtenir une mort prompte ou lente.

« Le nombre des victimes immolées par l'industrie de la Tophana a été très-considérable, dit encore M. Ch. Flandin. Cette femme était très-âgée lorsqu'elle fut saisie par la justice. Elle s'était retirée dans un

---

[1] *Traité des Poisons*, introduction.

couvent. La torture lui arracha l'aveu de ses crimes, et
elle fut étranglée. Malheureusement elle laissait après
elle des élèves dignes de son nom [1]. »

On découvrit à Rome, en 1659, sous le pontificat
d'Alexandre VII, une association d'empoisonneuses
tout à fait semblable à celle dont parle Tite-Live. Une
vieille nommée la Spara, élève, dit-on, de la Tophana, en était le chef. Elle fut saisie avec une qua-
rantaine d'autres femmes plus ou moins suspectes.
Toutes furent mises à la question; plusieurs, la Spara
en tête, furent condamnées à mort et périrent sur le
gibet.

VIII

Deux Italiens, dont l'un se nommait Exili, impor-
tèrent en France, sous le règne de Louis XIV, l'art
odieux qui florissait de tout temps dans leur patrie.
Ils avaient pour associé un apothicaire allemand, Glazer, qu'il faut bien se garder de confondre avec le célèbre et honorable chimiste du même nom. Ces trois
individus, d'abord adonnés à l'alchimie, ayant épuisé
leurs ressources à la recherche de la poudre de projection et de la pierre philosophale, s'avisèrent de rega-
gner par le crime ce que leur sottise leur avait fait
perdre.

Après avoir parcouru une partie de la France, ils
vinrent se fixer à Paris et y commirent plusieurs
empoisonnements. Mais ils ne surent pas tenir leurs

----

[1] *Traité des Poisons*, introduction.

manœuvres tellement secrètes que quelque chose n'en transpirât au dehors. Avis fut donné en secret au gouvernement de surveiller de près les deux Italiens. Bien qu'aucun fait précis n'eût été articulé contre eux, le gouvernement trouva plus sûr de les enfermer à la Bastille. L'un d'eux y mourut. L'autre eut bientôt pour compagnon de captivité un certain chevalier Gaudin de Sainte-Croix, contre lequel M. de Dreux d'Aubray, lieutenant civil, avait obtenu une lettre de cachet, trop bien motivée par les relations scandaleuses du chevalier avec la marquise de Brinvilliers, fille de M. de Dreux.

Exili et Sainte-Croix étaient faits pour s'entendre. Le second fut rendu à la liberté au bout d'un an. Exili l'avait initié à tous les secrets de son art, et l'avait adressé à Glazer, qui devint son constant auxiliaire. D'autre part, Sainte-Croix ne fut pas plutôt hors de prison qu'il renoua son intimité avec la marquise de Brinvilliers, et tous deux ne songèrent plus qu'à s'enrichir en exploitant les recettes fournies par Exili. La marquise empoisonna d'abord son propre père, puis ses deux frères. Elle essaya aussi, dit-on, d'empoisonner sa sœur; mais elle n'y réussit pas, car cette sœur lui survécut.

Non content de préparer pour sa complice les substances vénéneuses destinées à l'accomplissement de tant de crimes, Sainte-Croix mit son talent au service d'autres individus. Son principal client fut un certain Reich de Penautier, trésorier des États du Languedoc et receveur général du clergé de la province. Cet homme était dévoré d'ambition et de cupidité. Aux deux charges déjà très-lucratives dont il était pourvu il voulait en joindre une autre analogue, qui ne valait pas moins de soixante mille livres ; mais on lui préféra messire Pierre Hannyvel de Saint-Laurent. Moyennant une somme de mille écus, Sainte-Croix se chargea de débarrasser Penautier de ce rival heureux, qui mourut presque subitement. Peu de temps après, le beau-père de Penautier mourut subitement aussi, en lui laissant des biens considérables. Puis ce fut le tour de son associé Alibert, avec lequel disparurent les titres de l'association. Enfin le beau-frère d'Alibert, qui se disposait à intenter un procès à Penautier, eut le même sort. On trouvait « que tout venait à point au receveur général », mais on ne soupçonnait rien.

Cependant l'état de fortune de Sainte-Croix s'améliorait de jour en jour, car chaque nouvelle *affaire* était pour lui l'occasion d'élever le tarif de ses services. Comme il était en si bonne voie, son associé Glazer périt en composant ses drogues. Sainte-Croix, livré à lui-même et beaucoup moins expérimenté que Glazer dans la manipulation des substances vénéneuses, eut bientôt le même sort. Ce fut seulement alors que la justice pénétra dans l'officine des deux scélérats et commença une instruction. On s'empara d'un nommé Lachaussée, valet de Sainte-Croix, et l'on alla saisir à Liége, dans un couvent où elle se cachait, la marquise de Brinvilliers, d'abord condamnée par contumace. Le procès et la mort de cette femme odieuse sont connus de tout le monde ; je n'ai pas à les raconter. Mais je ne puis me dispenser de reproduire quelques passages du procès-verbal qui rend compte des expertises faites dans le but de reconnaître la nature des poisons trouvés dans les laboratoires de Glazer et de Sainte-Croix. Le lecteur verra par ces documents ce

qu'étaient au XVIIe siècle la médecine et la pharmacie
légales, et il conviendra que les empoisonneurs n'a-
vaient pas besoin d'être bien habiles pour mettre en
défaut des docteurs de cette force.

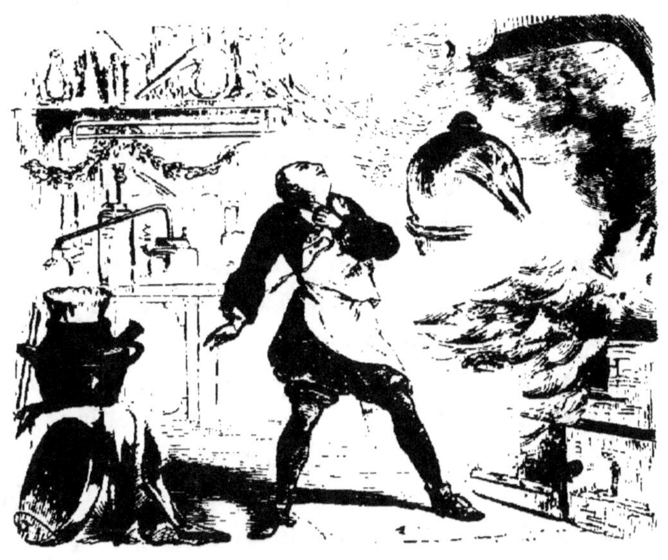

Glazer périt en composant ses poisons.

Voici comment maître Guy Simon, marchand apothicaire, s'exprime au sujet du poison de Sainte-Croix.

« Ce poison artificieux se dérobe aux recherches que
l'on en veut faire; il est si déguisé qu'on ne peut le
reconnaître; si subtil qu'il trompe l'art; si pénétrant
qu'il échappe à la capacité des médecins; sur ce poison
les expériences sont fausses, les règles fautives, les
aphorismes ridicules.

« Les expériences les plus sûres et les plus communes se font par les éléments, ou sur les animaux.

« Dans l'eau, la pesanteur du poison ordinaire le

jette au fond ; elle est supérieure, il obéit, se précipite et prend le dessous.

« L'épreuve du feu n'est pas moins sûre ; le feu évapore, dissipe, consume ce qu'il y a d'innocent et de pur ; il ne laisse qu'une matière âcre et piquante, qui seule résiste à son impression.

« Les effets que le poison produit sur les animaux sont encore plus sensibles ; il porte sa malignité dans toutes les parties où il se distribue ; il vicie tout ce qu'il touche ; il brûle et rôtit d'un feu étrange et violent toutes les entrailles.

« Le poison de Sainte-Croix a passé par toutes les épreuves et se joue de toutes les expériences. Ce poison nage sur l'eau ; il est supérieur, et c'est lui qui fait obéir cet élément ; il se sauve de l'expérience du feu, où il ne laisse qu'une matière douce et innocente. Dans les animaux, il se cache avec tant d'art et d'adresse qu'on ne peut le reconnaître. Toutes les parties de l'animal sont saines et vivantes : dans le même temps qu'il y fait couler une source de mort, ce poison artificieux y laisse l'image et les marques de la vie... » Suit l'énoncé des épreuves auxquelles on a soumis le « poison artificieux », et qui n'ont donné aucun résultat : ce dont personne ne sera tenté de s'étonner après la lecture du galimatias qui précède, et qui prouve que le langage ridicule prêté par Molière à MM. Purgon, Diafoirus, Desfonandrès et *tutti quanti* n'est point une parodie, mais l'expression vraie et prise sur nature du savoir, — je me trompe, — de l'ignorance prétentieuse des médecins de son temps.

Le bonhomme Guy Simon ne connaissait, à ce qu'il paraît, qu'une seule espèce de poison, qu'il appelle le

« poison ordinaire ». Ce poison devait être plus lourd
que l'eau ; le feu le décomposait en partie et volatili-
sait ses principes inoffensifs en laissant comme résidu
une matière « âcre et piquante », qui en était sans
doute le principe actif ; ce poison brûlait, *rôtissait*,
viciait toutes les parties du corps. Toute substance
vénéneuse qui ne présentait pas ces propriétés dérou-
tait complétement les idées de notre apothicaire : c'é-
tait un poison subtil, pénétrant, déguisé, trompeur,
malicieux, « qui se cachait avec tant d'art qu'on ne
pouvait le reconnaître. » La médecine et la chimie y
perdaient leur latin.

Je ne saurais dire à quel corps peuvent s'appliquer
spécialement les caractères indiqués par Simon comme
étant ceux de ce qu'il appelle le « poison ordinaire ».
Quant au poison de Sainte-Croix, c'était probablement,
tantôt du sublimé corrosif (protochlorure de mercure), tantôt de l'arsenic. On trouva aussi chez ce
misérable quelques paquets contenant de l'opium,
du vitriol (sulfate de cuivre), de l'antimoine métallique, etc.

IX

On aurait pu croire que le supplice de la Brinvilliers et
celui de Lachaussée serviraient d'exemple et donne-
raient à réfléchir aux empoisonneurs. Il n'en fut rien. La
cendre du bûcher qui avait consumé le cadavre de la
marquise était à peine refroidie, que de nouvelles atro-
cités, où la sorcellerie se mêlait aux empoisonnements,
vinrent épouvanter Paris et la France entière. Le procès

de la Brinvilliers n'avait été que le prologue d'un drame judiciaire tel, que les annales du crime n'en offrent peut être point d'autre exemple.

Le trafic des poisons avait pris en France un développement qui accusait, chez toutes les classes de la société, une corruption effroyable. Les misérables livrés à ce commerce y joignaient presque tous l'exercice non moins lucratif de l'alchimie, de la chiromancie et de la sorcellerie. La plupart étaient des femmes, et la majorité de leur clientèle était aussi féminine; elle se recrutait d'ailleurs principalement dans la bourgeoisie, dans la noblesse, à la cour même. Ce n'était pas, en général, pour de petits intérêts que l'on réclamait les services de ces dangereux auxiliaires, et le salaire était proportionné au résultat à obtenir. C'était le plus souvent un mari gênant pour sa femme, quelquefois une femme incommode pour son mari, qu'il s'agissait de faire mourir; ou bien quelque riche parent dont l'héritage se faisait trop attendre. On recherchait aussi des poudres, des philtres, des conjurations, des *envoûtements* pour faire périr un ennemi ou un rival, pour obtenir une charge importante, ou la faveur d'un grand personnage, notamment celle du roi ou de la reine. Enfin il fut établi que des personnages très-haut placés avaient osé prendre la personne et la vie même du roi pour but de leurs manœuvres criminelles.

Le premier indice de tant d'horreurs fut donné par une lettre sans signature, trouvée le 21 septembre 1677 dans l'église des Jésuites de la rue Saint-Antoine. Le sacristain qui l'avait trouvée y lut de si étranges choses, dit l'historien des *Causes célèbres,* que les cheveux lui en dressèrent sur la tête. La police commença aussitôt une enquête, et mit la main sur un nommé Vanens et sur son valet Chaboissière, puis sur un Robert de la Mirée, seigneur de Bachimont, qui avait eu « quelque habitude » avec Vanens. Celui-ci n'avait avoué que des peccadilles. Bachimont fut plus explicite, et ses aveux en apprirent long à la justice, non-seulement sur lui-même et sur Vanens, mais sur bien d'autres gens du même monde, formant une sorte d'affiliation de la pire espèce, dont les rameaux s'étendaient dans tout le royaume.

Les arrestations se succédèrent, et chacune amenant de nouvelles révélations où les noms les plus illustres se trouvaient mêlés à ceux de scélérats de bas étage, l'affaire prit en peu de temps de si grandes proportions, d'un caractère tellement inquiétant, qu'après en avoir saisi le parlement, on crut devoir la confier à une commission extraordinaire établie à l'Arsenal. Ce tribunal d'exception est resté célèbre sous le nom de *Chambre ardente.*

Le formidable procès, commencé au mois de janvier 1678 par l'instruction dirigée contre Vanens, dura près de quatre ans et enveloppa vingt-deux accusés, parmi lesquels figurèrent, à côté des Vanens, des Bachimont, des le Sage, des la Pierre, des Davot, des Guibourt, de la Voisin, de la Vigoureux, de la Trianon, de la Lagrange, de la Filâtre, une marquise de Feuquières, une marquise du Fontet, une Mme du Roure, une Mme de Polignac, un Roger de Pardaillan, marquis de Thermes; un Louis Guilhem de Castelnau de Clermont-Lodève, marquis de Saissac; un maréchal de Luxembourg; enfin deux nièces de Mazarin, la duchesse de Bouillon et la comtesse de Soissons, souvent appelées les deux *Mancines,* de leur nom de famille Mancini. La duchesse de Bouillon comparut devant les juges; elle fut acquittée. Quant à sa sœur, Olympe comtesse de Soissons, avertie à temps, elle avait quitté la France et s'était réfugiée en Hollande; mais, poursuivie partout en ce pays par l'animadversion publique, elle s'était vue forcée de chercher un asile en Italie. Elle passa de là en Espagne, où elle noua avec l'ambassadeur d'Autriche, le comte de Mansfeld, une trame odieuse, qui se termina par la mort subite de la reine d'Espagne.

A Dieu ne plaise que je fasse pénétrer mes lecteurs dans les détails de ce procès presque aussi odieux par l'ignorance, la partialité des juges et la férocité des bourreaux, que par l'abjection, la scélératesse et la démence des accusés. Les plus coupables ne furent pas, on le devine, les plus mal traités. Tandis que les pauvres hères, les devineresses, les fabricateurs de philtres magiques et de breuvages mortels, tous ceux, en un mot, qui servaient d'instruments aux passions cupides ou ambitieuses et aux vengeances des intrigants et des intrigantes de cour, étaient soumis à toutes les rigueurs de la question et livrés ensuite au bourreau, les seigneurs et les grandes dames qui les avaient employés échappaient au châtiment, soit par des arrêts de décharge, soit par la fuite, soit par des condamnations illusoires.

Pour nous, qui avons une si haute idée de la justice et de la sainteté de sa mission; qui avons fait de la loi l'expression suprême du droit, du devoir et de la raison et la vraie souveraine des sociétés modernes; qui avons réduit les châtiments à leur plus simple expres-

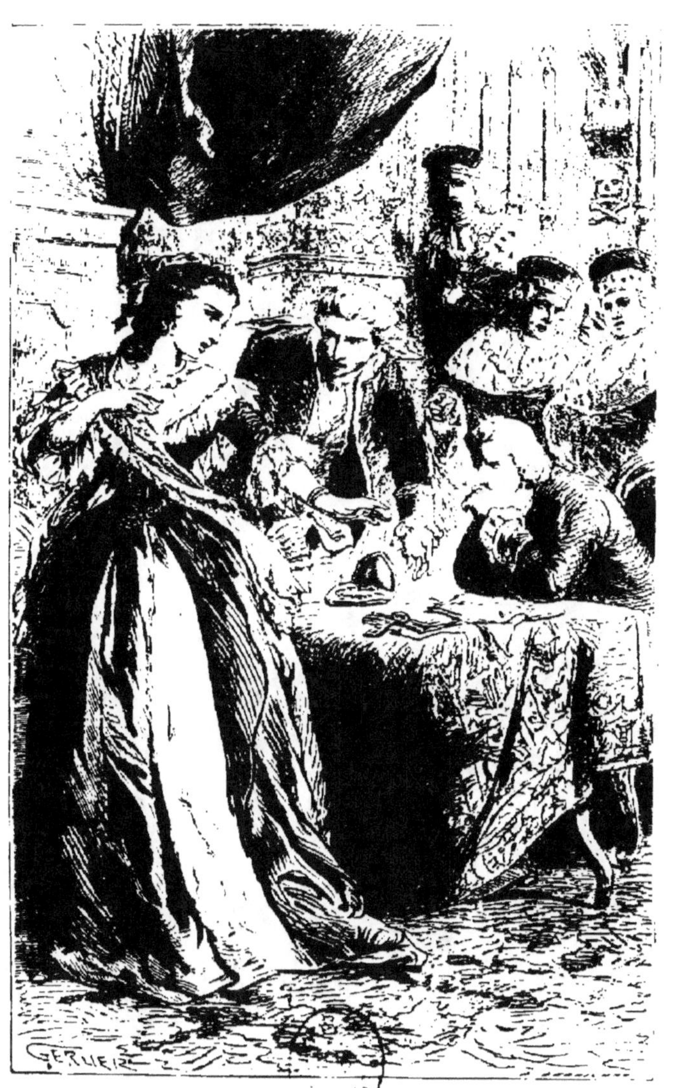

La duchesse de Bouillon devant la Chambre ardente.

sion, et entouré l'inculpé de tant de garanties, que la
défense a toujours le pas sur l'accusation; pour nous
qui n'admettons de condamnations que sur preuves
évidentes, et qui voyons nos tribunaux chercher partout la lumière et la vérité, la lecture d'un de ces procès où tant de portes étaient ouvertes à l'erreur et à l'ini-
quité; où la sévérité du châtiment se mesurait, non sur
la culpabilité du justiciable, mais sur sa condition so-
ciale; où la torture tenait lieu d'expertise; où les lois
enfin semblaient faire avec le crime assaut de barbarie
et de cruauté, — cette lecture est toujours douloureuse
et révoltante.

Nous avons vu du moins, dans l'affaire de la Brinvilliers, des médecins et des apothicaires appelés à
donner leur avis sur la nature des poisons trouvés chez
Glazer et Sainte-Croix. Rien de semblable n'a lieu dans
le procès jugé par la Chambre ardente. Les seuls
témoins entendus, ce sont les accusés eux-mêmes,
auxquels la torture arrache des aveux et des dénon-
ciations. Il ressort de ces interrogatoires que les empoisonneurs ne disposaient que d'un nombre très-
restreint de substances toxiques, qu'ils vendaient sous
des noms à effet, en y mêlant ou en feignant d'y mêler
des matières immondes qui étaient censées en augmenter la puissance. Les poisons *vrais*, ce sont toujours l'arsenic, le sublimé corrosif, le tartre stibié,
très-rarement des extraits de plantes. « C'est l'arsenic
que nous retrouvons, dit l'historien des *Causes célèbres*, dans la boîte infernale de Sainte-Croix, dans les
bouillons de la Brinvilliers, dans les poches de Lachaussée, dans les officines des devineresses. C'est l'arsenic que les Vanens et consorts vendent aux crédules

sous les noms les plus divers : poudre de diamant, essence distillée de crapauds, etc. C'est encore l'orpiment, le réalgar, deux sulfures d'arsenic; c'est l'antimoine, c'est le sublimé corrosif. Tout au plus voyons-nous un habile, Glazer, se mettre en quête, pour Fouquet, de poisons végétaux : non de ces terribles essences que compose la chimie moderne, mais de feuilles d'un végétal quelconque à la mode en Italie. » Et plus haut : « Aux clients sérieux on vendait purement et simplement, à belles pistoles sonnantes, la liqueur ou la poudre, le sucre de cantharides, ou l'arsenic distillé au suc de crapaud. Pour les crédules on ajoutait à la substance mortelle le ragoût d'une incantation, d'une messe sacrilége, d'un feu de fagots. »

Le même auteur, s'appuyant sur l'autorité d'Orfila, fait justice du préjugé qui accorde aux empoisonneurs italiens et à leurs disciples une science supérieure à celle que nous possédons aujourd'hui. « Que l'Italie, dit-il, ait devancé la France dans cet art monstrueux; qu'elle ait fait l'éducation de l'Europe, cela est incontestable. Mais il faut ranger parmi les fables tout ce qu'on raconte de ces poisons si étonnamment subtils, qu'un gant, une chemise imprégnés de poudre invisible, impalpable, pouvaient donner la mort. M. Orfila, dans sa *Toxicologie*, n'hésite pas à repousser ces assertions. « Il n'est guère probable, dit-il, que des acci-
« dents soient le résultat de la simple ouverture d'un
« paquet, lorsqu'on ne flaire pas *obstinément* la pou-
« dre qu'il contient. Les anciens possédaient-ils des
« poisons volatils plus actifs que ceux que nous pos-
« sédons? Nous ne le pensons pas, et nous n'hésitons
« pas à regarder comme fabuleux les récits de ces em-

« poisonnements où l'on tombait à la renverse pour
« avoir flairé des boîtes ou des gants parfumés. »

X

L'affaire de la Chambre ardente est la dernière qui
nous montre, en France du moins, la société et la
justice aux prises avec une légion d'empoisonneurs
conspirant incessamment contre la vie des citoyens.
Ce genre de crime passe depuis lors, si l'on veut me
permettre cette expression, de l'état épidémique à
l'état sporadique, et l'on n'a plus à poursuivre que
des empoisonneurs isolés, travaillant pour leur propre
compte. Celui dont le procès a eu, au xviiie siècle, le
plus de retentissement, est Antoine-François Desrues :
un type incomparable d'astuce et d'hypocrisie. Jamais
peut-être scélérat ne fit preuve d'une imagination aussi
féconde en expédients, d'un esprit aussi souple et
aussi retors, d'une aussi singulière aptitude à dissimuler sous les dehors de la bonhomie, de la probité,
les sentiments les plus odieux et les manœuvres les
plus perfides.

D'abord petit épicier dans la rue Saint-Victor, Desrues épouse une fille Nicolais qui avait, du côté d'un
parent à je ne sais quel degré, des *espérances* assez
incertaines. Le parent était mort ; la succession était
assez considérable, on l'évaluait à deux cent mille livres
environ ; mais la fille Nicolais ne pouvait prétendre
qu'au tiers, qui, avec les frais de liquidation, serait
réduit au quart. Néanmoins Desrues, à peine marié,

vend sa boutique, s'installe dans un appartement de la rue des Deux-Boules, change son nom plébéien en celui de *des Rues de Bury,* et de sa femme Marie-Louise Nicolais, fait une *Nicolaï.* Il prend d'ailleurs le titre élastique de négociant, et, se servant de la succession qu'il attend, — et dont il double ou triple le chiffre, — comme d'un appât, il se met à faire des dupes, empruntant de l'argent pour le prêter à usure, et ne rendant ni ne payant jamais.

Un jour on lui propose d'acquérir un domaine de cent et quelques mille francs, situé près de Sens, et que voulait vendre un sieur de Lamotte, ancien écuyer de la grande écurie du roi. Il accepte avec empressement, s'introduit, sous prétexte de négociations, dans l'intimité de M. et de Mme de Lamotte, se fait instituer le mentor, le correspondant de leur jeune fils, âgé de quinze ans, dont l'éducation se faisait à Paris. Il donne quelques à-compte insignifiants sur le prix convenu; puis, afin, dit-il, de terminer l'affaire, il attire à Paris, chez lui, Mme de Lamotte munie d'une procuration de son mari.

Le lendemain de son arrivée Mme de Lamotte tombe malade. Desrues seul l'approche, la soigne, lui fait prendre des tisanes et des médecines. Il donne congé à sa servante, et lorsque sa femme, lorsque le fils Lamotte lui-même demandent à la voir, il répond toujours invariablement qu'elle dort, qu'il ne faut point l'éveiller. Un beau jour qu'il a éloigné tout le monde, il sort de chez lui, faisant traîner sur un haquet une grande et lourde caisse, qu'il va déposer chez un de ses amis, sculpteur au Louvre. Quand Mme Desrues revient, Mme de Lamotte a disparu ; tout est remis en ordre. Elle

interroge son mari, qui lui répond que Mme de Lamotte
est partie pour Versailles, où elle va solliciter une place
pour son fils, et qu'il doit aller la reprendre dans
quelques jours avec le jeune homme. Mme Desrues
insiste, s'étonne; elle est invitée sèchement à « ne point
mettre le nez dans les affaires de son seigneur et
maître ».

Le lendemain Desrues, sous le nom de du Coudray,
va louer, rue de la Mortellerie, une cave, sous prétexte
d'y déposer une pièce de vin d'Espagne. Il revient
bientôt amenant, avec un baril de cidre acheté à la
Rapée, la malle qu'il avait déposée chez son ami. Il
rentre chez lui tout guilleret et se frottant les mains, et
y mande le jeune de Lamotte, qu'il garde au logis pour
le conduire le lendemain à Versailles. Le soir même,
après dîner, l'enfant a des nausées, des vomissements.
On part néanmoins le lendemain matin. On arrive à
Versailles, où l'on ne trouve point, bien entendu,
Mme de Lamotte.

Desrues s'appelle maintenant M. Beaupré, et le jeune
homme qui l'accompagne est son neveu. Tous deux
s'installent dans une auberge où, au bout de trois
jours, le jeune homme meurt sans avoir reçu les secours d'un médecin, ni ceux d'un prêtre, que l'oncle
prétendu a envoyé chercher trop tard. Ses obsèques se
font sommairement, et le faux Beaupré revient à Paris,
annonçant à qui veut l'entendre qu'il a quitté Mme de
Lamotte et son fils en parfaite santé; qu'il a terminé
l'affaire et payé en belles espèces trébuchantes le domaine du Buisson, dont il est désormais le seul et
légitime propriétaire. Et il exhibe à l'appui un acte
sous seing privé portant la signature de Mme de La-

motte. Cependant M. de Lamotte, ne recevant plus de
nouvelles de sa femme et de son fils, s'inquiète, écrit
lettres sur lettres. On le rassure tant mal que bien, et
Desrues, après avoir fait enterrer, dans la cave de la
rue de la Mortellerie, le volumineux et pesant contenu

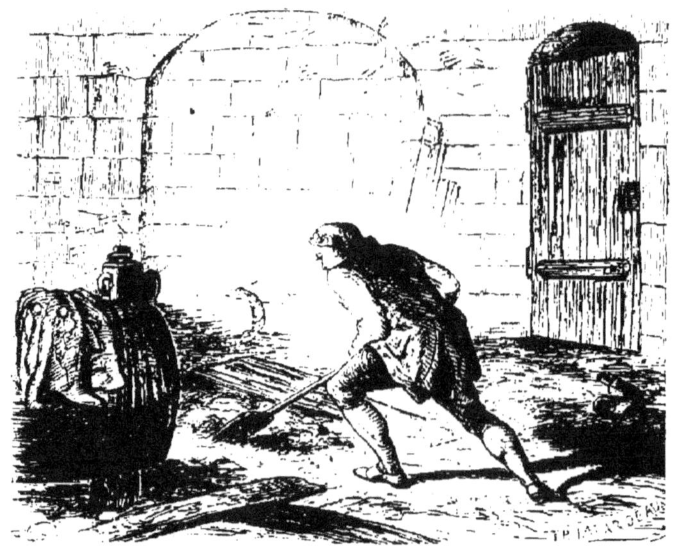

Desrues dans la cave de la rue de la Mortellerie.

de la caisse qu'il y avait amenée, se met en devoir d'entrer en possession de son domaine. Malheureusement
pour lui, il ne pouvait présenter la procuration de
M. de Lamotte, déposée chez un notaire qui refusait
de s'en dessaisir. Il ne pouvait davantage justifier de
l'origine des cent quatre mille livres qu'il disait avoir
payées à Mme de Lamotte. Enfin des créanciers, toujours
à ses trousses, avaient épié ses démarches et flairé quelque chose de suspect dans la cave au vin d'Espagne.

Il louvoyait avec une adresse merveilleuse à travers les difficultés et les soupçons qui de toutes parts se dressaient autour de lui. Mais qu'étaient devenus Mme de Lamotte et son fils?... Voyant bien qu'il fallait à tout prix qu'on pût les croire retrouvés, il part pour Lyon. Là il monte toute une comédie, où il fait figurer une fausse Mme de Lamotte, qui est tantôt Desrues lui-même déguisé en femme, tantôt une fille vénale raccolée dans un bouge et promenée par lui chez les gens de loi. Il revient avec l'expédition non signée d'un pouvoir arraché, disait-il, à Mme de Lamotte à force de supplications, et confirmant le précédent sous seing privé. Perquisitions faites à Lyon, nulle trace de Mme de Lamotte. Bref Desrues est arrêté ainsi que sa femme, et mis en jugement. Un chien, qui grattait obstinément à la porte de la cave de la rue de la Mortellerie en « hurlant la mort », fait retrouver le cadavre de Mme de Lamotte, bien reconnaissable à sa taille et à son enbonpoint peu communs, aux bijoux et aux vêtements que le meurtrier lui avait laissés.

Desrues, amené sur les lieux, est reconnu aussitôt par les gens de la maison pour n'être autre que du Coudray. L'aubergiste de Versailles reconnaît de même en lui le faux Beaupré; on exhume le cadavre du prétendu neveu, c'est-à-dire du jeune Lamotte. En présence de ces témoignages accablants, le sang-froid et l'hypocrisie de Desrues ne se démentirent pas. Il avoua que c'était lui qui avait conduit le jeune de Lamotte à Versailles; mais il soutint que la mort de cet enfant était la suite d'une maladie et que son seul tort était de l'avoir cachée, dans la crainte des embarras qu'elle pourrait lui susciter. La torture même ne put lui arracher d'autres aveux ; jusque sur l'échafaud, où il subit le supplice de la roue, il protesta de son innocence, et affecta jusqu'au dernier moment tous les dehors de la piété la plus vive et de la plus édifiante résignation. Mme Desrues, qui n'était coupable que d'obéissance aveugle et craintive à tous les ordres de son mari, vit son jugement indéfiniment ajourné, et mourut misérable à la Salpêtrière. Ses enfants furent placés à l'hospice des enfants trouvés.

Les corps de Mme de Lamotte et de son fils ne portaient aucune trace de violence. Les deux victimes étaient mortes empoisonnées : cela ne pouvait faire l'ombre d'un doute. Mais quel était le poison employé? Les médecins qui examinèrent le cadavre de Mme de Lamotte déclarèrent seulement que l'inflammation des viscères prouvait que la mort avait été causée « par un breuvage capable de détruire le principe de vie par ses effets funestes ». Ceux qui furent chargés de faire l'autopsie du pauvre enfant conclurent également, après la simple inspection des organes, que « la mort avait été occasionnée par un poison âcre et corrosif. » Tout cela était bien vague ; mais les symptômes du mal auquel la mère et le fils avaient succombé et les taches livides que l'aubergiste de Versailles avait remarquées sur le corps de ce dernier en aidant Desrues à l'ensevelir, permettent d'affirmer aujourd'hui que la substance toxique à l'aide de laquelle s'était accompli le double crime était l'arsenic : toujours l'arsenic, toujours ce poison classique et traditionnel, dont le nom reparaît à chaque instant dans les fastes judiciaires, qui a servi tant de passions infâmes et conduit tant de victimes au tombeau !

XI

Dans les procès célèbres que je viens de rappeler, si
la nature du poison est restée souvent incertaine ou tout
à fait inconnue, le fait criminel a pu du moins être
mis au jour, soit par les aveux des coupables, soit par
les révélations des témoins ou par l'éloquence même
des faits. Mais combien de fois a-t-il dû arriver que, à
défaut de preuves de ce genre, l'empoisonnement se
soit dérobé à l'œil de la justice, parce que la médecine
et la chimie étaient également impuissantes à en démontrer la réalité! Combien de fois aussi des morts
naturelles ont-elles été attribuées au poison, par suite
des idées préconçues, erronées, absurdes qu'on se faisait du mode d'action des substances vénéneuses et des
altérations qu'elles peuvent produire dans les organes!

Jusque vers la fin du xviii⁰ siècle, la toxicologie,
ainsi que la pathologie, en est encore à discuter sur les
aphorismes d'Hippocrate, sur les idées de Galien et
d'Avicenne. Elle se montrait d'autant plus dogmatique
et plus affirmative, qu'elle était plus ignorante. La
chimie, science empirique, encore adonnée à des recherches chimériques et ne reposant guère que sur
des théories arbitraires et sur des faits mal observés ou
mal interprétés, la chimie ne pouvait lui être d'aucun
secours. Imposée à la médecine comme une maîtresse
impérieuse par Paracelse, elle avait été repoussée avec
hauteur par Boerhaave, qui l'acceptait tout au plus
comme une « suivante ». En somme, maîtresse et sui-

vante se valaient et n'avaient pas de reproches à se
faire. L'une et l'autre faisaient usage de la même méthode, de la méthode *a priori,* qui n'a jamais conduit,
par hasard et de loin en loin, qu'à des découvertes
isolées, partant stériles.

Les galénistes considéraient la *chaleur animale* comme
la condition de la vie, et le cœur comme le foyer de
cette chaleur; mais la chaleur ne suffisait pas à elle
seule pour entretenir la vie, qui dépendait essentiellement, selon eux, du parfait équilibre des contraires, c'est-à-dire du *chaud* et du *froid,* du *sec* et de
l'*humide.* Qu'une cause quelconque, la maladie ou le
poison, vînt exagérer quelqu'un de ces éléments ou
l'amoindrir, l'équilibre était rompu et, s'il tardait à
se rétablir, la mort arrivait. C'est d'après cette théorie
que les galénistes classaient les poisons en froids,
chauds, secs et humides. Froids, ils éteignaient le feu
intérieur, condensaient ou paralysaient les « esprits animaux », et pouvaient *congeler le cœur* au point de le
rendre incombustible. Chauds, au contraire, ils exal-
taient la chaleur naturelle, et allumaient dans les veines
et dans les entrailles, et finalement dans le cœur, un feu
dévorant. Secs, ils détruisaient l'humide et détermi-
naient encore une sorte de consomption, une étisie
fatale. Humides enfin, ils produisaient la dissolution
des tissus et la décomposition de leurs principes consti-
tuants.

« La thérapeutique des empoisonnements, dit
M. Ch. Flandin, dérivait comme une conséquence de
ces idées hypothétiques, seule physiologie de l'époque.
On avait donc des médications rationnelles fondées sur
la théorie générale du chaud, du froid, du sec et de

l'humide, et des médications empiriques, c'est-à-dire celles des antidotes, qu'on opposait, comme au hasard, aux qualités ou propriétés latentes de telle ou telle espèce de poisons. » Mais, peu confiants dans l'efficacité de ces remèdes, bien des gens leur préféraient des moyens curatifs ou préservatifs empruntés à ce qu'on peut appeler le règne surnaturel : philtres, talismans, amulettes, auxquels la superstition attribuait des vertus infaillibles. Voilà pour la théorie générale et la thérapeutique. Passons maintenant au diagnostic et à la séméiologie.

Galien avait indiqué les signes propres, selon lui, aux poisons en général et à divers poisons en particulier. Cardan, qui vivait au xvi° siècle, ne se montrait pas moins affirmatif. Il donnait comme signes certains de l'empoisonnement le froid extérieur, la moiteur de la peau, une sensation de chaleur douloureuse à l'intérieur, les coliques, les vomissements, la diarrhée, la dyspnée, la tuméfaction de la langue, la lividité des ongles; et il faut reconnaître que ces symptômes se rapportent en effet au plus grand nombre des empoisonnements; mais ils se rapportent aussi à plusieurs maladies assez communes, et ne sauraient servir de base à un diagnostic certain.

Zacchias est plus sage et mieux éclairé, lorsqu'il avoue « qu'il n'est aucun signe qui soit propre à tel poison plutôt qu'à telle maladie; mais qu'il n'est peut-être pas de maladie, fût-ce celle qui est engendrée par un venin intérieur, qui présente simultanément, et dans le même ordre, tous les symptômes et tous les signes propres à un empoisonnement par un agent toxique déterminé. »

Pour ce qui est des signes postérieurs à la mort, on accordait une grande importance à la prompte putréfaction du cadavre, aux taches livides de la peau, à l'infiltration et à la bouffissure des membres, à la chute des ongles et des cheveux, au renversement en arrière du globe de l'œil. On croyait aussi, en général, que les vers ne s'engendraient pas dans les cadavres des personnes ou des animaux empoisonnés, et que les oiseaux de proie ne s'en nourrissaient pas. Toutefois quelques auteurs pensaient que les poisons minéraux, loin de hâter la putréfaction, la retardaient, au contraire. La superstition ici encore se mêlait aux connaissances fournies par l'observation. C'est ainsi qu'on se flattait de reconnaître un empoisonnement par le secours de talismans tels que la corne, certains métaux et certaines pierres précieuses. La corne, disait-on, attirait les venins et se couvrait de leurs vapeurs ; au contact d'une personne empoisonnée, l'émeraude perdait son éclat, et le chrysocale se colorait de toutes sortes de nuances.

Au fur et à mesure que les sciences physiques et naturelles s'enrichissaient de nouvelles découvertes et que la méthode *a posteriori* prenait le pas sur l'ancienne méthode *a priori*, ces idées disparaissaient pour faire place à d'autres plus raisonnables, et les savants s'habituaient à ne baser leurs affirmations que sur des expériences probantes ou sur des observations dûment avérées, et à confesser franchement leur ignorance sur les points non encore élucidés ; chose à laquelle les anciens maîtres avaient toutes les peines du monde à se résoudre.

A la fin du xviiie siècle, les subites lumières que le génie des Scheele, des Cavendish, des Priestley, des Lavoisier répandit sur le chaos des connaissances chimiques, l'introduction de la balance dans les opérations et la création de l'analyse qualitative et quantitative ouvrirent à la toxicologie une voie nouvelle. Puis vinrent les rapides progrès de la botanique, de la physiologie animale et végétale, de la pathologie, de la pathologie comparée, et plus récemment ceux de la toxicologie expérimentale. Aujourd'hui c'est le tour des médecins et des chimistes d'être plus savants et plus habiles que les empoisonneurs; et nous pouvons proclamer hautement avec le docteur Duncan, que si l'art des empoisonnements secrets est perdu, comme on le répète souvent, ce n'est pas parce que nous en savons moins, mais parce que nous en savons plus que nos ancêtres.

LES POISONS

I

DÉFINITIONS

La toxicologie était jadis un art empirique et dangereux aux mains des malfaiteurs et des charlatans. C'est aujourd'hui une science rationnelle et protectrice, cultivée par des hommes éminents, et dont chaque progrès est une garantie de plus pour la sécurité publique.

Sontibus unde tremor, civibus inde salus.

M. le docteur Ambroise Tardieu refuse, il est vrai, à la toxicologie la qualification de science. « A bien voir, dit-il, la toxicologie, c'est-à-dire la science des poisons, n'existe pas et n'a pas de raison d'être. » Et il ajoute : « Il me serait facile de montrer que la prétendue science des poisons, la toxicologie, n'est qu'un assemblage artificiel de certaines notions de chimie, d'histoire naturelle, de physiologie, de nosologie, d'anatomie pathologique et de thérapeutique, relatives à certaines substances dites poisons. » Cela est vrai; la toxicologie n'est pas, évidemment, une science distincte et indépendante au même titre que la physique, l'astronomie ou la chimie. Mais de ce que, comme d'autres groupes de connaissances, tels, par exemple, que la météorologie, elle emprunte ses éléments aux sciences fondamentales, s'ensuit-il « qu'elle n'existe pas, qu'elle n'ait pas de raison d'être? » Évidemment non : la toxicologie existe, c'est là un fait matériel; et son existence se justifie par elle-même. Les sciences dont on peut légitimement dire qu'elles n'ont pas de raison d'être sont celles dont le sujet est imaginaire et le but chimérique; et ce n'est pas là, certes, le cas de la toxicologie. Mais M. Ambroise Tardieu va plus loin : il affirme que « le poison lui-même n'a ni existence ni caractères propres. » Cela signifie sans doute, dans la pensée de M. Tardieu, que les poisons n'existent pas essentiellement comme poisons, mais comme acides, comme alcaloïdes, comme principes immédiats, etc; ce que personne ne conteste. Mais leurs propriétés vénéneuses n'en ont pas moins une importance assez grande pour nécessiter une étude spéciale; et la preuve, c'est que M. Ambroise Tardieu lui-même consacre à cette étude un volume de plus de mille pages : *Étude médico-légale et clinique sur l'empoisonnement*, où il traite doctement de cette « prétendue science » qui, selon lui, n'est qu'une fiction.

Ce n'est pas tout : pour se convaincre, dit le savant toxicologiste, que le poison n'a ni existence ni caractères propres, « il suffit de parcourir les définitions qu'en ont données les auteurs, et qui toutes reviennent à dire que le poison est toute substance douée de propriétés vénéneuses. » Il est certain que les définitions qu'on a données des poisons sont, en général, peu satisfaisantes : les unes sont trop étendues, les autres trop restreintes; la plupart manquent de précision et exigent, pour être bien comprises, de longs commentaires. Mais au lieu d'en conclure, avec M. Tardieu, que le poison n'existe point, n'en faudrait-il pas induire plutôt que, comme beaucoup d'autres choses très-réelles pourtant, il échappe aux définitions absolues, par la simple raison qu'il n'a pas besoin d'être défini [1]; ou qu'il n'a besoin de l'être que relativement, c'est-à-dire selon le point de vue où l'on se place; qu'en conséquence, s'il est difficile, ou même impossible, de le définir nettement d'une manière générale, on peut néanmoins en donner plusieurs définitions particulières, toutes également bonnes à certains égards, et se complétant les unes les autres au lieu de s'exclure?...

C'est ainsi que la loi qualifie poisons « les substances qui peuvent donner la mort plus ou moins promptement, de quelque manière que ces substances soient administrées. » Et cette définition est excellente au point de vue de la loi, qui se propose uniquement d'atteindre les attentats commis à l'aide de substances malfaisantes, et n'a point à s'enquérir si ces substances

---

[1] « Les choses dont les définitions sont le plus difficiles, a dit un mathématicien célèbre, sont celles qui en ont le moins besoin. Ainsi, quoiqu'on ne puisse définir le *temps*, tout le monde sait ce qu'on veut dire quand on en parle. »

agissent mécaniquement, comme le verre pilé, ou chimiquement comme l'acide sulfurique, ou physiologiquement, comme l'arsenic, l'opium ou la noix vomique. Mais l'homme de science qui caractérise les causes, soit d'après leur nature propre, si cette nature est accessible à ses investigations, soit d'après les phénomènes qu'elles engendrent, sera fondé à chercher d'autres définitions, et à ne qualifier poisons que les substances qui agissent sur les animaux et sur l'homme d'une façon déterminée et dans de certaines conditions. Un pois ou un haricot, introduit dans la trachée-artère, peut, s'il n'est pas expulsé à temps, occasionner la mort par asphyxie. Personne ne s'avisera néanmoins de ranger les pois et les haricots parmi les poisons. Le verre pilé n'est pas davantage une substance toxique. Le verre est, par lui-même, tout à fait inoffensif; il ne peut déterminer des accidents graves que s'il est grossièrement concassé : c'est alors comme agent traumatique, en coupant, en déchirant les organes digestifs, qu'il devient dangereux.

Doit-on considérer comme poisons les corps qui agissent chimiquement sur les tissus des animaux? Plusieurs toxicologistes l'ont pensé, et ils ont usé en cela, je le répète, d'un droit incontestable : celui d'embrasser dans leurs études « toute substance qui, prise intérieurement ou appliquée de quelque manière que ce soit sur un corps vivant, détruit la santé ou anéantit entièrement la vie. »

Cette définition a été adoptée par Orfila et par Devergie, qui ajoutent que la substance, pour mériter le nom de poison, doit produire des effets délétères même lorsqu'elle est prise ou appliquée à petite dose.

M. Devergie ajoute qu'elle ne doit ni agir mécaniquement, ni se reproduire. Cette dernière restriction a pour but d'écarter de la catégorie des poisons les agents de nature inconnue qu'on désigne sous les noms de *miasmes* et de *virus*, qui semblent agir en se reproduisant à la manière des ferments, et dont les effets peuvent bien être assimilés à de véritables empoisonnements.

M. Ch. Flandin appelle poison « toute substance inassimilable qui, en pénétrant dans l'organisme par absorption, produit rapidement des effets funestes : la maladie ou la mort. »

Il range donc dans la classe des poisons les miasmes et les virus ; mais il en exclut les substances qui altèrent directement, par une action chimique aussi bien que par une action mécanique, les organes avec lesquels ils sont en contact. Nous admettons, quant à nous, cette restriction, qui nous paraît tout à fait légitime, et sans laquelle on serait conduit à qualifier poisons une foule de substances très-dangereuses à manier, dont l'introduction dans les voies digestives ou respiratoires est presque sûrement mortelle, ou tout au moins très-dangereuse, mais dont, malgré cela, les propriétés essentielles n'ont rien de commun avec celles des poisons proprement dits. Tels sont notamment les acides et les bases très-énergiques : l'acide acétique, l'acide sulfurique, l'acide chlorhydrique, l'acide azotique (eau-forte) ; — la soude, l'ammoniaque, la chaux ; — certains sels tels que le nitrate d'argent, le foie de soufre, etc., et en général toutes les substances caustiques qui agissent en détruisant ou en dénaturant chimiquement les tissus organiques, mais qui ne sont point absorbées, et n'ont point, par conséquent, d'action physiologique.

C'est, en effet, dans l'action physiologique exercée sur un des appareils par lesquels s'accomplissent les fonctions vitales que réside l'empoisonnement, et cette action ne peut avoir lieu que si le poison est absorbé. D'après la définition de M. Ch. Flandin, et c'est en quoi elle diffère de toutes celles qui ont été proposées jusqu'ici, tout poison agit en pénétrant dans l'organisme par absorption : cette absorption est en quelque sorte l'empoisonnement même; elle en est du moins la condition capitale.

Remarquons encore que M. Flandin supprime dans sa définition les mots « à petite dose », que les autres toxicologistes ont toujours soin d'ajouter. Est-ce par oubli? est-ce à dessein? Il ne s'en explique point. Le fait est que ce terme de la définition généralement adoptée est assez vague. Que faut-il entendre, par « petite dose »? Cela dépend : pour certains poisons, la dose mortelle se compte par milligrammes; pour d'autres, par centigrammes; pour d'autres, par grammes. Plusieurs substances vénéneuses sont employées *à petite dose* comme médicaments et, administrées même à des personnes ou à des animaux sains, ne produisent que des troubles passagers et sans gravité; elles peuvent cependant devenir mortelles *à forte dose*, et ce sont bien alors de véritables poisons. Exemple, le tartre stibié (bitartrate d'antimoine et de potasse) qui, à la dose de 5 à 15 centigrammes, agit seulement comme émétique, et qui tue si l'on en prend deux à trois grammes. On peut, à la vérité, alléguer que deux ou trois grammes sont encore une petite dose relativement à telle substance dont il faut administrer six, huit, dix grammes et plus pour mettre la vie en danger. Mais relativement à beaucoup d'autres dont on ne peut prendre impunément des quantités presque imperceptibles, c'est une dose très-forte.

Il y a plus : certaines substances dont on peut sans danger faire habituellement un usage modéré, deviennent aussi des poisons lorsqu'on les prend en trop grandes quantités. Exemple : l'alcool, dont l'usage modéré et bien entendu n'a rien que de salutaire, mais dont l'abus détruit la santé, et qui même peut tuer en quelques heures [1]. L'alcool est pourtant assimilable, et à ce titre il ne rentre point dans la définition de M. Flandin. En résumé, modifiant à notre tour cette définition, nous considérons comme poisons *les substances qui, introduites et absorbées dans l'économie animale, y déterminent, par leur action physiologique, des perturbations graves, et le plus ordinairement mortelles.*

Il est important de remarquer ici qu'il suffirait de modifier le dernier membre de phrase en tenant compte de la moindre intensité des effets, pour que cette définition s'appliquât également aux médicaments, lesquels ne sont, en définitive, que des poisons mitigés.

Personne, en effet, n'ignore que les substances les plus vénéneuses peuvent, lorsqu'elles sont administrées avec discernement et à doses suffisamment ré-

---

1 On a cité plusieurs cas de suicide par l'eau-de-vie, le rhum, etc. : deux ou trois grands verres de ces liqueurs, — selon le tempérament et la vigueur du sujet, — pris coup sur coup suffisent souvent pour déterminer des accidents mortels. En tout cas l'ivresse elle-même a tous les caractères d'un véritable empoisonnement.

duites, devenir des remèdes salutaires, et que la plupart des drogues médicinales doivent leurs propriétés à certains principes qui, isolés ou concentrés, prennent tous les caractères de poisons violents. La médecine active ne fait autre chose, en général, que de combattre, par des perturbations artificielles, les perturbations spontanées qui constituent les maladies. L'action médicamenteuse ne diffère donc de l'action toxique que par les circonstances où elle se produit et par sa moindre énergie. Mais le mode est absolument le même [1] ; ce qui a conduit M. Claude Bernard à ranger dans un seul groupe « toutes les substances qui, à raison de leur constitution chimique ou physique, ne peuvent entrer dans la composition de notre sang, et ne sauraient pénétrer dans notre organisme, où elles ne doivent pas rester, sans y causer des désordres passagers ou durables. »

II

EN QUOI CONSISTE L'EMPOISONNEMENT — THÉORIES ET CLASSIFICATIONS

Essayons maintenant de nous faire une idée exacte du phénomène général de l'empoisonnement.

Et d'abord, quand nous disons qu'un poison ou un

---

[1] Il s'agit ici, bien entendu, de médicaments proprement dits, et non de ceux qu'on a nommés *topiques* et qui, appliqués soit à l'intérieur, soit à l'extérieur, agissent immédiatement sur les organes ou sur les parties malades : cataplasmes, lotions, gargarismes, etc.

médicament n'agit que lorsqu'il a été absorbé, cela signifie qu'il doit avoir pénétré, soit par les voies digestives, soit par inhalation, soit par inoculation, dans le torrent de la circulation. C'est ce qui résulte des recherches du professeur Hering de Stuttgart, du docteur Blake et de M. Claude Bernard. Le docteur Blake a établi : 1° qu'il existe toujours un rapport direct entre le temps que met un poison à agir et la rapidité de la circulation; 2° que, chez les animaux sur lesquels il a opéré, il s'est toujours écoulé, entre l'introduction du poison dans le système musculaire et les symptômes, un intervalle suffisant pour que le sang altéré par ce poison parvînt aux vaisseaux capillaires. Et d'après M. Claude Bernard, « le champ dans lequel agissent les substances toxiques est limité au système capillaire, auquel conduit le courant artériel; tous les poisons qui n'arrivent pas purs jusque-là sont sans effet. » Cela posé, par quelque voie qu'un poison ou un médicament soit introduit dans l'organisme, pourvu qu'il pénètre dans le courant artériel et qu'il arrive par là au réseau capillaire, son effet sera toujours le même.

On croyait autrefois, et l'on croit encore communément aujourd'hui que les purgatifs agissent directement sur les organes digestifs, en irritant les membranes avec lesquelles ils sont en contact. C'est une erreur. Le sulfate de soude et le sulfate de magnésie purgent aussi bien et même mieux lorsqu'ils ont été introduits directement dans la circulation, que lorsqu'ils ont été ingérés dans les voies digestives. L'émétique, l'arsenic, les sels de plomb ou de cuivre provoquent des nausées, des coliques, des désordres intestinaux, soit qu'ils aient été avalés avec les boissons ou les aliments, soit qu'ils aient été absorbés par la peau ou injectés dans les veines.

Certains poisons peuvent être modifiés chimiquement, ou arrêtés au passage, ou éliminés avant d'entrer dans le courant artériel, et ne faire aucun mal. Il en est qui, introduits directement dans la circulation, tuent rapidement, et qui pourtant peuvent être avalés impunément, parce qu'alors ils ne sont point absorbés. C'est le cas des *virus* et des *venins*. Il est, au contraire, des corps qui n'agissent qu'à la condition de passer par les voies digestives. Mais ceux-ci sont des composés dont l'élément vénéneux ne se dégage que sous l'influence d'une action chimique exercée par les acides de l'estomac. Nous en trouvons un exemple dans les cyanures de potassium et de mercure, dont l'effet toxique est dû à ce que leur décomposition donne lieu à un dégagement d'acide cyanhydrique. Cette décomposition n'a point lieu dans le sang, mais elle s'effectue dans l'estomac à la faveur des sucs acides sécrétés par cet organe. Les cyanures que ces acides ne décomposent pas, le cyanure de fer et le cyanoferrure de potassium sont inoffensifs.

C'est par un phénomène du même genre, celui d'une réaction chimique s'opérant dans les organes ou dans le sang même, que deux substances qui, prises isolément, ne détermineraient aucun accident, deviennent toxiques si on les ingère simultanément. L'*amygdaline* est une substance crystallisable, soluble dans l'eau, qu'on extrait des amandes amères. Elle est formée, comme une multitude de corps organiques, de carbone, d'hydrogène, d'oxygène et d'azote. L'*émulsine,* un autre principe que renferment les amandes, est formée aussi d'hydrogène, d'oxygène, de carbone et d'azote. Injectez dans la veine jugulaire d'un lapin une solution d'un gramme d'amygdaline, il n'en sera pas incommodé. Injectez à un autre lapin une solution d'émulsine, l'animal continuera de se bien porter. Mais injectez au même animal un gramme d'amygdaline, et immédiatement après une dissolution d'émulsine, il succombera en peu d'instants, parce que la seconde de ces substances agit sur la première à la façon des ferments, et la transforme en plusieurs principes immédiats, au nombre desquels se trouve l'acide prussique ou cyanhydrique. L'animal n'est donc tué, dans l'expérience que je viens de citer, ni par l'amygdaline ni par l'émulsine : il l'est par l'acide prussique, qui prend naissance lorsqu'on mélange ces deux substances.

En résumé, l'on connaît aujourd'hui le champ d'action des poisons et des médicaments ; on connaît aussi les conditions qui permettent à leurs propriétés de se manifester, ou qui, au contraire, les laissent, pour ainsi dire, à l'état latent. On est beaucoup moins éclairé sur la nature des lésions ou des perturbations qu'ils produisent ; mais on possède néanmoins, à cet égard, quelques données certaines, qui modifient singulièrement les idées qu'on s'était faites *a priori* des diverses formes sous lesquelles peut se présenter le phénomène de l'empoisonnement, et qui avaient servi de base aux classifications adoptées par les anciens toxicologistes. Chaque école avait sa théorie. Nous connaissons celle des galénistes, qui classaient les poisons en froids, chauds, secs et humides. Je n'ai pas besoin de dire qu'elle est depuis longtemps abandonnée ; mais celles qu'on lui a substituées, et qui naguère encore étaient enseignées par des maîtres investis d'une haute autorité, n'étaient pas au fond beaucoup plus satisfaisantes. Elles reposaient, comme les théories nosologiques, sur de vagues hypothèses, et suppléaient mal par leur forme dogmatique et par leur termes ambitieux à l'absence complète des connaissances positives, qui peuvent seules servir de base à une théorie rationnelle.

Écoutons Boerhaave : il nous dira que « les esprits qui portent en eux le poison s'introduisent dans les nerfs et se mêlent au liquide existant dans leurs cavités. » Et il ajoutera : « Nous savons par l'analogie que la coagulation peut atteindre tant les humeurs les plus crasses que les principes de nos esprits; mais comme nos esprits ne sont accessibles ni à l'admonition des sens, ni au pouvoir des microscopes, nous sommes réduits à des conjectures. »

Les successeurs de Boerhaave, moins réservés que lui, mais non plus explicites, nous diront à leur tour que les poisons mettent les parties solides ou fluides de notre corps hors d'état de continuer la vie. Plusieurs, voulant préciser davantage et tenir compte des symptômes divers qui caractérisent les empoisonnements, déclareront que leur action est tantôt irritante, tantôt stupéfiante, tantôt *hypersthénisante* (exagérant les forces), tantôt *hyposthénisante* ou *asthénisante* (déprimant ou anéantissant les forces), tantôt septique, c'est-à-dire provoquant la décomposition des tissus ou des liquides de l'organisme. Et c'est en vertu de ces idées déduites de l'observation superficielle que les médecins distribueront les poisons, comme les maladies elles-mêmes, en un certain nombre de groupes, d'après le genre d'action qu'ils croiront pouvoir leur attribuer.

Plenck, qui écrivait au commencement de ce siècle, divisait les poisons, relativement aux symptômes qu'ils produisent, en « irritants, — drastiques, — convulsifs, — paralysants, — narcotiques, — suffocants, — desséchants, — septiques. » Mahon, qui occupa le premier à l'école de Paris la chaire de médecine légale, avait adopté une sorte de classification mixte, où les poisons étaient groupés à la fois : d'après leur origine, en minéraux, animaux, et végétaux ; d'après leurs propriétés physiques et chimiques, en volatils, fixes, mécaniques, chimiques et métallico-chimiques ; enfin, d'après leurs effets, en narcotiques simples et narcotico-âcres.

Fodéré admettait des poisons septiques, — stupéfiants ou narcotiques, — narcotico-âcres, — âcres ou rubéfiants, — corrosifs ou escarrotiques — et astringents.

Orfila réduisit ces groupes au nombre de quatre : celui des poisons irritants, qui est de beaucoup le plus nombreux, et renferme tous les poisons minéraux et plusieurs poisons organiques ; — celui des poisons narcotiques ; — celui des poisons narcotico-âcres — et celui des poisons septiques.

Une étude plus attentive et plus réfléchie des phénomènes a montré depuis quelques années ce qu'il y avait d'arbitraire dans ces divisions, et de faux dans ces qualifications, et les a fait généralement abandonner. D'autres systèmes qui semblaient mieux en rapport avec la nature des choses ont été mis en avant. On a essayé de rattacher les actions des différents poisons à l'intervention de forces mécaniques ou physiques, de forces chimiques, de forces vitales.

« Dans les théories chimiques, dit M. Claude Bernard, on explique tout par l'intervention active d'un agent matériel qu'on saisit ou qu'on voudrait saisir, et dans ce dernier cas on raisonne comme s'il existait. Toujours le chimiste y parle d'une matière minérale ou d'un ferment organique.

« Les physiciens considèrent autrement ces actions. Ils ne veulent que des phénomènes physiques de mouvement, d'endosmose, de capillarité, etc., causant des dérangements dans l'équilibre des liquides, ou bien des altérations des propriétés physiques de la matière.

« Dans les théories vitales, on fait intervenir des forces particulières qui régiraient les corps vivants. Les spéculations des vitalistes portent sur les dérangements survenus dans les agents qui concourent aux manifestations de ces forces, ou dans ces forces elles-mêmes. »

Les théories et les classifications qu'on en a déduites ont encore le tort grave de ne s'appuyer que sur des observations incomplètes, sur des faits particuliers d'où elles tirent des conclusions générales que rien ne justifie; d'être le plus souvent hypothétiques et toujours trop absolues, et de donner le change à l'esprit par de vains mots.

J'ai dit cependant que la toxicologie contemporaine est en possession d'un certain nombre de faits positifs qui ont jeté quelque lumière sur la nature des actions toxiques. On a pu, en effet, déterminer expérimentalement, avec une assez grande précision, non-seulement, comme nous l'avons vu plus haut, le champ d'action des poisons et des médicaments, mais encore le *lieu physiologique* ou, pour parler plus clairement, la partie de l'organisme qui est plus spécialement affectée par telle ou telle substance. On est parvenu ainsi à mettre hors de doute le principe de la *localisation des actions toxiques :* principe dès longtemps entrevu et appliqué par la médecine, et qui fournira sans doute un jour la base d'une classification vraiment méthodique. On ne partagera plus alors les substances vénéneuses en poisons irritants, narcotiques, etc., mais en poisons du sang, poisons du système nerveux sensitif, poisons du système nerveux moteur, poisons du système glanduleux, etc.; et la thérapeutique pourra faire son profit de ces divisions nouvelles, dont chaque catégorie sera pour elle comme un rayon d'armoire où elle n'aura qu'à choisir les médicaments les plus propres à modifier heureusement l'état des organes malades.

Mais on n'en est encore qu'à réunir de çà et de là les éléments de cette partie de la science, et pour le moment la seule bonne classification des poisons est celle qui, ne préjugeant rien de leur action spéciale, se borne à tenir compte de leur origine et de leurs propriétés générales. C'est celle, par exemple, que M. Ch. Flandin a sagement adoptée, et qui partage les poisons en trois groupes, selon qu'ils sont tirés du règne minéral, du règne végétal, du règne animal.

On peut encore distinguer les poisons proprement dits, qui agissent de quelque manière qu'ils soient introduits dans l'économie, soit par la digestion, soit par inoculation — tous les poisons minéraux, tous les poisons végétaux, et un très-petit nombre seulement de poisons animaux sont dans ce cas, — et les poisons qui n'agissent que par inoculation, comme presque tous les poisons animaux. Ceux-ci à leur tour se subdivisent en deux catégories bien distinctes : les *venins,* qui sont les produits d'une sécrétion spéciale et normale chez certains animaux, et les *virus,* qui résultent soit d'une sécrétion anormale, soit plutôt d'une altération des humeurs. Enfin, on pourrait admettre une troisième classe : celle des *miasmes,* qui, à certains égards, se rapprocheraient des virus; qui, comme ceux-ci, se rapprocheraient des ferments, mais que leur extrême subtilité a malheureusement soustraits jusqu'ici à toutes les investigations de la science, et dont la nature, le mode de communication, d'absorption, de propagation et de reproduction sont encore totalement inconnus.

III

RESSOURCES DE LA SCIENCE ACTUELLE CONTRE L'EMPOISONNEMENT

Je viens d'exposer sommairement l'état actuel de la science en ce qui concerne les propriétés des poisons et le mécanisme de l'empoisonnement. Les progrès accomplis depuis le commencement de ce siècle ne sont pas moins considérables si l'on considère le diagnostic et le traitement des empoisonnements, et surtout la recherche des poisons après la mort. Sans doute bien des points restent encore obscurs; mais du moins, et c'est là que réside l'immense supériorité de la science moderne sur la science d'autrefois, on a cessé de prendre les fictions pour des réalités et les conjectures pour des

certitudes, de se payer de mots et d'affirmer ce que l'on
ne sait point. On a fait justice des faux préceptes qui
barraient le chemin à toute recherche sérieuse ; on a
reconnu que le premier devoir de l'ignorance est de ne
pas s'ignorer elle-même, et que la première condition
pour arriver à la découverte de la vérité, c'est de ne pas
se persuader que l'on sait ce qu'on n'a point appris.
L'observation et l'expérience prises pour seuls guides et
pour seuls flambeaux ; la méthode *a posteriori,* qui pro-
cède du connu à l'inconnu, du simple au complexe, du
particulier au général, substituée à la méthode *a priori,*
qui prétendait suivre la marche inverse et résoudre les
problèmes avant même de les avoir posés ; l'hypothèse
réduite à ne plus être qu'un instrument provisoire dont
on se sert tant qu'il peut faciliter l'explication des phénomènes, et qu'on brise sans merci dès qu'il devient
inutile ; enfin l'abandon définitif de toute idée précon-
çue, de tout système dogmatique : tels sont les résultats
essentiels de la grande et féconde révolution qui s'est
accomplie depuis peu dans le domaine des sciences, et
qui a notamment affranchi la nouvelle toxicologie des
erreurs et des préjugés ridicules de l'ancienne.

Le diagnostic clinique de l'empoisonnement est parfois incertain : il est des maladies dont les symptômes
ressemblent assez à ceux de l'empoisonnement pour
que le médecin puisse et doive réserver son jugement
lorsque les circonstances qui ont précédé l'invasion du
mal ne lui sont pas suffisamment connues. Mais c'est
alors qu'en général, et par une sorte de compensation,
l'autopsie et l'expertise ont toutes chances de faire écla-
ter la vérité, de déceler le crime et d'assurer, à défaut
du salut de la victime, la punition du meurtrier.

« Circonstance heureuse, dit M. Charles Flandin, et qui sans doute a fait conserver dans la pratique l'ancienne classification (celle des poisons en *minéraux, végétaux* et *animaux*), toutes les autres n'ayant pas franchi le seuil des écoles: les poisons, selon le règne auquel ils appartiennent, produisent des effets essentiellement comparables, sinon même parfois identiques. La médecine légale, et sans doute la physiologie et la thérapeutique tireront de là, dans plus d'une occasion, des conséquences importantes. Voici les premières que je crois devoir signaler.

« 1º Si les poisons minéraux ne donnent lieu ni à des maladies, ni à des altérations pathologiques spéciales, la chimie est toute puissante pour les découvrir dans les restes de la victime, même après une inhumation prolongée;

« 2º Si quelques poisons végétaux échappent encore aux investigations de la chimie, ils déterminent des maladies toutes spéciales, dont la médecine ne peut méconnaître ni la nature ni les causes;

« 3º Enfin, pour les poisons du règne animal (à l'exception des cantharides, dont l'action est spéciale et tranchée), si la chimie ne peut en saisir les principes, et si la médecine est impuissante à différencier leurs effets d'avec ceux que produisent certaines maladies spontanées, jamais ou presque jamais le crime ne pourra ou ne saura les faire servir à des projets homicides. Malgré quelques préventions et d'injustes critiques, la toxicologie est donc déjà une science, et elle n'a qu'à marcher dans les voies qui lui sont ouvertes, pour recueillir de jour en jour des vérités utiles et d'un grand intérêt. »

La tâche du médecin appelé à secourir les personnes empoisonnées est simplifiée par le nombre, heureusement très-restreint, des matières toxiques auxquelles ont ordinairement recours les individus qui veulent donner la mort à autrui ou attenter à leur propre vie. Les tentatives d'empoisonnement s'exécutent assez fréquemment, — surtout dans les cas de suicide, à l'aide de réactifs chimiques violents que nous ne rangeons pas parmi les poisons (acides et alcalis caustiques). L'action de ces substances s'exerçant directement sur les organes, qu'elle corrode et détruit, les secours de la science arrivent presque toujours trop tard.

Lorsqu'on a affaire à un empoisonnement par l'arsenic, le sublimé corrosif, les sels de cuivre ou de plomb, le phosphore, l'opium, — les vieux remèdes qui consistent à provoquer autant que possible l'expulsion immédiate du poison, ou à faire prendre au malade des substances capables d'en masquer les propriétés ou d'en empêcher l'absorption : lait, blanc d'œuf, huile d'olive, etc., sont encore les meilleurs. On peut aussi, dans beaucoup de cas, réagir chimiquement sur les poisons minéraux et transformer le composé délétère en composé inoffensif. C'est ainsi, par exemple, que l'acide arsénieux peut être transformé en arséniate de fer par le peroxyde de ce métal. Ces contre-poisons chimiques sont même les seuls efficaces; mais ils ne le sont réellement qu'autant qu'ils peuvent encore atteindre le poison dans les organes digestifs. Une fois qu'il a été absorbé et introduit dans la circulation, aucun antidote connu ne saurait en avoir raison. Il faut alors s'en rapporter à la nature, aux forces vitales qui tendent énergiquement à se dé-

barrasser de la substance étrangère et malfaisante, et
qui y réussissent quelquefois, lorsque le malade est
bien constitué et que la dose du poison n'est pas
trop forte. Après avoir montré par une expérience
que le prussiate de potasse demeure sans action sur
le lactate de fer lorsqu'une fois ce sel est combiné avec
le sérum du sang, M. Claude Bernard disait, dans une
de ses *Leçons sur les effets des substances toxiques et
médicamenteuses* : « De même on ne saurait poursuivre
dans ce liquide les autres poisons métalliques, tels que
le plomb, le cuivre, etc. Aussi les traitements proposés
contre l'intoxication saturnine, et dans lesquels on fait
jouer le rôle de contre-poison à l'acide sulfurique ou
chlorhydrique n'ont-ils aucune raison d'être comme
traitement physiologique, d'abord parce que la combinaison espérée est impossible, ensuite parce que les
acides employés ne sauraient arriver dans le sang à
l'état où ils sont ingérés. On ne peut agir sur ces substances que quand elles ne sont pas encore parvenues
dans le sang, ou quand elles en sont sorties. C'est ainsi
que l'on peut donner des substances capables de se
combiner avec ces matières dans l'estomac, quand elles
n'ont pas été absorbées, ou plus tard, quand elles seront
éliminées par les sécrétions intestinale et urinaire. »

Il suit de là que malheureusement, dans un grand
nombre de cas, les antidotes même rationnels sont in-
utiles, parce que le médecin n'est trop souvent appelé
que lorsque les symptômes de l'empoisonnement ont
commencé à se manifester; ce qui n'a lieu qu'après
que le poison a été absorbé et porté jusque dans le
réseau capillaire, c'est-à-dire lorsqu'on ne peut plus
l'atteindre.

Nous savons qu'on a cru longtemps à la vertu des antidotes. Cette croyance reposait sur les idées erronées qu'on se faisait des propriétés des poisons, d'après quelques-uns des désordres les plus apparents qu'ils produisent ou qu'ils étaient censés produire. On se flattait de combattre les contraires par les contraires : les irritants par les sédatifs, les narcotiques par les excitants, les septiques par les dépuratifs. Malheureusement encore ce genre de traitement est rarement efficace, et il arrive pour l'ordinaire que les actions contraires ou prétendues telles se superposent, pour ainsi dire, au lieu de se neutraliser. Ce principe toutefois n'est pas absolu. Qu'il n'existe point de panacée, d'antidote général contre toute sorte de poison, c'est ce que je n'ai pas besoin de répéter. Mais il existe quelques antidotes spécifiques qui, administrés à temps, sauvent les malades presque sûrement. Il y a tout lieu d'espérer que les progrès de la médecine et de la chimie en feront découvrir d'autres, et que la thérapeutique ne restera pas désarmée en présence de moyens de destruction dont on apprend chaque jour à mieux connaître le mécanisme intime.

Mais ce qu'on est surtout en droit d'espérer, c'est que ce crime hideux de l'empoisonnement ne tardera pas à disparaître du sein des sociétés civilisées. Il ne s'y montre déjà plus qu'à de rares intervalles, et il lui devient de plus en plus difficile de se soustraire à l'indignation publique, à la vigilance de la justice et aux clairvoyantes investigations de la science.

Qu'on me permette de placer ici un court avertissement au lecteur. Ce livre n'est point un traité de toxicologie où toutes les substances vénéneuses, toutes les formes de l'empoisonnement doivent être passées en revue. Les mieux caractérisées, les plus curieuses, celles qui intéressent particulièrement l'hygiène publique et privée nous occuperont seules. Nous nous en tiendrons d'ailleurs aux poisons proprement dits. Nous passerons donc sous silence les *venins*, dont l'histoire trouvera mieux sa place, avec celle des animaux venimeux, dans un autre volume [1]. Nous omettrons également les *virus*, produits morbides qu'on ne connaît guère que par leurs effets, et les *miasmes*, qui ne sont peut-être que des virus extrèmement subtils et diffusibles. L'étude de ces deux ordres de poisons et des maladies dont ils sont tour à tour effets et causes est du domaine de la pathologie. Ce motif suffirait, à défaut d'autres, que le lecteur appréciera sans peine, pour les faire rayer de notre programme.

Pour ce qui est d'une classification, nous adopterons celle qui se présente d'abord comme la plus naturelle et la moins prétentieuse. Nous diviserons simplement les poisons en *poisons inorganiques* ou *minéraux*, et *poisons organiques* : cette dernière catégorie comprenant les substances toxiques tirées du règne végétal, et celles, très-peu nombreuses, que fournit le règne animal.

[1] *Nos Alliés et nos Ennemis*, 1 vol. grand in-8°.

POISONS MINÉRAUX OU INORGANIQUES

POISONS GAZEUX

I

GAZ ASPHYXIANTS ET GAZ VÉNÉNEUX

Remplissons trois ou quatre cloches de différents gaz : la première, je suppose, de gaz hydrogène; la seconde, de gaz azote; la troisième, de gaz acide carbonique; la quatrième, de gaz acide sulfhydrique. Dans chacune de ces cloches enfermons un petit animal, un oiseau ou une souris : nous verrons ces animaux succomber en peu d'instants. Tout animal plongé ainsi dans un gaz autre que l'oxygène aura le même sort, quelle que soit l'espèce de gaz, parce que l'oxygène seul est propre à revivifier le sang veineux et à le transformer en sang artériel : en d'autres termes, parce que seul il entretient la respiration. Les animaux privés d'air périssent par asphyxie; c'est donc par l'asphyxie que s'explique tout naturellement la mort des quatre animaux soumis à l'expérience que je viens d'indiquer.

Mais maintenant, à l'azote seul substituons un mélange de 79 parties de ce gaz et de 21 parties d'oxygène, et enfermons encore un animal dans le vaisseau rempli de ce mélange : il continuera de respirer et de vivre tant que sa respiration n'aura pas, en transformant peu à peu l'oxygène en acide carbonique, rendu de nouveau irrespirable l'atmosphère limitée qui l'enveloppe. C'est qu'en ajoutant 21 parties d'oxygène à 79 parties d'azote, nous n'avons fait autre chose que reconstituer de toutes pièces l'air normal, celui que nous respirons incessamment. Il est donc manifeste que l'animal qui avait succombé d'abord dans l'azote pur avait péri faute d'oxygène, mais nullement par l'effet d'une action délétère quelconque due au gaz azote.

Ajoutons de même 21 parties d'oxygène à 79 parties d'hydrogène dans la seconde cloche : l'animal que nous y mettrons ensuite ne paraîtra pas incommodé, de quelque temps du moins. L'hydrogène est irrespirable comme l'azote, mais non plus que l'azote il n'est vénéneux.

Dans le mélange d'acide carbonique et d'oxygène ou d'air, un animal vivra encore un certain temps; mais nous le verrons bientôt succomber, quand même la proportion d'acide carbonique serait assez faible. L'acide carbonique est donc vénéneux. Je dirai tout à l'heure comment et dans quelle mesure. Mais venons à la quatrième cloche; n'y laissons que quelques centièmes de gaz acide sulfhydrique, et remplissons-la avec de l'air : un oiseau que nous y introduirons périra dans l'espace de quelques secondes : ce qui prouve évidemment que nous avons ici affaire à un gaz doué de propriétés très-délétères. L'oxyde de carbone nous donnerait des résultats semblables. Comme l'acide

sulfhydrique, ce n'est pas seulement un gaz impropre
à entretenir la respiration : c'est un véritable poison.
Arrêtons-nous un moment à ces trois gaz : l'acide sulfhydrique, l'acide carbonique et l'oxyde de carbone : ce
sont, en quelque sorte, des ennemis domestiques qu'il
est utile de connaître pour s'en garder.

II

GAZ ACIDE SULFHYDRIQUE

On le désigne aussi très-souvent sous le nom d'hydrogène sulfuré. Ses propriétés acides sont très-peu
énergiques. Il ne rougit que faiblement la teinture
bleue de tournesol. En se combinant avec des oxydes
basiques, il donne naissance à des sulfures hydratés :
sulfure de potassium, de sodium, de calcium, de
plomb, etc.

Ce gaz si dangereux est formé de deux éléments qui,
isolés, sont tout à fait inoffensifs : le gaz hydrogène et
le soufre : ce qu'exprime sa formule chimique, HS,
et dont il est aisé de se convaincre en le brûlant, car il
est combustible : on obtient alors de l'acide sulfureux
(combinaison du soufre avec l'oxygène), de la vapeur
d'eau (combinaison de l'hydrogène avec l'oxygène),
et une partie du soufre, échappée à la combustion. L'eau
en dissout environ deux fois et demi son volume, à la
température et sous la pression moyennes.

L'hydrogène sulfuré est un peu plus pesant que
l'air : sa densité spécifique est de 1,191. Il est incolore,

mais facilement reconnaissable à son odeur repoussante, qui est celle des œufs pourris. C'est un produit normal de la décomposition des matières organiques, surtout des matières animales. Il se dégage abondamment des fosses d'aisance, et noircit les murs des cabinets lorsque ces murs ont été peints en blanc avec de la céruse (carbonate de plomb), parce qu'il transforme ce carbonate en sulfure, qui est noir. C'est ce gaz qui occasionnait autrefois de si fréquents malheurs, lorsque les malheureux ouvriers étaient obligés de descendre dans les fosses pour les curer; c'est lui qui chaque nuit répand encore l'infection dans nos rues, malgré les systèmes de vidange perfectionnés et les procédés de désinfection que l'on met en œuvre. Il contribue aussi à vicier l'air des salles d'hôpital et des habitations malpropres. C'est un des gaz qui se développent le plus souvent dans les intestins pendant le travail de la digestion; certains aliments, tels que les œufs, les haricots, etc., sont surtout de nature à lui donner naissance. Il se trouve en dissolution dans les eaux minérales dites sulfureuses, soit à l'état libre, soit à l'état de combinaison.

On le prépare dans les laboratoires en chauffant légèrement dans un ballon un mélange de sulfure d'antimoine en poudre et d'acide chlorhydrique. Le chlore de l'acide chlorhydrique se substitue au soufre du sulfure d'antimoine, et lui cède son hydrogène. Il reste dans le ballon du chlorure d'antimoine; le gaz sulfhydrique qui se dégage est recueilli dans une éprouvette renversée sur une cuve à eau, après avoir traversé un flacon laveur.

L'appareil très-simple dont on se sert pour cette opé-

ration est représenté par la figure ci contre : F est le
fourneau; B, le ballon où l'on met le sulfure d'antimoine pulvérisé; S, le tube de sûreté par lequel on
verse peu à peu l'acide chlorhydrique; $e\,e$, les deux
tubes à dégagement, dont le premier va plonger dans
l'eau du flacon laveur, et le second conduit le gaz
du flacon laveur dans l'éprouvette E renversée sur la
terrine.

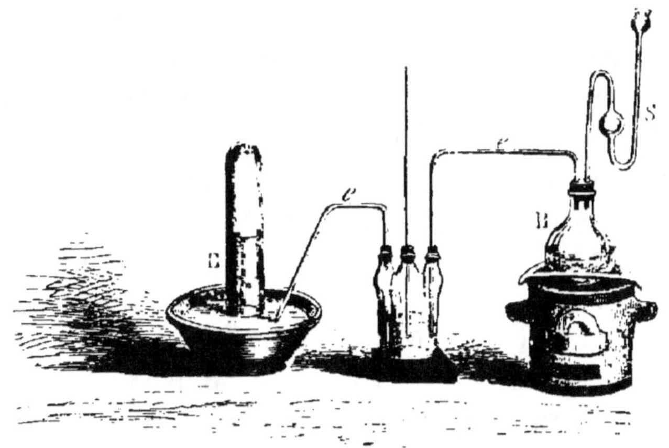

Préparation du gaz acide sulfhydrique.

L'acide sulfhydrique est toxique à de très-faibles
doses. Un petit oiseau meurt dans une atmosphère qui
en contient seulement $\frac{1}{1500}$; il suffit de $\frac{1}{800}$ pour tuer
un chien, et de $\frac{1}{200}$ pour tuer un cheval. La dose mor
telle pour l'homme est comprise entre ces deux dernières. On remarque, à l'autopsie des animaux empoisonnés par ce gaz, que leur sang a une teinte brune
très-foncée, presque noire; ce qui donnerait lieu de
supposer que l'hydrogène sulfuré agit en s'opposant
à l'hématose, à la revivification du sang veineux. Mais
le phénomène est plus complexe, et encore imparfaite-

ment connu. D'après Orfila, l'hydrogène sulfuré, porté dans le torrent de la circulation, « détermine une faiblesse générale, une altération prolongée dans la texture des organes, et principalement dans le système nerveux, et probablement dans la composition du sang ; il ne tue pas en opérant la distension du cœur pulmonaire, puisqu'il est très-soluble dans le sang. » Ces renseignements, on le voit, sont très-vagues, comme le sont, au reste, la plupart de ceux qu'on trouve dans le volumineux traité du célèbre professeur. C'est surtout par les voies respiratoires que le gaz dont il s'agit pénètre facilement dans les profondeurs de l'organisme et détermine rapidement la mort. Il est aussi absorbé par la peau, mais beaucoup plus lentement, et lorsqu'une partie du corps est plongée dans une atmosphère de gaz sulfhydrique pur. Mais à l'état de mélange ou dissous en faible proportion, il n'offre aucun danger, comme le prouve l'usage des bains sulfureux recommandés contre certaines affections.

Tout le monde sait que les eaux minérales sulfureuses peuvent être prises comme boisson, même en très-grande quantité, sans inconvénient. Le célèbre mathématicien Gaspard Monge avait un singulier goût : l'hydrogène sulfuré était pour lui un régal, et il buvait à plein verre de l'eau saturée de ce gaz. « C'est qu'alors, dit M. Claude Bernard, le toxique, absorbé dans les voies digestives, arrive par la veine porte, à travers le foie, dans la veine cave inférieure, et passe de là dans le poumon, où il est éliminé. » Le savant physiologiste a rendu visible cette élimination de l'hydrogène sulfuré, en l'injectant, soit dans les veines,

soit dans le rectum d'un animal, et en plaçant devant
la bouche de celui-ci un papier imbibé d'une dissolution d'acétate de plomb. Ce papier noircit presque
aussitôt lorsque le gaz a été injecté dans la veine jugulaire; l'effet ne se produit que lentement (au bout
d'une minute environ), lorsque l'injection est faite par
le rectum. Dans les deux cas l'animal ne paraît pas, ou
très-peu incommodé.

L'infection de l'air par l'acide sulfhydrique est heureusement facile à combattre, soit par les fumigations
de chlore, soit par l'hypochlorite de chaux (*vulgo* chlorure de chaux). Le chlore décompose l'acide sulfhydrique, met en liberté le soufre, qui retombe en une
fine poussière, et s'empare de l'hydrogène pour former de l'acide chlorhydrique. Mais l'acide chlorhydrique lui-même n'est pas bon à respirer : sans être
vénéneux à faible dose, il irrite les membranes des
organes respiratoires. Aussi l'emploi de l'hypochlorite
de chaux est-il préférable à celui du chlore libre,
parce que ce gaz ne s'en dégage que peu à peu, et
que l'acide chlorhydrique, à mesure qu'il prend naissance, se fixe sur la chaux en formant avec cette base
du chlorure de calcium hydraté.

III

LA VAPEUR DE CHARBON — L'OXYDE DE CARBONE

Il ne se passe guère de semaine où les journaux ne
contiennent le récit de quelque accident, de quelque

mort causés par le charbon. Tantôt ce sont des imprudents qui s'exposent aux émanations de poêles ou de fourneaux mal construits ou qu'on a laissés s'obstruer. Plus souvent c'est quelque jeune fille trahie et abandonnée, quelque pauvre diable poussé au désespoir par la misère ou par le chagrin, qui s'est enfermé dans sa chambre et qui, après avoir allumé un réchaud, s'est jeté sur son lit pour mourir. Le petit

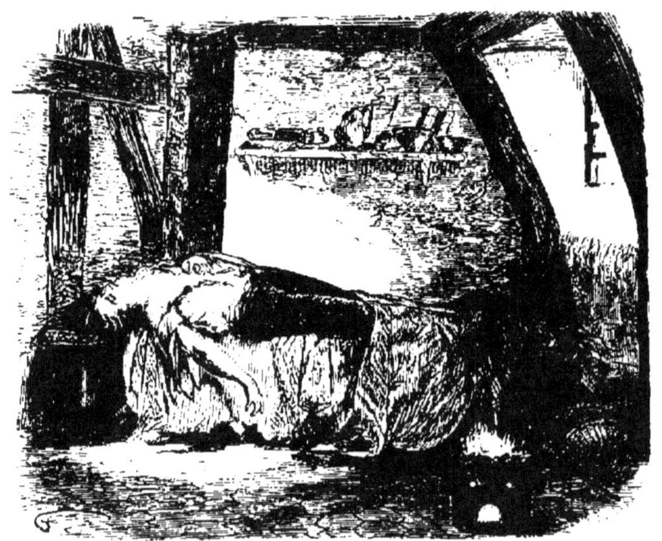

Empoisonnement par l'oxyde de carbone.

fourneau en terre ou en tôle, sur lequel se fait la cuisine sommaire du pauvre, est aussi, par excellence, l'instrument populaire du suicide. Un boisseau de charbon de cinquante centimes, une poignée de copeaux, une allumette, et tout est dit. Les malheureux qui ont recours à ce moyen simple et économique d'en finir avec la vie, se flattent d'ailleurs d'y trouver une mort douce, sans agonie, de s'endormir pour ne plus se réveiller. On dit communément qu'ils se sont *asphyxiés*, et on attribue leur mort à la *vapeur de charbon*.

Ces deux expressions sont inexactes, ou du moins trop vagues. Essayons d'en préciser le sens. Disons d'abord ce que c'est que la « vapeur de charbon ». Nous verrons ensuite si les désordres et la mort qu'elle peut causer ne sont qu'une simple asphyxie, ou s'il ne faut pas plutôt les regarder comme un véritable empoisonnement.

Lorsque du charbon brûle, il se combine avec l'oxygène de l'air. Cette combinaison, qu'accompagne un dégagement de lumière et surtout de chaleur, est le phénomène qu'on désigne sous le nom de *feu*. Elle peut s'effectuer en deux proportions, et donner, par conséquent, naissance à deux composés distincts. Celui qui se forme d'abord, et qui renferme le moins d'oxygène, est l'oxyde de carbone (CO); puis une partie de cet oxyde brûle à son tour avec la jolie flamme bleue qu'on remarque au sein des foyers en train de s'allumer, c'est à-dire qu'elle se combine avec une nouvelle proportion d'oxygène, et se transforme ainsi en acide carbonique (CO^2). Le mélange de ces deux gaz, l'oxyde de carbone et l'acide carbonique, est ce qu'on appelle la « vapeur de charbon ». L'un et l'autre sont délétères, mais à des degrés inégaux et de façons très-différentes.

Le premier est seul un véritable poison. Un oiseau placé dans une atmosphère qui en contient seulement un centième, meurt en quelques secondes. L'oxyde de carbone est un gaz incolore, sans odeur ni saveur, très-peu soluble dans l'eau; sa densité est à peu près égale à celle de l'air. On le prépare dans les laboratoires en faisant réagir à chaud dans un ballon l'acide sulfurique sur l'acide oxalique. La disposition de l'appareil est la même que pour l'acide sulfhydrique.

Les chairs et le sang des animaux tués par l'oxyde de carbone ont une couleur rutilante qui semble indiquer un excès d'hématose. Or nous avons vu qu'au contraire l'acide sulfhydrique communique au sang une teinte noirâtre, et qu'aussi l'on a supposé que ce dernier gaz s'opposait à la revivification du sang veineux. Cette double circonstance a fait penser que, l'oxyde de carbone et l'hydrogène sulfuré exerçant sur le sang des actions contraires, ces actions pourraient se neutraliser, et que l'un des deux gaz serait le contre-poison de l'autre. Il n'en est rien : un animal soumis à l'influence de ces deux gaz ensemble est empoisonné tout aussi rapidement que s'il respirait l'oxyde de carbone seul, ou l'hydrogène sulfuré seul; mais on constate que son sang présente une nuance intermédiaire, c'est-à-dire qu'il conserve sa coloration normale. D'après M. Claude Bernard, l'action de l'oxyde de carbone consiste à empêcher la désartérialisation du sang rouge, en d'autres termes, sa transformation en sang veineux; et cet effet est dû à ce que l'oxyde de carbone altère les globules du sang, et les rend inaptes à remplir leur fonction.

C'est l'oxyde de carbone qui joue le principal rôle dans la prétendue asphyxie causée par la vapeur de charbon. Les symptômes qui accompagnent ce genre d'intoxication doivent donc être considérés comme appartenant à l'empoisonnement par l'oxyde de carbone. Le sujet éprouve d'abord de l'engourdissement, une pesanteur de tête très-douloureuse, une sensation de déchirement ou de brûlure dans la poitrine, une extrême faiblesse, la syncope, quelquefois des vomissements et des convulsions. D'où l'on voit que la mort par le charbon n'est rien moins qu'une mort douce, comme le veut le préjugé populaire. Lorsque l'intoxication a peu duré, le malade, exposé au grand air et traité par les fomentations, les sinapismes, etc., revient à lui et recouvre assez vite la santé. Toutefois on observe souvent, comme accidents consécutifs à l'empoisonnement par la vapeur de charbon, des désordres du système nerveux, notamment des paralysies locales, qui semblent intéresser de préférence les membres supérieurs.

Un fait digne de remarque, c'est que les personnes malades résistent beaucoup mieux que les personnes bien portantes à l'action d'un milieu vicié soit par l'oxyde de carbone ou l'acide carbonique, soit par tout autre gaz délétère. «Deux jeunes personnes, dit M. Claude Bernard, se trouvaient dans une chambre chauffée par un fourneau alimenté avec du coke. L'une d'elles fut prise d'asphyxie et tomba sans connaissance. L'autre, alors atteinte d'une fièvre typhoïde et alitée, avait résisté assez pour pouvoir demander du secours... Quant à celle qui, bien portante, avait subi les effets d'un commencement d'empoisonnement, elle eut une paralysie du bras gauche, qui au bout de six mois n'était pas encore complétement guérie. »

On voit pareillement les personnes ou les animaux enfermés dans un espace confiné dont l'air se vicie peu à peu, contracter un état morbide qui leur permet d'en supporter pendant longtemps l'influence; tandis qu'un individu sain, introduit brusquement dans le même milieu, y peut tomber presque comme foudroyé. Cette particularité se trouve confirmée par des expériences et des observations nombreuses. Ainsi M. Cl. Bernard a enfermé un moineau sous une cloche d'une capacité d'environ deux litres, et l'y a laissé trois heures sans retirer ni l'acide carbonique ni la vapeur d'eau que la respiration de l'animal accumulaient dans cet étroit espace. Au bout de trois heures, l'oiseau, près d'expirer, put encore être rappelé à la vie et s'envoler, tandis qu'un second et un troisième moineau, bien portants, mis sous la cloche au bout de la deuxième heure, y succombèrent presque immédiatement. Et le premier oiseau replacé dans le même milieu, après avoir recouvré ses forces, mourut aussi en peu de secondes.

« Maintenant, dit le savant professeur, pourquoi l'animal sain meurt-il donc dès qu'on l'introduit dans la cloche? Parce qu'il arrive brusquement dans des conditions auxquelles il ne lui a pas été permis de se faire graduellement.

« L'inverse pourrait aussi arriver ; c'est-à dire que l'animal pourrait mourir en passant brusquement des conditions morbides aux conditions physiologiques. Si lorsque l'animal est arrivé à cet état d'abaissement de toutes les fonctions, on vient à enlever la cloche, il se retrouvera alors dans les conditions physiologiques ; mais il n'y est plus fait, et il ne se rétablira que lorsqu'un séjour prolongé dans ce milieu lui aura permis de revenir graduellement aux habitudes normales. M. de Sénarmont, à qui j'ai parlé de ces expériences, me citait des cas dans lesquels des mineurs descen-

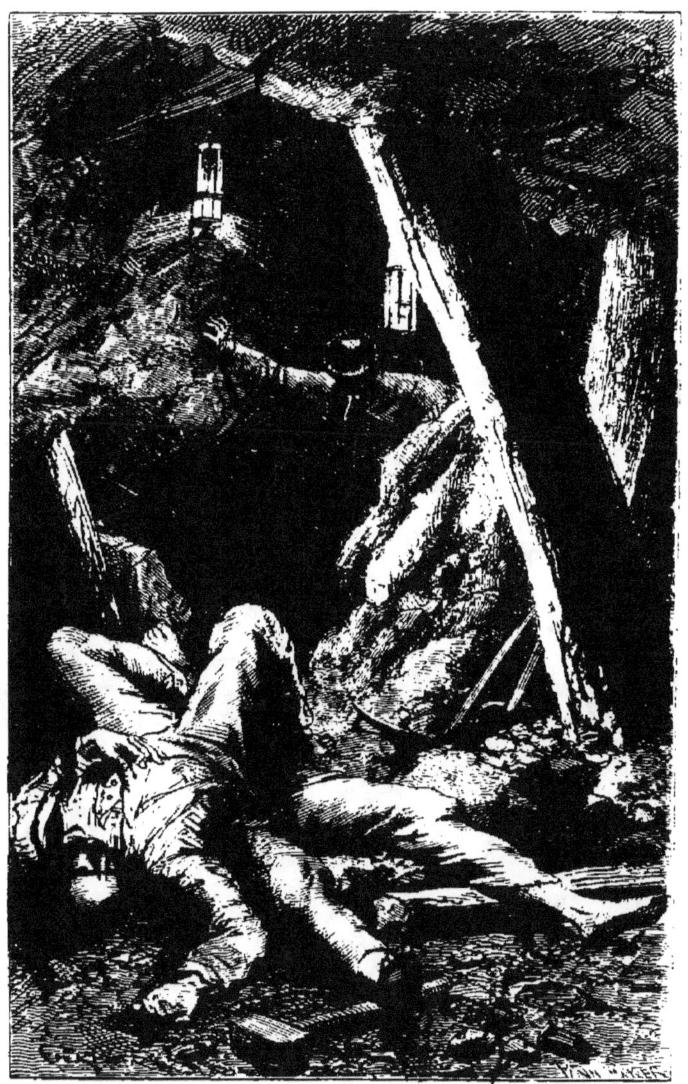

Mineurs asphyxiés.

dant dans les galeries tombaient là où d'autres tra-
vaillaient encore; et il ajoutait que les mineurs asphyxiés pendant leur travail ne doivent pas toujours
être brusquement enlevés, mais qu'il est souvent prudent de ne leur rendre que graduellement un air
pur. »

IV

L'ACIDE CARBONIQUE

Découvert en 1644 par Vanhelmont, et désigné successivement sous les noms de *gaz*, d'*air fixe*, d'*air mé-
phitique*, d'*acide crayeux*, l'acide carbonique est le
premier gaz que les chimistes aient su distinguer de
l'air atmosphérique. Ce fut en chauffant fortement des
pierres calcaires (carbonate de chaux) que Vanhelmont
le recueillit. Après lui, Black, Priestley et surtout
Lavoisier en étudièrent les propriétés, les origines et la
composition. Ils reconnurent qu'il se produit toutes les
fois que l'air décompose, soit par la chaleur, soit par
un acide, la craie, le marbre, le *sel de soude* et le *sel de
potasse;* qu'il existe en dissolution dans certaines eaux
minérales; qu'il se dégage spontanément des fissures
du sol dans les cavernes ou excavations des terrains
volcaniques; qu'enfin il prend naissance dans la fermentation, dans la combustion du charbon et des matières qui en renferment, ainsi que dans la respiration
des animaux, qui est elle-même une véritable combustion, où le sang veineux, pour se transformer en sang

artériel, cède à l'oxygène de l'air une partie notable de son carbone et une proportion beaucoup moindre de son hydrogène.

On se procure aisément de grandes quantités d'acide carbonique en introduisant dans un flacon de petits fragments de craie ou de marbre, sur lesquels on verse, par un tube en S, un acide fort, tel, par exemple, que l'acide chlorhydrique. L'acide carbonique se dégage avec une vive effervescence, et on le recueille dans des éprouvettes, dans des cloches ou dans des flacons préalablement remplis d'eau et renversés sur une cuve ou sur une terrine. C'est un gaz incolore, doué d'une odeur et d'une saveur piquantes et caractéristiques. Il éteint les corps en combustion, et comme sa pesanteur spécifique est égale à une fois et demi celle de l'air, on peut le transvaser, comme on ferait d'un liquide, d'une éprouvette dans une autre, ou le verser sur une bougie allumée, qui s'éteint aussitôt.

C'est en vertu de sa densité considérable que l'acide carbonique s'accumule et séjourne dans les cavités naturelles où il se dégage spontanément, sans s'élever jamais au delà d'une certaine hauteur. Ces cavités sont très-nombreuses sur le territoire de Naples et dans quelques parties de l'Italie. La plus célèbre est la *Grotte du Chien*, située au bord du lac d'Agnano, près de Pouzzoles. Son nom lui vient de ce que de temps immémorial les habitants du pays exercent l'industrie d'offrir aux étrangers qui viennent visiter cette grotte le spectacle de l'asphyxie d'un chien : asphyxie incomplète ; car lorsque le chien est tombé sans connaissance, son maître se hâte de le retirer de la nappe gazeuse qui remplit seulement le fond de la grotte, et le même

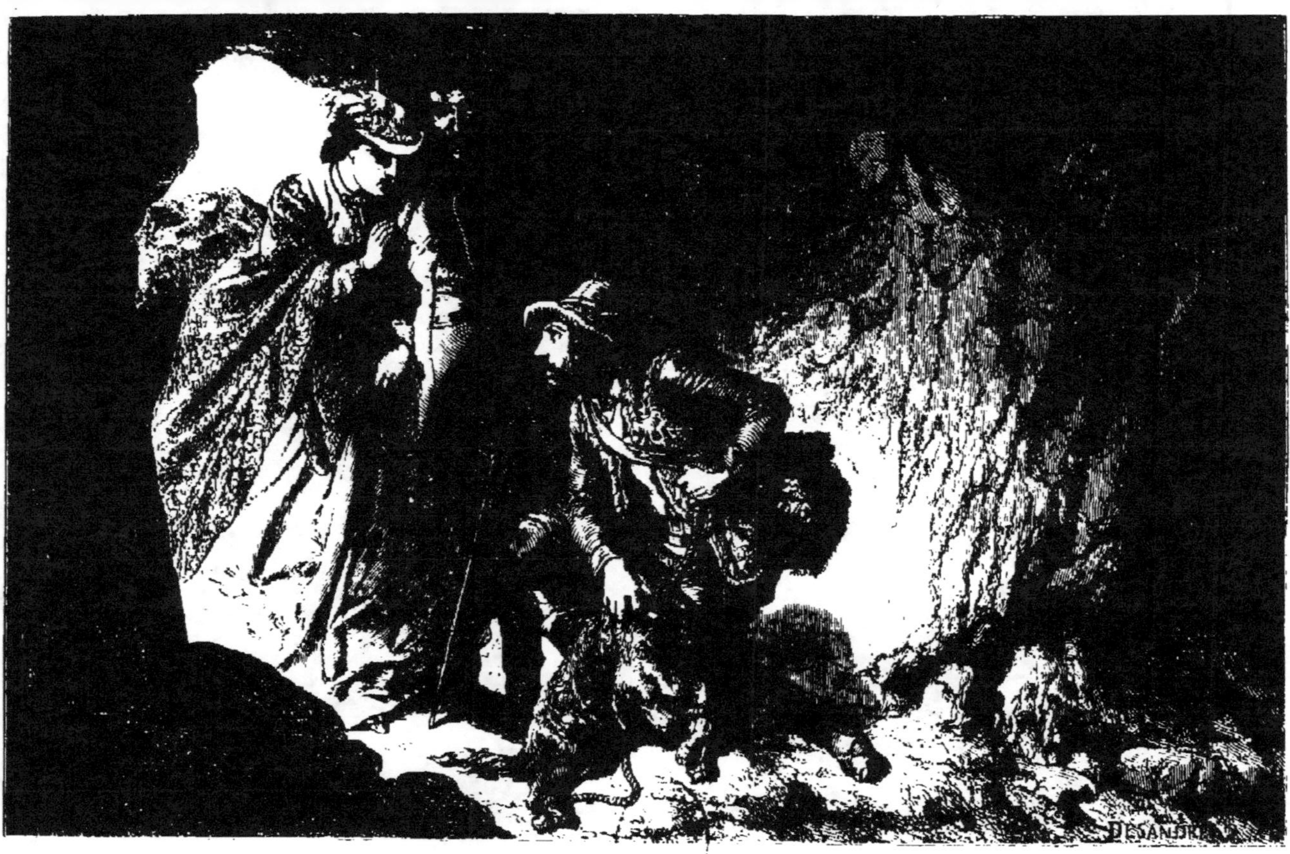

La grotte du chien à Pouzzoles.

animal sert indéfiniment à répéter cette expérience, sans que sa santé paraisse en souffrir. Mais une immersion prolongée pendant trois minutes seulement le ferait périr. Un chat meurt en quatre minutes, un lapin en soixante-quinze secondes; un homme, dit-on, en dix minutes.

On raconte que l'empereur Tibère fit jeter dans la Grotte du Chien deux esclaves qui y périrent promptement, et que Pierre de Tolède, vice-roi de Naples, y fit enfermer deux condamnés qui eurent le même sort.

Deux autres sources d'acide carbonique très-remarquables existent, l'une en Auvergne, près d'Aigueperse : on l'appelle la *Fontaine empoisonnée;* l'autre, dans le bois qui environne le lac Laacher, sur les bords du Rhin.

La *Fontaine empoisonnée* est, dit M. Girardin, « un trou arrondi, placé au milieu d'un petit enfoncement du terrain, et dont il sort continuellement une énorme quantité de gaz. Ordinairement cette cavité contient de l'eau bourbeuse, à travers laquelle le gaz se dégage sous forme de grosses bulles qui, en crevant à la surface, font entendre un bruit qu'on perçoit à la distance de cinq ou six mètres. La végétation la plus riche entoure cette source dangereuse; tous les oiseaux, les petits quadrupèdes, les insectes qui sont attirés par la fraîcheur du feuillage, tombent asphyxiés; aussi le sol est-il sans cesse jonché de cadavres dans un rayon assez étendu. Les bergers ont grand soin d'empêcher les bestiaux d'en approcher [1]. »

---

[1] *Leçons de Chimie élémentaire*, tome I, troisième leçon.

A Laacher, « le gaz se fait jour silencieusement à travers le sol, et vient aboutir dans une espèce de fosse de six à neuf décimètres de profondeur, pratiquée dans la terre végétale, au milieu des broussailles. Lorsque l'air est calme, la cavité se remplit presque uniquement d'acide carbonique. Le fond du trou est couvert de débris; les insectes et les fourmis y arrivent en grand nombre pour chercher leur nourriture; mais, privés d'air, ils y meurent pour la plupart; et les oiseaux à leur tour, apercevant l'appât trompeur, volent vers le piége et y sont pris. Les bûcherons, connaissant fort bien cette manœuvre, visitent souvent l'endroit, et tirent profit de cette chasse dont la nature fait tous les frais [1]. »

Il faut ajouter que des personnes atteintes de douleurs névralgiques, rhumatismales et traumatiques, viennent là faire prendre des bains d'acide carbonique à leurs membres malades; ce mode de traitement produit, assure-t-on, de très-heureux effets [2].

On sait que l'acide carbonique peut être ingéré dans les voies digestives sans aucun inconvénient, et que les boissons gazeuses (vin de Champagne, bière et cidre

---

1 *Leçons de Chimie élémentaire*, tome I, troisième leçon.

2 « M. Herpin (de Metz) a signalé, comme premier effet de l'acide carbonique employé en bain ou comme topique, une sensation de chaleur douce et agréable, à laquelle succède un fourmillement particulier, et plus tard une sorte d'ardeur comparable à celle d'un sinapisme qui commence à agir. La peau devient rouge; une transpiration abondante se montre dans les parties exposées à l'action du gaz; la sécrétion urinaire est considérablement augmentée. Lorsque le séjour dans l'acide carbonique se prolonge, il arrive de la surexcitation : le pouls est plein, vif et accéléré; la chaleur devient brûlante; il y a turgescence et rubéfaction de la peau, céphalalgie, oppression, etc. » (Cl. Bernard. Huitième leçon sur les *Effets des substances toxiques et médicamenteuses*.).

mousseux, eaux de seltz naturelle et artificielle, qui en sont saturées, sont à la fois très-agréables et très-salutaires.

Il y a plus. Qu'on injecte de l'acide carbonique, même en grande quantité, — un litre environ, — sous la peau d'un lapin, le tissu cellulaire sous-cutané devient le siége d'un emphysème considérable; le lapin est gonflé comme un ballon, mais il ne laisse pas d'aller et de venir comme à l'ordinaire; au bout d'une heure tout le gaz a été absorbé, l'enflure a disparu, l'animal se porte à merveille. L'acide carbonique injecté dans la veine jugulaire, ou même dans l'artère carotide d'un chien de moyenne taille, à la dose de 32 centimètres cubes, n'occasionne non plus aucun trouble sensible dans l'économie, pourvu que l'injection ne soit pas faite trop brusquement, afin que l'acide carbonique ait le temps de se dissoudre; sans cela des bulles, venant obstruer les vaisseaux capillaires, détermineraient une asphyxie mécanique, comme il arriverait si l'on injectait tout autre gaz, fût-ce l'air ou l'oxygène.

Ces expériences ne permettent pas d'attribuer à l'acide carbonique les propriétés vénéneuses qu'on lui a prêtées pendant longtemps. Évidemment ce n'est point un poison. Pourtant ce gaz, absorbé par voie d'inhalation, incommode sérieusement et peut tuer rapidement l'homme et les animaux, quand même il n'est pas respiré en grande quantité; et cela, chose très-remarquable, indépendamment de la richesse en oxygène de l'atmosphère à laquelle il est mélangé. M. Cl. Bernard a placé un pinson sous une cloche de 2 litres 350 de capacité, remplie moitié d'air, moitié d'oxygène *pur*. Cet oiseau a succombé au bout de deux heures et demie. Une linotte, alors introduite dans la cloche, s'y trouvait très-gênée, mais au bout d'un quart d'heure elle vivait bien encore; on l'a ôtée et remplacée par un verdier, qui en a été retiré vivant aussi après dix minutes.

Les gaz ont été alors dosés, et l'on a trouvé que l'atmosphère de la cloche contenait, pour 100 parties : azote, 48; oxygène, 39; acide carbonique, 13. Cet acide carbonique, fourni presque en totalité par la respiration du pinson, avait suffi pour le faire périr, bien que le milieu où il se trouvait renfermât 39 p. $\%$ d'oxygène, c'est à-dire 18 p. $\%$ de plus que l'air normal. Comment concilier ce résultat avec l'innocuité bien établie de l'acide carbonique? L'explication de cette apparente anomalie a été donnée par M. Cl. Bernard. Il est donc juste que nous laissions la parole à cet éminent physiologiste.

« Il y a, dit-il, trois gaz qui sont simplement irrespirables, et qui, incapables d'entretenir la vie, sont cependant incapables aussi de la détruire en vertu de qualités qui leur soient propres. Ces trois gaz sont l'azote, l'hydrogène et l'acide carbonique. Mais l'acide carbonique, qui se rapproche des deux autres par son inaptitude à entretenir la vie, s'en éloigne par sa très-grande solubilité relative.

« Il pourrait en résulter que, quand le mélange d'oxygène et d'acide carbonique, arrive dans le poumon, le sang qui remplit cet organe se chargeât de moins d'oxygène pour prendre une proportion relativement considérable d'acide carbonique plus soluble. C'est là du moins la tendance physique du phénomène; en d'autres termes, c'est ainsi que les choses se passeraient, si

l'absorption respiratoire pouvait être simplifiée au point
de se réduire à une question de solubilité.

« Mais il faut tenir compte de tous les éléments accessibles du phénomène. Le sang qui arrive dans le poumon est du sang veineux, par conséquent du sang déjà
chargé d'acide carbonique. En traversant le poumon, il
n'absorbe pas simplement les gaz qu'il y rencontre : il
exhale encore une certaine proportion de ceux qu'il
contenait ; et le fait n'offre déjà plus la simplicité d'une
dissolution : c'est un échange. Or, pour que cet échange
ait lieu, il faut que le gaz sortant et le gaz entrant
soient de nature différente, et la présence dans le gaz
entrant d'une proportion notable d'acide carbonique
le rapproche trop de la nature du gaz sortant pour
que l'échange n'en soit pas rendu beaucoup plus difficile. »

Ainsi l'acide carbonique n'asphyxie pas seulement
parce qu'il est impropre à entretenir la vie : il arrête
l'absorption de l'oxygène, d'une part, à raison de sa
plus grande solubilité, en prenant la place de ce dernier gaz et en l'empêchant de se dissoudre ; d'autre
part, en s'opposant à l'échange de l'air vicié contenu
dans le sang veineux, contre le gaz respirable du
milieu ambiant. Donc l'acide carbonique n'est pas un
poison physiologique. Il ne détermine ni altération
dans aucun des appareils essentiels à la vie, ni trouble
durable dans l'organisme ; mais par l'obstacle qu'il
oppose au phénomène de la respiration, il produit, en
définitive, des effets qui équivalent bien à ceux d'un
véritable empoisonnement.

De là l'indispensable nécessité de renouveler incessamment l'air des habitations, et surtout des lieux où

se trouvent rassemblés un certain nombre de personnes
ou d'animaux. Et ce qui importe le plus, ce n'est pas
tant de rendre à l'air sa proportion normale d'oxygène,
que d'en extraire l'acide carbonique au fur et à mesure
qu'il se produit. C'est pourquoi, à défaut d'une venti-
lation énergique, qui peut avoir des inconvénients en
refroidissant trop l'atmosphère et en exposant les gens
à des courants d'air que les santés délicates ne peuvent
supporter, on parviendrait à assainir les appartements
et les salles de réunion en y plaçant des vases ouverts
qui contiendraient une substance propre à fixer l'acide
carbonique. La chaux vive semble être la matière la
plus convenable : d'abord à cause de son bas prix; ensuite parce qu'elle sert en même temps à absorber
l'humidité, autre cause d'insalubrité dans les endroits
où la respiration de plusieurs personnes ne tarde pas à
saturer l'air de vapeur d'eau.

LE PHOSPHORE ET L'ARSENIC

I

LE PHOSPHORE — SON HISTOIRE — SES PROPRIÉTÉS PHYSIQUES
ET CHIMIQUES

« Vers le milieu du xviie siècle, un certain Baudouin
ou Balduin, bailly de Grossenhayn, en Saxe, s'avisa
un jour, conjointement avec un sien ami, le docteur
Frülen, d'une innocente spéculation médico-chimique.
Il s'agissait de préparer et de recueillir « l'esprit du
monde (*spiritum mundi*), » et de le débiter à juste
prix, comme souverain remède contre toute espèce de
maux. Dans ce but, les deux associés prirent de la craie
(carbonate de chaux), ils la firent dissoudre dans de
l'*esprit de nitre* (c'est ainsi qu'on appelait alors l'acide
azotique), et évaporèrent cette solution jusqu'à siccité.
Le résidu, exposé à l'air, en absorba l'humidité ; ils le
soumirent à la distillation, lui firent rendre ainsi l'eau
qu'il avait prise, et ce fut cette eau qu'ils vendirent
sous le nom d'esprit du monde, à raison de 12 *groschen*
le *loth* (environ 2 fr. les 35 grammes). Tous, seigneurs
et vilains, voulurent avoir de cette eau.

« Baudouin, ayant un jour cassé une cornue qui
contenait du nitrate de chaux calciné, résidu de la préparation de sa panacée, remarqua que ce sel était phos-
phorescent dans l'obscurité lorsque, pendant le jour, il

avait été exposé à la lumière du soleil. Émerveillé de ce phénomène, il courut aussitôt en faire part à plusieurs savants, entre autres à Künckel, un des plus célèbres chimistes d'Allemagne. Mais il fit grand mystère du procédé par lequel le hasard l'avait conduit à le découvrir. Künckel parvint cependant à savoir qu'il avait traité de la craie par l'esprit de nitre; il fit faire par son préparateur l'expérience, qui réussit à souhait, et put ainsi se procurer autant qu'il en voulut du phosphore, ou plutôt du sel pyrophorique de Baudouin.

« Quelques semaines après, Baudouin, allant à Hambourg, emporta un échantillon de ce produit, qu'il fit voir à un de ses amis. Celui-ci n'en fut nullement étonné, et lui dit : « Nous avons en cette ville un « M. Brand qui a aussi découvert quelque chose qui « luit constamment dans l'obscurité. »

Ce Brand, — qu'il faut se garder de confondre avec le savant chimiste suédois Georges Brandlt, né en 1694, mort en 1768, — était un homme fort ignorant, bien qu'il s'intitulât pompeusement *doctor medicinæ et philosophiæ*. S'étant ruiné dans le négoce, il avait entrepris de s'enrichir dans l'alchimie, et il cherchait la pierre philosophale. Un alchimiste ne devait pas avoir les nerfs trop délicats, et l'*auri sacra fames* rendait ces cupides investigateurs aussi peu accessibles aux dégoûts physiques que le sont aujourd'hui, par amour de leur science et de leur art, nos chimistes et nos médecins. Brand eut l'idée assez bizarre de manipuler, pour en tirer de l'or, l'urine humaine. Il n'en tira point ce qu'il eût voulu, mais un corps singulier, lumineux dans l'obscurité, brûlant spontanément au con-

tact de l'air, et répandant, avec des fumées blanches,
une odeur suffocante : — quelque chose de diabolique;
— c'était du phosphore. « Mais quoi! se dit notre alchimiste après réflexion : voici bien un moyen, sinon de
faire de l'or, au moins d'en acquérir! » Et il vendit une
première fois son secret, pour 200 thalers, à un nommé
Kraft, qui s'en alla le colporter en Angleterre.

« Künckel fit de vains efforts pour obtenir de Brand
ou de Kraft quelques renseignements sur leur procédé : tous deux s'étaient engagés réciproquement,
dans leur marché, à ne lui rien dire. Tout ce qu'il put
savoir indirectement, c'est que l'urine était la matière
première de cette nouvelle fabrication. Il résolut alors
de faire pour ce produit ce qu'il avait fait pour le phosphore de Baudouin : de le trouver lui-même. Il le
trouva en effet; mais dès lors le secret de Brand était
devenu à peu près celui de Polichinelle. Le malheureux alchimiste l'avait mis au rabais, et vendu à plusieurs personnes pour la modique somme de 10 thalers. Parmi les acheteurs se trouvait un Italien qui en
fit commerce à son tour, et le livra à qui voulut moyennant 5 thalers...

« Durant un siècle environ après les événements que
je viens de rapporter, on ne sut pas préparer le phosphore avec autre chose que l'urine humaine putréfiée.
Ce fut seulement en 1769 que Gähn et Scheele signalèrent dans les os des animaux la présence d'une forte
proportion de phosphate de chaux, et firent connaître,
pour en extraire le phosphore, un procédé plus simple et moins répugnant que celui de Brand. C'est ce
procédé qui est encore en usage aujourd'hui dans les
laboratoires et dans l'industrie. Il serait trop long de

le décrire. Je dois me borner à dire que le phosphore préparé de cette façon est ce qu'on appelle le phosphore normal, ordinaire ou diaphane. On le trouve dans le commerce en bâtons qui ne sont pas sans quelque ressemblance extérieure avec ceux de sucre d'orge.

« Ce phosphore est incolore, translucide, d'un aspect carné, sans saveur, doué d'une légère odeur d'ail, flexible et assez mou pour être entamé avec l'ongle. Sa combustibilité est telle, qu'il brûle spontanément au contact de l'air. On le conserve dans de l'eau privée d'air par l'ébullition... En outre de cet état, sous lequel on a obtenu primitivement le phosphore, on en connaît aujourd'hui trois ou quatre autres où ce corps, qui est pourtant un corps simple, ne se ressemble point du tout à lui-même [1]. » Le plus curieux est le phosphore rouge, appelé aussi *amorphe,* parce qu'il ne peut être obtenu en cristaux. Ce phosphore diffère du phosphore normal par ses propriétés les plus essentielles, bien que tous deux ne soient en réalité qu'un seul et même corps, puisque le phosphore ordinaire se transforme en phosphore rouge sous l'influence prolongée de la lumière ou d'une température de 200 degrés, — et que le phosphore rouge, à son tour, chauffé à 10 degrés au-dessous de son point d'ébullition (240 degrés environ), revient à l'état de phosphore ordinaire. Tandis que ce dernier, comme je viens de le dire, brûle spontanément au contact de l'air, le phosphore amorphe s'y conserve indéfiniment sans

---

[1] *Voyage scientifique autour de ma chambre*, chap. XV. — 1 vol. in-8°, Paris, 1862.

altération, n'y devient lumineux qu'à la température
de 200 degrés, et ne répand aucune odeur. Il ne fond
qu'à 250 degrés; le phosphore normal se liquéfie à 44°.
Enfin il n'est point vénéneux; le phosphore ordinaire
est un poison violent.

Ces propriétés du phosphore rouge l'ont fait en partie
substituer, depuis quelques années, au phosphore blanc
dans la fabrication des allumettes chimiques. Les nouvelles allumettes, dites « hygiéniques et de sûreté »,
sont garnies seulement d'une pâte au chlorate de
potasse, qui ne s'enflamme point par le simple frot-
tement comme celle des autres allumettes. Le phosphore amorphe, dont le contact est nécessaire pour
déterminer la décomposition du chlorate de potasse,
est étendu sur un des côtés extérieurs de la boîte ou
sur une feuille de carton séparée. Ces allumettes ne
peuvent donc jamais s'enflammer accidentellement;
elles ne répandent point de mauvaise odeur; elles ne
peuvent servir à empoisonner personne, et les ouvriers
qui les fabriquent sont exempts des maladies qui atteignent presque infailliblement les pauvres gens travaillant à la fabrication des anciennes allumettes [1].
Celles-ci néanmoins sont encore celles dont on fait le
plus généralement usage, soit parce qu'elles s'allument
plus aisément, soit parce qu'elles coûtent meilleur mar-

---

[1] Ces maladies, résultant de l'inhalation des vapeurs de phosphore, sont
de deux espèces :

« 1° Des bronchites plus ou moins graves, ou, pour le moins, une toux
opiniâtre, que l'on remarque chez presque tous les ouvriers employés à ce
genre de travail. On doit ajouter cependant que bien souvent cette toux
n'est accompagnée ni de douleur, ni d'expectoration.

« 2° Des altérations des dents et des nécroses des os maxillaires. »
Dr A. Becquerel : *Traité élémentaire d'hygiène privée et publique,* ch. XXII.

ché. On ne peut nier cependant qu'elles ne présentent de très-graves inconvénients : non pas tant par les dangers d'incendie, qu'on peut facilement éviter, que par l'influence funeste que le phosphore ordinaire exerce sur la santé de ceux qui le manipulent, et surtout parce qu'elles fournissent du poison à qui en veut, et deviennent ainsi un instrument redoutable d'homicide et de suicide.

II

EMPOISONNEMENT PAR LE PHOSPHORE

La statistique démontre que, depuis l'invention des allumettes chimiques, le phosphore a pris peu à peu l'avantage sur tous les autres poisons, même sur l'arsenic, et c'est maintenant celui auquel les empoisonneurs ont recours le plus fréquemment. C'est à partir de l'année 1856 que l'on voit en France son emploi criminel se généraliser.

En 1855, on comptait encore 42 empoisonnements par l'arsenic contre 21 par le phosphore;

En 1856, on en a constaté 14 par l'arsenic et autant par le phosphore;

En 1857, 18 seulement par l'arsenic, et 23 par le phosphore;

En 1858, arsenic 9; phosphore 20;

En 1859, arsenic 9; phosphore 16;

En 1860, arsenic 3; phosphore 15;

En 1861, arsenic 14; phosphore 13;

En 1862, arsenic 5; phosphore 16.

C'est le plus souvent la pâte dont les allumettes sont garnies qui sert à la perpétration du crime; quelquefois les boulettes au phosphore que l'on vend sous le nom de *mort-aux-rats* pour détruire les animaux nuisibles. Les allumettes et la mort-aux-rats occasionnent aussi des empoisonnements accidentels, dont les victimes sont le plus souvent des enfants, qui ont la mauvaise habitude de porter à leur bouche, de sucer, de mâcher presque tout ce qui leur tombe sous la main.

Les personnes qui se tiennent sur leurs gardes ou celles qui ont le goût et l'odorat délicats, et qui se montrent ordinairement difficiles sur la qualité de leurs aliments, peuvent être averties de la présence du phosphore par l'odeur alliacée qu'il répand. Mais cette odeur est assez faible pour passer inaperçue dans le plus grand nombre des cas, et il en est de même de la saveur, encore moins sensible, que le phosphore peut communiquer aux mets ou aux boissons. M. Ambroise Tardieu a préparé diverses pâtées au phosphore, que des chiens ont avalées sans aucune répugnance, et qui ont cependant suffi à les faire mourir. « Le phosphore ordinaire est vénéneux au plus haut degré, dit le savant professeur de médecine légale. Il suffit de quelques décigrammes pour donner la mort à un homme adulte. On ne connaît encore, jusqu'à ce jour, aucune substance qui puisse être administrée comme contre-poison. Pendant longtemps on a supposé que le phosphore n'était pas vénéneux par lui-même, et qu'à la manière de l'arsenic il n'acquérait de propriétés nuisibles qu'en s'oxydant, et en passant à l'état d'acide phosphoreux et hypophosphoreux.

« Il n'en est pas ainsi : des expériences directes,

exécutées par nous au laboratoire du Val-de-Grâce, nous ont démontré qu'on peut administrer impunément à des chiens des doses considérables d'acide phosphoreux et hypophosphoreux, de phosphites et d'hypophosphites alcalins ou terreux, sans provoquer l'empoisonnement. »

D'après le même auteur, l'empoisonnement par le phosphore peut se présenter sous trois formes : l'une qu'il appelle commune; la seconde, nerveuse; la troisième, hémorragique. Ces trois formes peuvent se succéder ou se montrer isolément. En tout cas la marche de la maladie n'est pas très-rapide, et les premiers symptômes n'apparaissent ordinairement que quelques heures après l'ingestion du poison. Hormis chez les jeunes enfants, où la mort arrive après un temps qui peut varier de quatre jusqu'à quarante-huit heures, la maladie se prolonge en général pendant plusieurs jours. Elle débute par un violent mal de gorge, auquel succèdent, dans la forme commune, du malaise, de l'agitation, des vomissements, puis de la diarrhée et une extrême sensibilité de l'estomac et du ventre; après quoi le malade éprouve une amélioration apparente qui se prolonge quelquefois pendant deux, trois ou quatre jours; mais, au moment où la guérison semble assurée, la mort arrive subitement.

Dans la forme nerveuse, le début est le même; mais bientôt prédominent les troubles nerveux : engourdissements, crampes, syncopes, prostration. Puis la jaunisse se déclare, et après elle le délire, jusqu'à ce que le malade tombe dans un état comateux, avant-coureur de la mort. La maladie dure de sept à douze jours.

Enfin la troisième forme, plus lente encore que les deux précédentes, est caractérisée par des vomissements et des selles sanguinolents, qui suivent de près l'inflammation de la gorge, et auxquels succède une convalescence apparente de plusieurs jours, quelquefois deux ou trois semaines. Puis les hémorragies reparaissent et se multiplient par toutes les voies, accompagnées d'étouffements, d'engourdissements, de jaunisse, d'accidents nerveux qui ne tardent pas à épuiser la victime. Celle-ci succombe enfin après de longues et cruelles souffrances. On a vu cette forme de l'empoisonnement se prolonger au delà de huit mois. Le caractère spécial et la durée des symptômes que je viens d'indiquer sommairement révèlent au médecin instruit et exercé la nature et la cause du mal, qui se trahit en outre par l'odeur alliacée des déjections, et plus tard par les lésions anatomiques que l'autopsie fait découvrir.

Enfin la lueur très-visible que répand dans l'obscurité la moindre quantité de phosphore fournit un moyen de retrouver sûrement dans les organes du cadavre les traces du poison. L'appareil le plus simple à employer dans cette expertise est dû à l'illustre chimiste allemand Mitscherlich. C'est un simple appareil distillatoire, composé d'un ballon B, dans le goulot duquel est adapté un long tube T qui, à une hauteur de quelques centimètres, s'infléchit pour venir traverser, dans une direction inclinée, un large manchon de verre M, où circule un courant d'eau froide. Le produit de la distillation est reçu dans un flacon non bouché F. On introduit dans le ballon B la matière suspecte, coupée en petits morceaux; on ajoute de l'eau, de l'acide

sulfurique pour saturer l'ammoniaque, qui empêche-
rait toute phosphorescence, et l'on chauffe au bain de
sable, après avoir isolé dans une obscurité complète
le tube T et l'appareil réfrigérant. Lorsque le liquide
est porté à l'ébullition, les vapeurs viennent se condenser dans le manchon M, et c'est alors qu'on voit

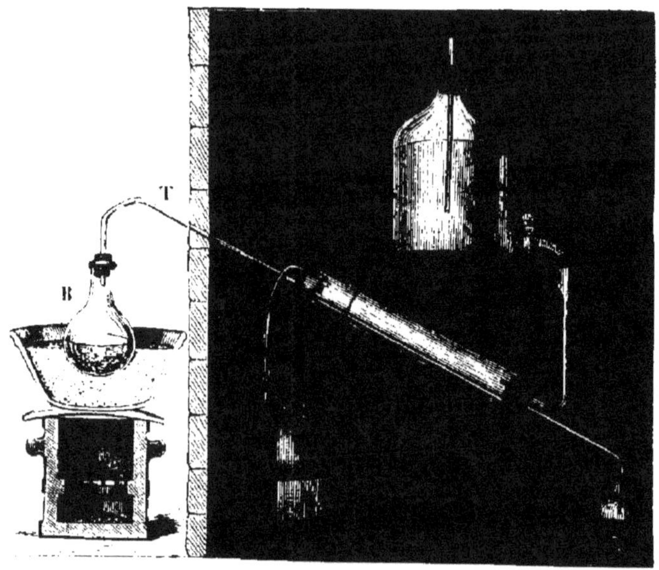

Appareil de Mitscherlich pour la recherche du phosphore.

distinctement apparaître dans l'obscurité un anneau
lumineux, indice certain de la présence du phosphore. Une seule allumette ordinaire, introduite dans
150 grammes de débris de viande ou d'autres matières
alimentaires, suffit pour produire, dans l'appareil de
Mitscherlich, une phosphorescence qui peut persister
pendant une demi-heure.

III

L'ARSENIC ET SES COMPOSÉS — L'ACIDE ARSÉNIEUX
— L'HYDROGÈNE ARSÉNIÉ

L'arsenic est, comme le phosphore, un corps simple.
On l'a longtemps considéré comme un métal; et de
fait, il en a tous les caractères physiques; mais il lui
manque un caractère chimique essentiel : aucune de
ses combinaisons avec l'oxygène n'est une base sali-
fiable. Il n'en a pas fallu davantage pour le faire bannir
de la noble caste des métaux, et reléguer parmi les
métalloïdes; ce qui n'empêche pas qu'on le qualifie
encore fréquemment de métal, même dans le langage
scientifique.

C'est ainsi que, pour le distinguer de l'acide arsénieux, communément et improprement appelé *arsenic
blanc* ou *arsenic oxydé*, on le désigne sous le nom d'*arsenic métallique*. L'arsenic métallique donc, ou arsenic
pur, est un corps dur, cassant, d'un gris de fer. Il
possède un éclat assez vif; mais il se ternit promptement au contact de l'air, en se couvrant d'une poussière noirâtre. C'est de l'oxyde d'arsenic. Chauffé au
rouge sombre, l'arsenic se volatilise sans passer visi-
blement par l'état liquide. Projeté sur des charbons ardents, il se transforme en d'épaisses vapeurs blanches,
qui ne sont autre chose que de l'acide arsénieux résultant de la combinaison de l'arsenic avec l'oxygène de
l'air. L'arsenic se trouve dans la nature, tantôt à l'état

natif ou pur, tantôt à l'état de combinaisons. On distingue trois variétés ou formes d'arsenic natif : l'arsenic *bacillaire*, en cristaux allongés et prismatiques; l'arsenic *testacé*, en masses de formes mamelonnées; et l'arsenic *granulaire*, en grains plus ou moins fins. Mais on extrait surtout ce corps, soit du minéral appelé *mispickel* par les minéralogistes, et dans lequel l'arsenic est uni au soufre et au fer, soit du minerai de cobalt arsénifère, qu'on calcine pour préparer le *safre*, qui entre dans la composition du bleu d'azur.

On rencontre d'ailleurs fréquemment dans la nature l'arsenic combiné avec le soufre, sous les noms d'*orpiment* ou *orpin*, et de *réalgar*.

L'orpiment (*auripigmentum* des latins) est ainsi appelé à cause de sa belle teinte jaune à reflets dorés. Il se présente tantôt en masses amorphes et opaques ou lamelleuses et translucides, tantôt en grains d'aspect terreux, tantôt, mais plus rarement, en cristaux. On le trouve parmi les filons argentifères, plombifères et cobaltifères des roches primitives, et dans les calcaires anciens comme ceux de Trajova, en Hongrie. L'orpiment fournit des couleurs jaunes et orangées dont la peinture fait journellement usage.

Le réalgar ressemble à l'orpiment par la plupart de ses propriétés; mais on l'en distingue sans peine au premier coup d'œil par sa couleur, qui est rouge, ou rouge-orangé. Ses gîtes sont les mêmes que ceux de l'orpiment, avec lequel il est le plus souvent mélangé. Il existe aussi dans la plupart des volcans. On le prépare d'ailleurs artificiellement, en chauffant dans des cornues un mélange d'arsenic et de soufre, ou d'acide arsénieux, de charbon et de soufre. Le réalgar artificiel ou faux réalgar se fabrique principalement en Allemagne. Il est employé, comme le réalgar natif, dans la peinture et dans la teinture.

Nous pourrions citer encore d'autres compositions arsenicales employées dans les arts : notamment le *vert de Scheele,* qui est un arsénite de cuivre hydraté, et le *vert de Schweinfurth,* ou *vert de Vienne,* qui est un mélange d'arsénite et d'acétate de bioxyde de cuivre hydraté. Mais la plus importante des combinaisons de l'arsenic est, à tous égards, et singulièrement au point de vue de notre étude, l'acide arsénieux (As O³).

Cet acide, vulgairement connu sous les noms d'*arsenic, arsenic blanc, oxyde blanc d'arsenic, chaux d'arsenic,* etc., est solide, d'un blanc un peu jaunâtre, vitreux et translucide lorsqu'il vient d'être distillé, mais prenant bientôt après, surtout dans les couches extérieures, un aspect opaque et quelquefois saccharoïde. On le trouve dans le commerce en masses convexes d'un côté, concaves de l'autre, de 6 à 8 centimètres d'épaisseur. Il est volatil au-dessous de la chaleur rouge, et ses vapeurs alors sont inodores; mais lorsqu'on le projette sur des charbons ardents, il se réduit, et les vapeurs qui se dégagent prennent l'odeur alliacée qui caractérise l'arsenic gazeux. L'acide arsénieux est un acide faible; il ne communique à la teinture de tournesol qu'une coloration rouge vineuse, et peut être facilement déplacé de ses combinaisons avec les bases. Il est soluble dans l'eau froide: L'eau bouillante en dissout un excès qui, par le refroidissement, se dépose en cristaux octaédriques. L'acide azotique et l'eau régale lui cèdent une partie de leur oxygène et le transforment en acide arsénique (As O^5), qui est beaucoup plus soluble dans l'eau.

On croit communément que l'acide arsénieux possède une saveur âcre, styptique, amère même, et qui excite fortement la salivation. Cela n'est vrai que lorsqu'on déguste cette substance *seule*, et en quantité assez notable. Mais à petite dose (1 milligramme), sa saveur est nulle, et lorsque l'acide arsénieux est mélangé à des aliments ou à des boissons, pour peu que ces aliments et ces boissons aient une saveur prononcée, il peut être absorbé en quantité plus que suffisante pour donner la mort, sans qu'on en soit le moins du monde averti par le goût.

Il est une autre combinaison de l'arsenic que je ne puis me dispenser de mentionner, car elle joue le rôle capital dans les expertises chimiques auxquelles on soumet les matières où l'on soupçonne la présence de ce corps. Cette combinaison est celle que forme l'arsenic avec le gaz hydrogène naissant, tel, par exemple, qu'on l'obtient en décomposant l'eau par le fer ou par le zinc en présence de l'acide sulfurique. Scheele découvrit le premier que, lorsque le métal dont on fait usage est allié à de l'arsenic, l'hydrogène se combine avec ce dernier et donne naissance à un nouveau gaz qu'on a désigné sous le nom d'*hydrogène arsénié* (As H^3). Ce gaz est doué d'une odeur d'ail très-désagréable; il est vénéneux; il brûle avec une flamme livide, et les produits de la combustion sont de la vapeur d'eau et de l'acide arsénieux. A la chaleur rouge, il se décompose simplement en ses éléments : hydrogène et arsenic.

En 1836, un modeste employé de l'Arsenal de Londres, nommé James Marsh, qui s'occupait de chimie à ses heures de loisir, observa les faits suivants, qu'il s'empressa de livrer à la publicité : « Une quantité presque impondérable d'acide arsénieux ou arsénique, introduite dans un vase qui renferme du zinc et de l'eau acidulée par l'acide sulfurique, se change en hydrogène arsénié. Si le gaz se dégage par un tube effilé, et qu'après l'avoir allumé, on écrase la flamme sur un corps froid, tel qu'une soucoupe ou un tesson de porcelaine, il se dépose instantanément sur ces corps une tache noire et miroitante d'arsenic métallique. Si l'on chauffe même au-dessous du rouge l'un des points quelconques du tube à dégagement, le gaz hydrogène arsénié est décomposé, et l'arsenic se dépose dans le tube sous forme d'un anneau miroitant[1]. » L'appareil à l'aide duquel J. Marsh a constaté ces faits est représenté par la figure ci-contre. Il consiste en un large tube de verre recourbé en siphon et fixé verticalement sur un support. On y introduit, par l'ouverture de la plus grande branche, le liquide qui tient en dissolution des traces d'acide arsénieux ou arsénique, et auquel on ajoute un peu d'acide sulfurique. La plus petite branche est terminée par une armature à robinet et à bec effilé, à laquelle est suspendue une lame de zinc qui trempe dans le liquide. L'hydrogène arsénié se dégage ; on

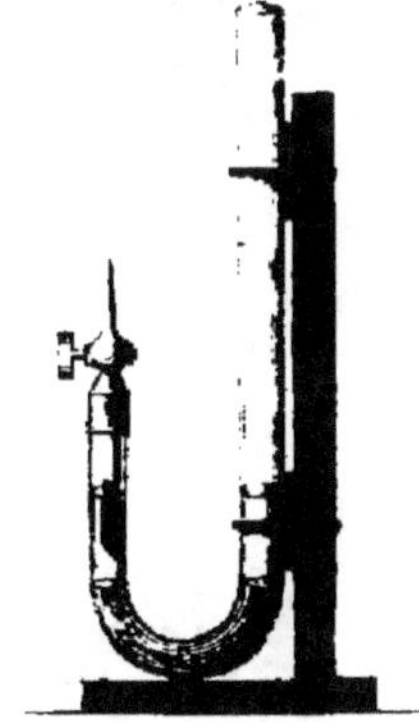

---

[1] Ambr. Tardieu, *Étude médico-légale et clinique sur l'empoisonnement.*

lui livre passage en ouvrant le robinet; on l'allume à
l'extrémité du bec, et en présentant à la flamme une
soucoupe de porcelaine, on obtient sur cette soucoupe
les taches grisâtres et miroitantes qui décèlent la présence de l'arsenic.

La même expérience peut être parfaitement répétée
à l'aide de l'appareil dont on se sert tous les jours dans
les cours de chimie pour préparer l'hydrogène. F est
un flacon où l'on a mis de la grenaille de zinc et de
l'eau tenant en dissolution des traces d'acide arsénieux
ou arsénique; t, le tube par lequel on verse peu à peu

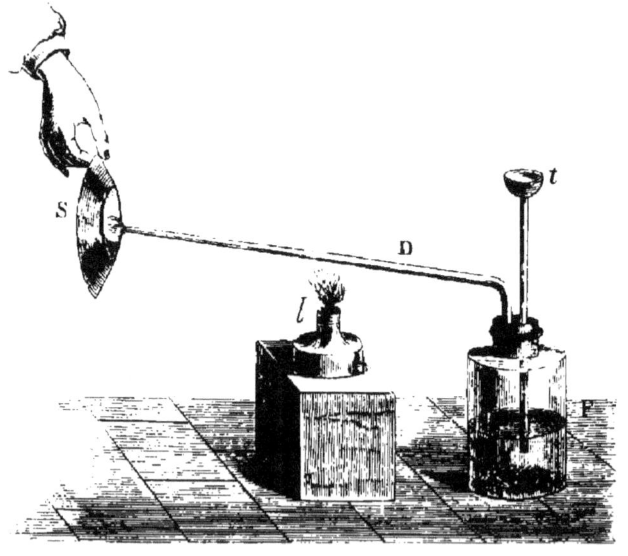

l'acide sulfurique pour produire la décomposition de
l'eau; D le tube effilé dans lequel on décompose en
partie le gaz en le chauffant avec une lampe à alcool l.
On peut aussi, comme nous venons de le voir, allumer

le gaz à l'extrémité de ce tube, et recevoir sur une
soucoupe *S* les taches arsenicales.

Nous verrons bientôt quel merveilleux parti la chimie légale a tiré de cette appareil si simple, pour déceler, dans les matières empoisonnées, les plus minimes
quantités d'arsenic.

IV

EMPLOI MÉDICAL DE L'ARSENIC — LES TOXICOPHAGES

L'arsenic simple ou *métallique*, comme on dit encore, n'est point vénéneux; mais presque tous ses
composés sont des poisons violents. Plusieurs sont employés en médecine, soit à l'intérieur, soit à l'extérieur; mais bien qu'on ne les administre qu'à très-
petites doses, ils ont occasionné souvent des accidents
plus ou moins graves, quelquefois tué le malade au
lieu de le guérir. On doit reconnaître cependant que
dans beaucoup de cas aussi ces médicaments, prescrits
avec modération et discernement, ont donné d'heureux résultats. C'est presque toujours à l'état d'acide
arsénieux, quelquefois d'arséniate de soude, d'ammoniaque ou de fer, que l'arsenic entre dans ces préparations connues en pharmacie sous les noms de
poudres du frère Cosme ou *de Rousselot, de Plenciz,
de Fontaneilles, de Justamond,* remède (empirique)
de la maréchale d'Osny, — *liqueurs de Fowler et de
Pearson,* — *pommade d'Helmund,* etc.

La curiosité des savants a été vivement excitée, il y a quelques années, par une étrange coutume qui règne, de temps immémorial, parmi les gens du peuple de la basse Autriche, et surtout parmi les montagnards styriens, et qui prouve que l'arsenic est un poison auquel on peut s'habituer. L'habitude, dans le cas dont il s'agit, devient même si bien « une seconde nature », qu'au bout d'un certain temps les « mangeurs d'arsenic », les « toxicophages » ne peuvent plus la rompre sans tomber dangereusement malades, et sont forcés d'y revenir pour recouvrer la santé. Le livre, déjà plusieurs fois cité, de M. Ambroise Tardieu, donne à ce sujet de curieux renseignements empruntés aux observations du docteur Tschudi, et dont nous allons faire notre profit.

Les toxicophages achètent l'acide arsénieux sous le nom de *hedri* ou *hedrich* à des apothicaires ou herboristes ambulants, à des colporteurs, qui eux-mêmes le tiennent de vétérinaires, de charlatans, ou d'ouvriers travaillant dans les verreries. Ils commencent, « pour s'habituer, » par prendre le matin, à jeun, trois ou quatre fois par semaine, un peu moins d'un demi-grain (environ 2 centigrammes) d'acide arsénieux. Puis ils augmentent tout doucement la dose, et arrivent à en prendre impunément trois et quatre grains. Le docteur Tschudi cite un paysan sexagénaire qui s'était mis depuis quarante ans au régime de l'acide arsénieux, et qui en prenait chaque fois un morceau de quatre grains. Il tenait cette habitude de son père et devait la transmettre à ses enfants. « Il est bien à noter, dit notre auteur, qu'aucune trace de cachexie (malaise) arsenicale n'est visible sur cet individu, pas plus que sur

beaucoup d'autres toxicophages ; que les symptômes de
l'empoisonnement arsenical chronique n'apparaissent
jamais sur les individus qui savent approprier la dose,
parfois très-considérable, du toxique à leur constitution et à leur tolérance. Il faut encore remarquer que
la suspension de l'usage de l'arsenic, soit par défaut
matériel du toxique, soit parce que ces individus s'abstiennent de l'acide arsénieux pour toute autre raison,
est toujours suivie de phénomènes morbides qui ressemblent à ceux produits par l'intoxication arsenicale
à faible degré... Contre ces phénomènes il n'y a qu'un
seul moyen efficace : c'est le retour immédiat à l'usage
de l'arsenic. »

Mais nous n'avons pas dit encore quel est le mobile
qui pousse les paysans de la basse Autriche à faire
ainsi un usage habituel d'un des plus dangereux poisons que l'on connaisse. Ce mobile n'est pas autre, le
plus souvent, que la coquetterie, le désir de s'embellir
en se donnant un teint frais et de l'embonpoint. Ce
sont donc de jeunes paysans et paysannes qui ont recours à cet expédient pour plaire. « Et il est, en effet,
surprenant avec quel succès ils atteignent leur but,
car les jeunes toxicophages se distinguent par la fraîcheur de leur teint et par une apparence de santé flo-
rissante. » Pour les montagnards styriens un autre
motif plus sérieux s'ajoute au précédent. Ils veulent
se rendre plus *volatils,* c'est-à-dire faciliter la respiration pendant la marche ascendante. « A chaque longue excursion dans les montagnes, ils prennent un
petit morceau d'arsenic, qu'ils laissent fondre peu à
peu dans leur bouche. L'effet en est surprenant ; ils
montent aisément les hauteurs qu'ils ne sauraient

gravir qu'avec la plus grande peine sans cette pratique. »

Mais la médaille a son revers; en toute chose l'usage
touche de près à l'abus, et l'abus ici aboutit aux plus
funestes conséquences. Témoin l'exemple, cité par
M. Tschudi, d'une jeune vachère qui, pour plaire davantage à son fiancé, se mit à prendre de l'arsenic.
Elle réussit d'abord merveilleusement à acquérir l'embonpoint et la fraîcheur qu'elle souhaitait. Enchantée
de ce résultat, elle se flatta de le rendre plus complet
en augmentant la dose du médicament. Elle mourut
empoisonnée, après une cruelle agonie.

« Le nombre des décès par suite des abus d'arsenic,
ajoute le docteur Tschudi, n'est pas insignifiant, surtout parmi les jeunes gens. Chaque ecclésiastique de
ces contrées a pu constater plusieurs victimes, et les
résultats de mes recherches auprès des pasteurs sont
fort curieux. Soit crainte de la loi qui défend la possession illégale de l'arsenic, soit une voix intérieure
qui leur reproche leurs torts, les toxicophages dissi-
mulent autant que possible l'usage de ce remède dangereux; ordinairement ce n'est que le lit de mort qui
arrache le voile du secret. »

A Vienne même les palefreniers et les cochers de
grande maison, ainsi que les maquignons, traitent
leurs chevaux par l'arsenic pour les entretenir en bon
état, et surtout en belle mine. « Ils en mêlent une
bonne prise à l'avoine, où ils en enveloppent un morceau de la grosseur d'un pois dans un linge, et l'at-
tachent au bridon lorsque le cheval est harnaché. La
salive dissout peu à peu le toxique. L'aspect luisant,
rond et élégant des chevaux de prix, et surtout l'écume

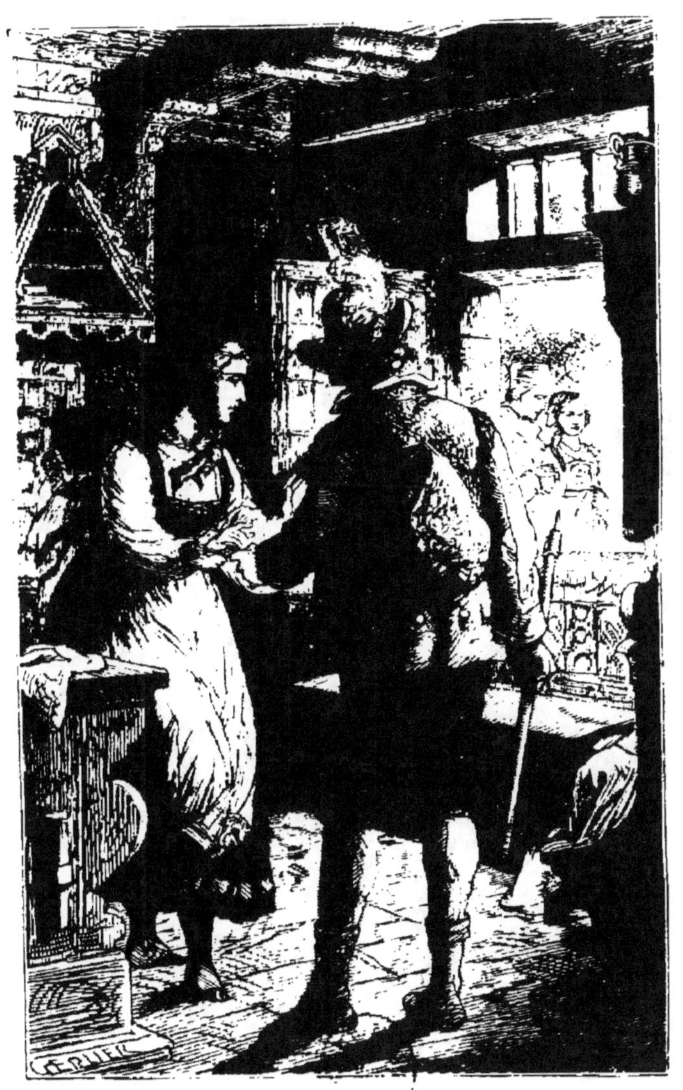

Styriens les équipages.

blanche à la bouche, proviennent ordinairement de l'arsenic, qui augmente, comme on sait, la salivation. Les charretiers, dans les pays montagneux, mettent fréquemment une dose d'arsenic dans le fourrage qu'ils donnent aux chevaux avant une montée laborieuse. Les maquignons se servent souvent de petits plombs pour les chevaux poussifs qu'ils mènent au marché. Ils leur en font avaler un quart à une demi-livre. Il paraît que l'effet constaté de cette manœuvre, effet qui persiste quelques jours, est dû uniquement à l'arsenic que contiennent les plombs. »

V

L'ACIDE ARSÉNIEUX DEVANT LES TRIBUNAUX
— L'AFFAIRE LAFARGE

Presque toujours, lorsqu'on parle d'un empoisonnement par l'arsenic, c'est par l'acide arsénieux qu'il faut entendre. On pourrait presque décerner à l'acide arsénieux le titre de « roi des poisons », car il a dominé presque sans partage, durant des siècles, la tourbe des poisons subalternes, et l'on pourrait ajouter à ce titre celui de « poison des rois », si les scélérats du plus bas étage ne s'en étaient servis aussi bien que les plus puissants. Il fut probablement connu des empoisonneurs, sinon des médecins de l'antiquité, bien que quelques auteurs, entre autres M. le docteur Hœfer, pensent que la *sandaraque* des anciens était un sulfure et non un oxyde d'arsenic. Nous savons le cas et l'emploi qu'en faisaient au moyen âge les individus versés dans l'art de préparer des breuvages sûrement mortels. On n'a pas oublié qu'à la fin du xiv⁰ siècle Charles le Mauvais recommandait à son émissaire Woudreton l'emploi de l'*arsenic sublimat*, en ajoutant qu'il s'en procurerait aisément « par toutes les bonnes villes où il passerait, ès hostels des apothicaires. » Nous avons vu que l'acide arsénieux formait la base du « poison des Borgia » et de l'*acqua Tophana*. Nous l'avons retrouvé ensuite dans les officines de tous les empoisonneurs fameux des xvii⁰ et xviii⁰ siècles.

C'est encore l'acide arsénieux que nous voyons figurer, de notre temps, dans plusieurs drames judiciaires dont le public a suivi avidement les péripéties, et qui sont restés célèbres dans les fastes du crime. Il suffit de rappeler, entre tant d'autres, le procès de Marie Cappelle, veuve Lafarge, et celui de la fille Hélène Jegado [1]. Le nom de Mme Lafarge, dit avec raison

---

[1] Deux autres affaires, celle de la veuve Boursier et celle de la veuve Lacos'e, ont eu aussi, la première en 1823, la seconde en 1844, un grand retentissement. L'accusation soutenait que Boursier et Lacoste avaient succombé à un empoisonnement par l'acide arsénieux : mais ce fait ne put être suffisamment établi par les expertises chimiques. A l'époque de l'affaire Boursier, les procédés appliqués à la recherche de l'arsenic étaient encore très-défectueux. En outre, les symptômes de la courte maladie dont Boursier était mort n'avaient qu'une analogie très-vague avec ceux d'un empoisonnement, et surtout d'un empoisonnement par l'arsenic. Enfin les circonstances qui avaient précédé, accompagné et suivi sa mort n'étaient point de nature à confirmer les présomptions formidables qui avaient amené sur les bancs de la cour d'assises la femme Boursier, d'ailleurs peu estimable. Quant au sieur Lacoste, l'arsenic pouvait bien ne pas être étranger à sa mort; mais on reconnut qu'il avait fait secrètement usage de préparations arsenicales pour combattre certaine affection dont il était ou se croyait atteint. Puis la moralité irréprochable de sa jeune femme, qui s'était constituée d'elle-même la veille du jour fixé pour sa comparution, écartait toute probabilité de crime. Bref, les deux procès se terminèrent par des verdicts d'acquittement.

l'historien des *Causes célèbres*, rappelle un des procès les plus émouvants par la nature même du crime imputé, par les incidents bizarres et multipliés qui l'entourent, par les séductions infinies de l'accusée, par les passions contradictoires qu'excitèrent les débats et la condamnation, et qui ne s'arrêtèrent pas même au seuil de l'impartiale justice. »

J'étais fort jeune à l'époque où fut jugé ce procès, et j'habitais avec ma famille une ville du nord, très-éloignée, par conséquent, du chef-lieu de la Corrèze, où se tenaient les assises. Mais je me rappelle distinctement l'intérêt fiévreux qu'excitait partout ce drame étrange, et qui littéralement effaçait dans l'esprit public toute autre préoccupation. Ce fut à ce point qu'un très-grave procès politique, déféré dans le même temps à la chambre des pairs, et qui, en toute autre circonstance, eût ému l'opinion au plus haut degré, passa presque inaperçu. On s'arrachait les journaux à l'arrivée de la malle-poste, et sans même regarder les *premiers Paris*, les nouvelles politiques et le reste, on allait droit au bulletin des tribunaux. L'affaire Lafarge était le sujet unique de toutes les conversations. On commentait, on appréciait, on discutait l'attitude des magistrats, des jurés, des avocats, de l'accusée, les dépositions des témoins, les déclarations des experts, les arguments de l'accusation et ceux de la défense. Deux partis ardents, passionnés, s'étaient formés : l'un hostile, l'autre favorable à l'accusée. Si les *ordalies* du moyen âge eussent été encore en usage, Marie Cappelle eût trouvé cent champions disposés à soutenir sa cause les armes à la main; et à défaut du champ clos des combats judiciaires, des rencontres sous bois, à l'épée et au pistolet, terminèrent plus d'une fois les discussions véhémentes qui s'élevaient journellement entre les amis et les ennemis de cette femme extraordinaire.

Marie Cappelle appartenait à une famille des plus distinguées. Elle était fille d'un colonel d'artillerie, et tenait par sa mère à plusieurs personnes occupant de hautes positions. Restée de bonne heure orpheline avec une modeste fortune, elle fut placée sous la tutelle d'un oncle et d'une tante qui la marièrent avec le sieur Charles-Joseph Pouch-Lafarge, propriétaire de forges dans le département de la Corrèze. Ce Lafarge, déjà veuf, bien qu'il n'eût que vingt-huit ans, était un homme de manières assez communes et brutales, laid, peu délicat en matière de procédés commerciaux. Bien qu'il présentât sa position sous l'aspect le plus avantageux, il était embarrassé dans ses affaires et ne répugnait pas aux moyens équivoques pour conjurer des difficultés chaque jour renaissantes. La dot de la jeune fille devait l'aider à remonter, comme on dit, sur sa bête. Il habitait, en Limousin, une maison qu'il décorait du nom de château, mais qui était en réalité une demeure maussade, délabrée, perdue dans un pays désert. Cela s'appelait le Glandier.

Marie Cappelle avait alors vingt-trois ans (c'était à la fin de 1838). Sans être jolie, elle avait une physionomie expressive et gracieuse, l'œil vif et profond, le front saillant encadré d'épais cheveux noirs, beaucoup de grâce dans le maintien, la parole sympathique. Son intelligence et son éducation la plaçaient bien au-dessus de la plupart des femmes. On vantait son talent de pianiste, sa voix mélodieuse, sa conver-

sation pleine de charme et d'intérêt, sa facilité à
improviser des vers, l'étendue et la variété de son
instruction. Enfin sa correspondance, livrée à la publicité dans le cours des débats, ses *Mémoires* et ses
Heures de prison, qui parurent pendant sa captivité,
ont permis à tout le monde d'apprécier l'élégance naturelle de son style, la vivacité de son imagination, la

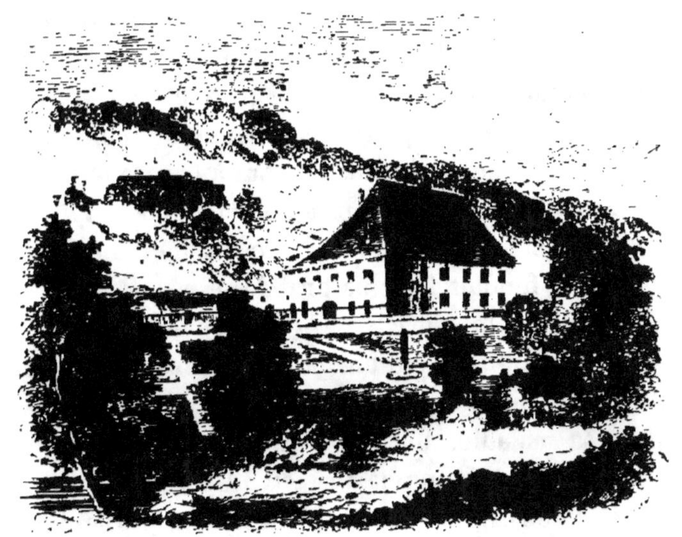

Le Glandier, habitation de Pouch-Lafarge.

noblesse de ses pensées ; et tous ont dû convenir que si
cette noblesse était une comédie, jamais comédie ne fut
plus habilement jouée.

Sur le caractère de Marie Cappelle et sur le fond
de ses sentiments, les témoignages sont divisés et
contradictoires. On s'accordait toutefois à lui repro-
cher, lorsqu'elle était jeune fille, des légèretés, des
inconséquences, un esprit indiscipliné, ardent et ro-

manesque. En tout cas c'était une nature éminemment aristocratique et artistique, peu faite pour s'accorder avec un homme tel que Lafarge. Le mariage se fit ; les débuts en furent orageux. Grande fut la déception de Marie, en arrivant au Glandier, de se trouver dans une masure au milieu de gens vulgaires et grossiers. Elle parut néanmoins s'y résigner, s'accommoder à sa nouvelle destinée, et même se prendre pour son mari d'une subite et vive tendresse, qui contrastait singulièrement avec l'aversion qu'elle lui avait d'abord laissé voir. Après quelques mois d'union, le plus parfait accord parut régner entre les époux. Ils échangèrent leurs testaments, par lesquels chacun assurait à l'autre toute sa fortune. Puis Lafarge se rendit à Paris dans le but d'obtenir un brevet pour un nouveau procédé métallurgique sur lequel il fondait les plus grandes espérances.

Ici le drame commence. Lafarge tombe malade à l'hôtel, après avoir mangé d'un gâteau que sa femme lui avait envoyé. De retour au Glandier, son état s'aggrave. Pendant sa maladie, Marie Lafarge fait prendre à plusieurs reprises, chez un pharmacien d'Uzerches, de l'arsenic pour détruire les rats qui infestaient le Glandier. Sa belle-mère, sa belle-sœur et une servante de la maison la voient mêler aux breuvages, aux tisanes qu'elle offre au malade, une poudre blanche qu'elle dit être de la gomme arabique. Alors elles conçoivent de terribles soupçons, dont elles font part au pharmacien et aux médecins. Lafarge avait des vomissements continuels, avec douleurs au ventre, à l'estomac et à la gorge. Un jour, après avoir bu un verre d'eau rougie sucrée que lui présentait sa femme, il s'écria : « Que me donnes-tu là, Marie, ça me brûle! » Une autre fois sa

mère et sa sœur prétendirent que son souffle *sentait
l'ail*. Elles avaient entendu dire sans doute que c'était
l'odeur caractéristique de l'arsenic, et elles ignoraient
que *les vapeurs d'arsenic seules* possèdent cette odeur.
Donc si cette odeur eût existé réellement, elle eût indiqué un empoisonnement par le phosphore, et non par
l'arsenic. Lafarge expira le 14 janvier 1840. La justice
fut informée des rumeurs que cette mort avait sou-
levées ; une enquête fut ordonnée, et, le 25 janvier,
la jeune veuve fut mise en état d'arrestation.

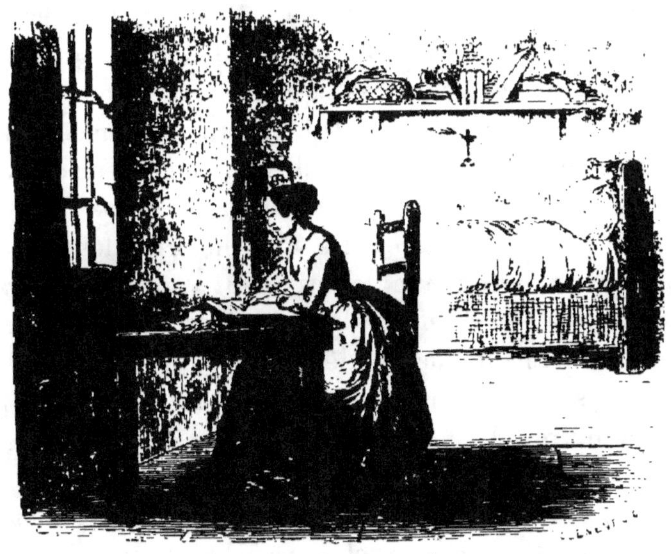

Marie Cappelle dans sa prison.

Le procès commença le 10 août, et ne se termina
que le 18 septembre, par un arrêt qui condamnait
Marie Cappelle veuve Lafarge à la réclusion perpé-
tuelle. Le jury, en la déclarant coupable, avait admis
en sa faveur des circonstances atténuantes. La santé de

Marie Cappelle, fortement ébranlée depuis sa mise en accusation, ne cessa d'aller en déclinant. Sa grâce lui fut accordée, en juin 1852, par le président de la République; mais le seul usage qu'elle put faire de sa liberté fut de se rendre aux eaux d'Ussat, dans les Pyrénées, où elle mourut le 7 novembre de la même année, à l'âge de trente-six ans.

Je dois me borner à retracer rapidement ici les incidents scientifiques du procès, qui ne furent ni les moins curieux, ni les moins émouvants. Dans les premières et sommaires expertises qui eurent lieu au domicile de Lafarge, on trouva ou l'on crut trouver de l'arsenic presque partout : dans un lait de poule, dans de l'eau sucrée, dans les liquides de l'estomac. Mais Orfila, consulté par M⁰ Paillet, principal avocat de Marie Cappelle, sur la valeur de ces premiers résultats, n'hésita pas à les déclarer insuffisants. « Une contre-expertise devenait nécessaire, dit l'historien des *Causes célèbres*. D'un commun accord il dut y avoir une nouvelle opération chimique faite par des chimistes plus sérieux. La moitié des matières organiques et des substances suspectes fut confiée à MM. Dubois père et fils et Dupuytren. Le 5 septembre, ces messieurs déclarèrent unanimement que les substances et les liquides qui leur avaient été soumis, traités d'après les méthodes les plus récentes, et en particulier par l'appareil de Marsh, ne leur avaient pas donné les moindres taches métalliques. Leur opinion fut donc que *ces matières ne contenaient pas une parcelle d'arsenic*. »

Relativement aux breuvages et remèdes suspects, la seconde analyse confirmait les résultats de la première. Le lait de poule contenait une quantité considérable d'acide arsénieux. L'eau gommée, l'eau panée, la gomme en poudre en contenaient aussi. On avait trouvé enfin **un** paquet d'acide arsénieux pur. Mais par suite de circonstances qu'il serait trop long d'exposer, cette seconde partie de l'analyse ne prouvait rien contre Marie Cappelle. L'accusation le comprit, et réclama l'exhumation du cadavre de Lafarge et une troisième expertise. On fit venir de Paris MM. Orfila, Devergie, Chevallier et Ollivier (d'Angers), et les opérations recommencèrent. Elles durèrent deux jours, après lesquelles Orfila vint lire son rapport à l'audience. Contre toute attente, ce rapport concluait affirmativement. L'appareil de Marsh avait donné sur trois assiettes de légères taches miroitantes, représentant environ, d'après Orfila, un demi-milligramme d'arsenic. Cela suffisait à ce chimiste pour affirmer que Lafarge était mort victime d'un empoisonnement par l'acide arsénieux. Cette déclaration, émanant d'un homme qui jouissait d'une aussi haute autorité scientifique, était la condamnation irrévocable de l'accusée. Il était trop tard pour essayer de la combattre : le procès touchait à sa fin. Et d'ailleurs qui eût osé s'inscrire en faux contre l'arrêt du célèbre professeur?...

Un seul homme, non moins connu par l'indépendance hautaine de ses opinions que par ses travaux scientifiques, pouvait avoir cette audace. C'était M. Raspail. La défense voulut tenter, pour sauver Marie Cappelle, un effort désespéré. Un des avocats, Mᵉ Bac, se rendit à Paris et vint implorer l'assistance de M. Raspail, qui repartit aussitôt avec lui. Mais quelque diligence que l'on fît, le voyage était pénible et long. Lorsque l'avocat et le savant arrivèrent à Tulle, la sentence fatale

venait d'être prononcée. Cependant la condamnée s'é-
tait pourvue en cassation. La sentence pouvait donc être
mise à néant, et la cause portée devant une autre cour.
Dans ce cas l'opinion d'un chimiste dont tout le monde
reconnaissait le mérite et la compétence pouvait peser
d'un grand poids dans la balance de la justice. M. Raspail entreprit donc, pour l'éclairer, une sorte d'enquête
chimique relative aux opérations de M. Orfila et de ses
collègues. Il se fit montrer au greffe les trois assiettes
et les examina attentivement. Il trouva sur les deux
premières des taches qui n'étaient *ni pondérables ni
déterminables*. Les taches de la troisième lui parurent
incontestablement de nature arsenicale. Mais il apprit
que les réactifs à l'aide desquels on les avait obtenues
avaient été apportés de Paris par M. Orfila, qui n'avait
point permis qu'on en vérifiât la pureté, et avait remporté avec lui tout ce qui en restait. Or les taches
arsenicales représentaient, selon M. Raspail, non pas
un demi-milligramme, mais un centième de milligramme : quantité impondérable, tout à fait insuffisante pour motiver une condamnation capitale, car elle
pouvait provenir du zinc ou du nitrate de potasse employés par M. Orfila, tout aussi bien que des organes
de Lafarge.

Il est difficile, on le voit, de rencontrer une série
d'expertises et d'appréciations plus contradictoires que
celles qui signalèrent le procès de Marie Cappelle. Il
n'en faudrait pourtant point conclure que les procédés
de la chimie pour la recherche de l'arsenic soient
défectueux et incertains. Bien au contraire : l'analyse,
exécutée avec les précautions et les soins nécessaires,
montre infailliblement, fatalement ce qui est ; elle dé-

cèle de l'arsenic lorsqu'il y en a et si peu qu'il y en ait. Mais il reste ensuite à apprécier ses résultats; et dans cette appréciation, il est indispensable de tenir compte de tous les faits, de toutes les circonstances, et de ne conclure à l'empoisonnement qu'avec une certitude absolue. La certitude existait-elle scientifiquement dans le cas particulier qui nous occupe? Il serait téméraire de l'affirmer, et nous croyons que le verdict prononcé par le jury contre Marie Cappelle dut être fondé bien plus sur les preuves morales et testimoniales qui furent administrées que sur les conclusions par trop divergentes des expertises chimiques.

VI

L'ACIDE ARSÉNIEUX DEVANT LES TRIBUNAUX (SUITE — HÉLÈNE JEGADO

Onze années après la condamnation de Mme Lafarge, le 6 décembre 1851, la cour d'assises d'Ille-et-Vilaine vit comparaître à sa barre un de ces types repoussants de scélératesse, un de ces prodiges d'hypocrisie tels que l'humanité n'en produit, Dieu merci! qu'à de rares intervalles. C'était une fille du bas peuple de la basse Bretagne, une servante. Elle s'appelait Hélène Jegado. On l'a surnommée la nouvelle Brinvilliers : je me demande si ce n'était pas faire injure à celle-ci. Car s'il est vrai que

> Ainsi que la vertu le crime a ses degrés,

le crime, chez Hélène Jegado, est porté à sa plus haute puissance et se montre sous son aspect le plus hideux. Sans parler d'une foule de vols et d'actes de méchanceté qui deviennent ici, par la loi du contraste, des peccadilles, l'instruction ne releva pas, à la charge de cette misérable, moins de trente-trois empoisonnements accomplis pendant une carrière criminelle de dix-sept ans. Le plus grand nombre étaient couverts par la prescription légale; en sorte qu'elle n'eut à répondre que de ses quatre derniers forfaits.

Comment avait-elle pu se livrer pendant tant d'années à ses exécrables pratiques? Comment le bras de la justice ne l'avait-il pas saisie dès ses débuts? Hélas! ce n'est pas la justice qu'il faut accuser de cette longue impunité, mais l'aveuglement, la faiblesse, l'incroyable inertie de tant de gens témoins ou victimes des ravages de ce fléau vivant. Les uns voyaient mourir les leurs sans soupçonner rien, ne sachant pas ce que c'est qu'un empoisonnement, et cette idée ne se présentant pas même à leur esprit. D'autres, frappés par le caractère étrange et subit de tant de morts survenant partout où se trouvait Hélène, concevaient d'abord quelques doutes. Mais ils les écartaient bien vite : cette fille témoignait une piété si fervente! Elle se plaignait amèrement de la fatalité, du *sort* qui la poursuivait : *La mort me suit,* disait-elle; *que je suis malheureuse! Partout où je vais le monde meurt!* Elle répétait cela à qui voulait l'entendre; elle annonçait elle-même à l'avance la mort de ses victimes; et néanmoins, lorsqu'elle quittait une maison après y avoir fait le vide, elle réussissait à se faire agréer dans une autre, où des événements sinistres ne tardaient pas à signaler sa présence. Plusieurs, loin de l'accuser, la plaignaient, croyant tout de bon à l'influence mystérieuse qu'elle s'attribuait. « Elle me fit bien pitié, dit à l'audience un témoin, la veuve Cadic. On disait dans la ville qu'Hélène *avait le foie blanc, et que son haleine faisait mourir*. Je fus alors assez simple pour le croire, au point qu'un jour, l'ayant vue sortir du confessionnal, je n'eus jamais le courage d'y entrer après elle. J'eus encore la simplicité de lui donner quelques hardes ayant appartenu à ma tante. » Inutile d'ajouter que cette tante avait été empoisonnée. Quelques-uns étaient moins crédules, et après avoir vu succomber leurs enfants ou leurs proches entre les mains perfides d'Hélène Jegado, ils la chassaient de chez eux. Il lui arriva même d'être injuriée et poursuivie dans les rues, moins comme empoisonneuse que comme sorcière. Alors elle quittait la ville et s'en allait dans une autre faire de nouvelles victimes. Personne ne songeait à donner l'éveil à la justice. Enfin pourtant, le 1ᵉʳ juillet 1851, deux honorables médecins de la ville de Rennes, les docteurs Pinault et Baudoin, vinrent faire part au procureur général des graves soupçons que leur inspirait la mort de deux servantes de M. Bidard, professeur à la Faculté de droit. Toutes deux avaient succombé, l'une au mois de novembre précédent, l'autre il y avait quelques jours, avec des symptômes identiques, qui ne pouvaient s'expliquer que par l'action d'une substance toxique, probablement de l'acide arsénieux. Hélène Jegado était au service de M. Bidard comme cuisinière, et c'était elle qui avait seule donné des soins à ses deux compagnes.

Aussitôt le juge d'instruction et le commissaire de

police se rendent chez le professeur. « Nous venons,
lui disent-ils, remplir ici une pénible mission. Une
domestique est morte chez vous, et l'on soupçonne un
empoisonnement. — Je suis innocente! s'écrie Hélène
Jegado. — Innocente de quoi? Qui vous accuse? » Elle
se dénonçait elle-même. On examina les faits, on

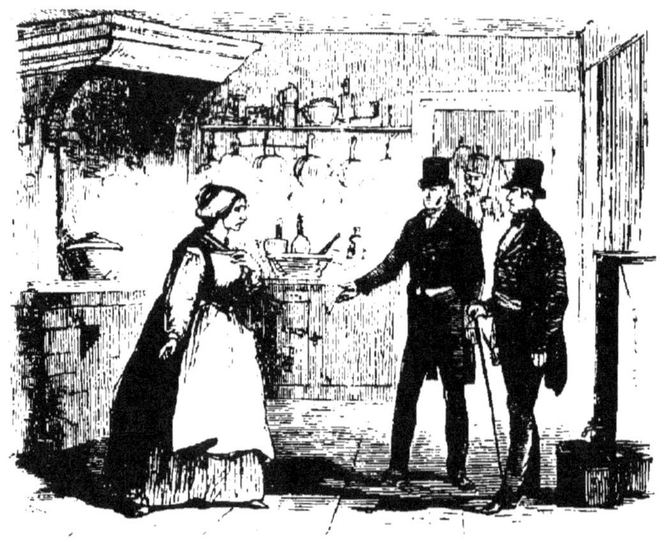

Arrestation d'Hélène Jegado.

s'enquit de son passé; on apprit tout d'abord que
non-seulement Rose Tessier et Rosalie Sarrazin, les
deux compagnes d'Hélène, avaient péri, pour ainsi
dire, entre ses mains; mais qu'une autre, qui avait
succédé à la première, atteinte du même mal, avait
quitté la maison dans un état très-grave. Elle dut entrer à l'hôpital, où elle recouvra difficilement la santé.

Ces faits parlaient assez haut. Hélène Jegado fut arrêtée. L'enquête se poursuivit, et à mesure qu'on

remontait dans la vie de cette misérable, chaque pas faisait découvrir de nouveaux meurtres froidement commis par elle, le plus souvent sans autre motif appréciable qu'une incroyable férocité qui la poussait à semer partout la mort, à se complaire dans le spectacle des souffrances et de l'agonie de ses victimes. Sur les trente-trois empoisonnements reprochés à l'accusée, vingt-cinq remontaient à une époque trop ancienne pour donner lieu à un jugement. Il en restait sept, dont trois suivis de mort, que la justice avait à constater et à punir.

Les cadavres soumis à l'expertise furent ceux de Perrotte Macé, de Rose Tessier et de Rosalie Sarrazin, trois des quatre dernières compagnes de domesticité d'Hélène Jegado. La quatrième, Françoise Huriaux, avait échappé à la mort, ainsi que nous venons de le voir, en quittant la maison de M. Bidard. Perrotte Macé était femme de chambre depuis cinq ans dans un hôtel où Hélène entra comme cuisinière. Elle tomba malade après avoir mangé une soupe préparée par celle-ci, et mourut des tisanes qu'elle lui fit prendre. Ce fut aussi le sort de Rose Tessier et de Rosalie Sarrazin.

La triple expertise fut confiée à un chimiste des plus distingués, M. Malagutti, professeur à la Faculté des sciences de Rennes. Les résultats furent tels qu'on devait les attendre. L'appareil de Marsh donna, non pas des traces d'arsenic, comme Orfila en avait obtenu en analysant les restes de Lafarge, mais des quantités parfaitement pondérables, et même relativement énormes. Mais déjà la conviction des jurés était faite. Malgré les dénégations de l'accusée, leur certitude était absolue. Le défenseur lui-même n'hésita pas à déclarer que sa cliente était, en effet, une empoisonneuse, un *monstre;* et il se vit réduit, pour toute justification, à développer une thèse paradoxale tendant à faire considérer Hélène Jegado comme une monomane de meurtre, qu'on ne devait pas rendre responsable des vices innés de son organisation.

Mais c'était le cas d'appliquer ce mot terrible d'un magistrat : « Si la monomanie est une maladie, il faut, lorsqu'elle porte à des crimes capitaux, *la guérir en place de Grève.* »

Hélène Jegado fut déclarée coupable sans circonstances atténuantes, et condamnée à la peine de mort; elle se pourvut sans succès en cassation, et justice fut faite.

Une question qui se sera sans doute présentée à l'esprit du lecteur, et sur laquelle les débats n'ont jeté que peu de lumière, est celle-ci : Où et comment Hélène Jegado put-elle se procurer tout le poison qu'elle prodigua pendant dix-sept ans à ses maîtres et à ses compagnes? Il est probable qu'elle s'emparait, toutes les fois qu'elle en trouvait l'occasion, de l'acide arsénieux, et peut-être aussi de la pâte phosphorée dont on fait presque constamment usage en province, surtout dans les établissements de charité (elle avait séjourné comme pensionnaire au couvent du Père-Éternel, à Auray) et dans les auberges. L'analyse ne montra que de l'arsenic dans les restes de ses dernières victimes et dans les médicaments qu'elle leur administrait; en outre, les symptômes étaient à peu près les mêmes et se rapportent bien à des empoisonnements par l'arsenic. Il se peut néanmoins que quelques per-

sonnes aient été empoisonnées aussi par le phosphore.
On constata chez deux ou trois des hémorragies intestinales, des convulsions, et cette ardeur à la gorge
qui caractérise fréquemment l'intoxication par le phosphore. Au surplus, les accidents produits par l'arsenic
ne sont pas sans ressemblance avec ceux du phosphore.
On retrouve entre les actions physiologiques de ces
deux substances la même analogie que présentent leurs
propriétés chimiques.

VII

EFFETS TOXIQUES DE L'ACIDE ARSÉNIEUX — RECHERCHE DE L'ARSENIC
APRÈS LA MORT — CONTRE-POISON DE L'ACIDE ARSÉNIEUX

L'acide arsénieux, ainsi que plusieurs autres poisons, agit d'abord directement sur les parties avec lesquelles il est en contact. La plupart des personnes empoisonnées par ce toxique, à forte dose, ont accusé,
sur le moment même de l'ingestion, et sans savoir
qu'elles avalaient du poison, une sensation de brûlure
à l'œsophage et dans l'estomac, et l'autopsie montre
assez souvent des traces d'inflammation dans ces organes. Mais cette action est ordinairement insigni-
fiante, et ne compte presque pour rien dans l'empoisonnement. Les désordres graves, mortels ne se
produisent qu'après que l'acide arsénieux a été absorbé. Toutefois il peut arriver que les effets locaux
prédominent lorsque la quantité ingérée est très-considérable. L'assassin Soufflard en a fourni un exemple

remarquable. Ayant entendu l'arrêt qui le condamnait à mort, il avala douze grammes d'acide arsénieux. Il fut pris presque aussitôt de vomissements violents et d'une ardeur dévorante à l'estomac. Ses lèvres et sa bouche étaient cautérisées. Il expira après treize heures

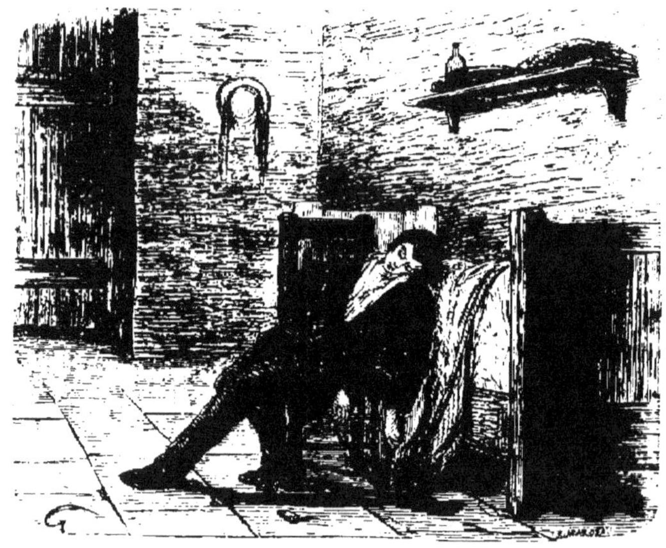

L'assassin Soufflard s'empoisonne dans sa prison.

de souffrances horribles. A l'autopsie, la lèvre inférieure, les gencives, la face interne des joues, le pharynx, l'œsophage, l'estomac, offrirent tous les caractères d'une désorganisation complète. Mais rien de semblable n'a été observé sur beaucoup d'autres individus qui, n'ayant pris l'arsenic qu'à petite dose, mêlé à des aliments ou à des boissons, avaient cependant succombé en peu de temps.

Les symptômes de l'empoisonnement varient selon la dose et le mode d'administration du toxique. La dose

capable de tuer une personne varie aussi suivant l'âge,
le sexe et l'état de santé de l'individu; elle paraît être
en raison inverse de l'activité des fonctions d'absorption. Toutefois il résulterait des observations de
MM. Flandin et Danger que, quelle que soit la dose
ingérée, l'économie n'absorbe jamais à la fois plus
d'un grain et demi (environ 7 à 8 centigrammes) d'a-
cide arsénieux. Au-dessous de cette quantité *maxima*,
l'intoxication a lieu encore sans aucun doute, mais
elle peut n'être pas mortelle et ne le devenir que si
l'ingestion du poison est répétée à des intervalles rap-
prochés. Au dire de quelques toxicologistes, l'acide
arsénieux serait du nombre des poisons qui peuvent
s'accumuler dans l'organisme, lorsqu'ils sont pris à
doses faibles pendant un certain temps. Cette opinion
fut émise par M. Flandin dans l'affaire Lacoste, et
contribua probablement à sauver l'accusée. Le docteur
Bardelay dit aussi qu'il a cru s'apercevoir que, comme
les préparations de plomb, l'arsenic s'accumule dans
l'économie et y produit des désordres analogues.

Il y a donc lieu de distinguer l'empoisonnement
aigu ou rapide de l'empoisonnement lent ou chronique.
Les symptômes du premier sont toujours à peu près les
mêmes. Les muqueuses de l'arrière-bouche, de l'œsophage et du larynx sont le siége d'une inflammation
plus ou moins vive. Puis surviennent des vomissements abondants, des crampes d'estomac, des coliques
violentes, suivies de déjections liquides et jaunâtres.
Le pouls s'accélère et s'affaiblit : le malade est en proie
à une soif ardente, et tout ce qu'il avale lui cause de
poignantes douleurs. Sa prostration et sa faiblesse sont
extrêmes; ses membres se refroidissent et parfois se pa-

ralysent; sa peau se couvre de taches livides, bleuâtres ou violacées. La mort peut arriver au bout de quelques heures; mais le plus souvent elle n'a lieu qu'après trois ou quatre jours de souffrances.

Les mêmes phénomènes se produisent ordinairement dans l'empoisonnement chronique, mais avec moins de violence; il n'est pas rare que certains symptômes manquent entièrement, que d'autres prédominent et se présentent avec des caractères insolites. Cela se voit même, bien qu'exceptionnellement, dans l'empoisonnement aigu. Christison cite le cas singulier de cinq personnes d'une même famille à qui une servante nommée Élisa Flemming avait servi un gâteau empoisonné avec de l'arsenic. Toutes ressentirent bientôt les effets du poison, mais de façons fort différentes. Deux notamment eurent pendant plusieurs jours des accès épileptiformes, avec convulsions, tremblement et roideur des membres. Chaussier eut l'occasion d'observer un homme qui, ayant avalé de l'acide arsénieux en gros fragments, mourut en quelques heures sans avoir éprouvé autre chose que de légères syncopes. Laborde vit une jeune femme qui, après s'être empoisonnée avec la même substance, tomba dans un état d'abattement profond. Son visage n'exprimait qu'une extrême tristesse; elle eut des vomissements, mais sans souffrances, et s'éteignit doucement vers la neuvième heure.

On voit que si les symptômes du mal suffisent, dans la majorité des cas, pour déceler l'empoisonnement arsenical, il n'en est pas toujours ainsi, et les faits lamentables que j'ai rapportés à propos du procès d'Hélène Jegado prouvent que trop souvent les médecins méconnaissent même les symptômes normaux de l'intoxication. Lorsqu'un doute peut exister sur la cause de la mort, il serait donc important de pratiquer toujours l'autopsie, et il est regrettable que beaucoup de familles refusent de laisser faire cette opération. qu'elles considèrent à tort comme une sorte de profanation. Ce fut ce qui arriva précisément pour une des victimes d'Hélène Jegado. Le médecin avait conçu des soupçons, et réclamait l'autopsie. Les parents de la défunte n'y voulurent point consentir, et l'empoisonneuse fut laissée libre d'aller semer la mort dans d'autres familles.

Je ne m'arrêterai pas aux signes pathologiques très-variables qui peuvent, à l'autopsie, confirmer jusqu'à un certain point l'hypothèse d'un empoisonnement par l'arsenic. Ces signes ont une importance plutôt négative que positive. En d'autres termes, c'est moins la présence de lésions susceptibles d'être attribuées à la substance toxique, que l'absence d'altérations pathologiques connues et déterminées, qui doit être considérée comme une présomption d'empoisonnement. Et si après l'autopsie le doute que les symptômes du mal avaient fait naître subsiste, on ne doit point hésiter à recourir à l'expertise chimique.

De tous les poisons, l'arsenic est celui qui peut le moins échapper à une analyse bien faite. La découverte de James Marsh fournit, nous l'avons dit, un sûr moyen d'en retrouver les plus faibles traces. Le procédé en lui-même est très-simple; il ne se complique que par certaines opérations accessoires commandées par la nature des matières soumises à l'expérience, — opérations auxquelles il est inutile de nous arrêter: — par la nécessité d'essayer préalablement tous les réactifs, afin de s'assurer de leur pureté; enfin par les précautions dont les experts doivent toujours s'entourer, et qui ne sauraient être trop minutieuses, puisqu'une seule négligée pourrait fausser les résultats de l'analyse.

Le procédé, dis je, est simple. Il consiste à transformer l'acide arsénieux en hydrogène arsénié; puis à décomposer ce gaz par la combustion, et à régénérer ainsi, soit l'arsenic *métallique* (c'est encore l'expression usitée), soit l'acide arsénieux lui-même. Voici, en peu de mots, comment on opère :

Les organes suspects, estomac, foie, intestins, rate, poumons, sont divisés en petits morceaux et introduits, avec ¼ de leur poids d'acide sulfurique concentré, dans une cornue de verre C, munie d'une allonge *a*, qui

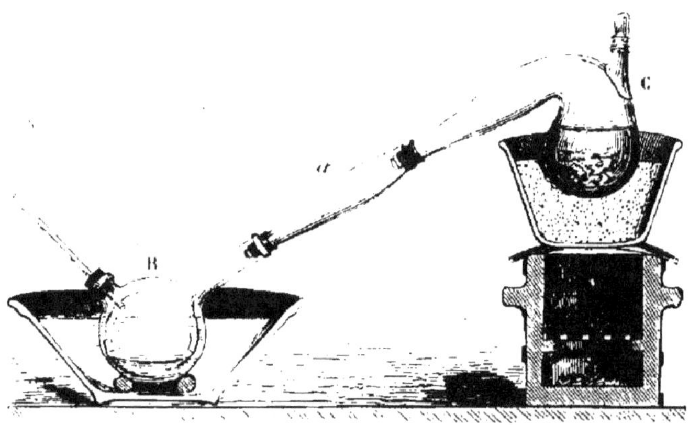

se rend dans un ballon B plongé à demi dans une terrine d'eau froide. La cornue, qui doit être pleine aux deux tiers environ, est chauffée au bain de sable, jusqu'à ce que tout son contenu paraisse transformé en un charbon sec et friable, et qu'il se dégage d'abondantes vapeurs d'acide sulfurique. On laisse alors refroidir l'appareil, et l'on conserve le liquide qui est venu se condenser dans le ballon B. On extrait le résidu charbonneux de la cornue C; on le pulvérise et on le chauffe, soit dans un ballon, soit dans une cornue, avec de l'acide azotique pur et concentré. Le but de ce traitement est de faire passer l'acide arsénieux, qui est peu soluble, à l'état d'acide arsénique, qui l'est beaucoup plus. On étend ensuite le mélange d'eau distillée, on jette le tout sur un filtre qu'on lave méthodiquement; on chauffe le liquide filtré jusqu'à ce qu'il ne se dégage plus de vapeurs acides; on l'étend d'eau distillée, et il est alors prêt à être traité par l'appareil de Marsh.

Cet appareil, tel qu'il a été adopté par l'Académie des sciences, se compose d'un flacon F à col droit, fermé

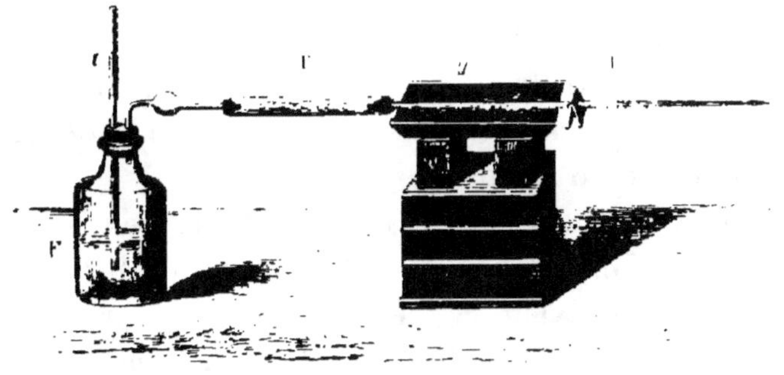

par un bouchon percé de deux trous. L'un de ces trous livre passage à un tube large *t*, qui descend jusqu'au fond du flacon, et l'autre à un tube de dégagement T, dont la partie horizontale présente un renflement sphérique. Ce dernier tube communique avec un autre, de plus grand diamètre, T', rempli d'amiante. L'appareil se termine par un long tube en verre réfractaire T'', effilé à son extrémité, enveloppé vers son milieu d'une feuille de clinquant, et reposant dans une auge à grille *g*, destinée à recevoir des charbons ardents.

Les choses étant ainsi disposées, et les réactifs ayant été essayés à l'avance, on garnit la grille *g* de charbons allumés; on introduit dans le flacon F de la grenaille de zinc, et l'on y verse par le tube *t* le liquide filtré, additionné d'acide sulfurique. Le dégagement d'hydrogène commence aussitôt; et si le liquide est arsenical, on voit un anneau miroitant se former dans le tube T'', en avant de la partie chauffée; en allumant le gaz au bec effilé de ce tube, et en présentant à la flamme une soucoupe ou une assiette, on obtient aussi sur la porcelaine des taches miroitantes. Si rien de semblable ne se produit, c'est que le liquide filtré ne contenait point d'arsenic. On recommence alors l'opération avec le liquide distillé du ballon B, et si ce liquide ne donne non plus de taches ni d'anneau, on peut affirmer que les organes soumis à l'expertise ne contenaient aucune trace d'arsenic.

Mais les taches, lorsqu'elles existent, peuvent être dues à de l'antimoine; ce qui est d'autant plus admissible, que souvent le médecin appelé auprès d'une personne empoisonnée prescrit de l'émétique (tartrate d'antimoine et de potasse) pour provoquer des vomissements et l'expulsion du poison. Mais la chimie possède des moyens faciles de distinguer les taches d'antimoine des taches arsenicales. On peut d'ailleurs, au lieu de recueillir l'arsenic à l'état métalloïde, l'obtenir à l'état d'acide arsénieux, en brûlant complétement le gaz à l'extrémité effilée du tube de dégagement D. La plus grande partie de l'acide arsénieux se dépose dans le tube recourbé T. Le reste est entraîné, avec la vapeur d'eau résultant de la combustion, dans le réfrigérant R, et vient tomber dans la petite capsule C. Au moyen de cet appareil, dû à MM. Flandin et Danger, « on parvient, dit M. Flandin, à saisir le poison dans une dissolution qui n'en contient qu'un millionième de son poids, c'est-à-dire qui, dans cent grammes de liquide, ne contient qu'un dix-millième de gram-

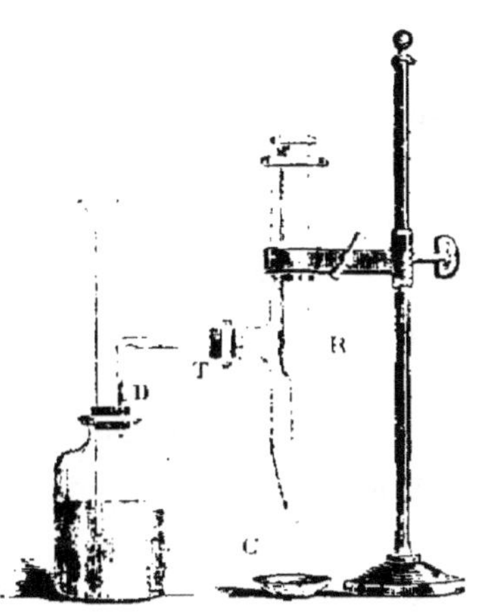

Appareil de MM. Danger et Flandin, pour recueillir l'acide arsénieux.

me, ou un cinq cent cinquante-cinquième de grain d'arsenic. »

Voilà, certes, un admirable procédé, grâce auquel un empoisonnement par l'arsenic ne saurait échapper aux investigations de la science et de la justice. Mais ce qui serait plus beau et plus rassurant encore, ce serait un moyen efficace de combattre l'empoisonnement et de sauver la victime. Hélas! je ne puis que répéter ici ce que j'ai dit déjà : dans l'état actuel de la science, un poison absorbé est un poison invincible. On ne peut compter, pour le combattre, que sur la résistance vitale du malade et sur la puissance d'élimination de ses organes. On a préconisé et l'on administre, comme antidotes de l'acide arsénieux, le peroxyde de fer hydraté et la magnésie, qui forment avec cet acide des sels inoffensifs. L'emploi de ces substances est salulaire en effet, si elles sont administrées peu de temps après que l'arsenic a été pris; ce qui n'arrive guère que dans les cas de *fantaisie de suicide*, lorsque, aussitôt le poison avalé, celui qui voulait s'ôter la vie fait un retour sur lui-même et implore les secours de l'art. Mais lorsque l'empoisonnement est le résultat d'une maladresse, d'une erreur dont on ne s'aperçoit pas tout de suite, ou lorsqu'il est l'œuvre d'une main criminelle, le médecin n'est appelé qu'après l'explosion des premiers symptômes, plus souvent même quand l'état du malade a pris un caractère alarmant; — et alors, je le répète, il est trop tard.

POISONS MÉTALLIQUES

I

Tout le monde connaît le mercure, ce métal si remarquable par la fluidité qu'il conserve jusqu'à une
température de 40 degrés au-dessous de zéro, et par
son éclat argenté. Les anciens l'appelaient *hydrargyre*,
c'est-à-dire argent liquide. Il est vulgairement désigné
aujourd'hui encore sous le nom de vif-argent. Les al-
chimistes y voyaient l'essence de tous les métaux, qui
consistaient, selon eux, en une combinaison d'argent-
vif et de soufre : *Omnia metalla ex sulfure et argento
vivo consistunt*. Le mercure est très-lourd. Il pèse,
à volume égal, treize fois et demie autant que l'eau.
Il est moins inaltérable que l'argent. Il s'allie aisément
avec les autres métaux, et il exerce même sur l'or une
action dissolvante. Ses alliages portent le nom particulier d'amalgames. Il bout à 350 degrés, en répandant
des vapeurs qui, par le refroidissement, reviennent à
l'état liquide.

Le mercure métallique a sur l'économie une action
énergique qui peut être, selon les cas, vénéneuse ou
médicamenteuse, mais dont le mode n'est pas bien
connu. On pense que cette action est purement méca-

nique, et qu'elle ne devient physiologique que par suite des combinaisons que le métal forme au contact des liquides ou des gaz qu'il rencontre dans les organes. Quoi qu'il en soit, le mercure entre dans la préparation de plusieurs médicaments pour l'usage externe, qui jouissent de propriétés altérantes, résolutives et spécifiques très-caractérisées. La plus populaire de ces préparations est l'*onguent gris* ou *onguent napolitain*, dont on se sert pour détruire... les poux... sauf le respect que je vous dois.

« Tous les individus, dit M. le docteur Becquerel, qui manient le mercure d'une manière quelconque, ou bien qui respirent dans une atmosphère chargée de vapeurs de ce métal, sont exposés à des accidents particuliers. Les professions dans lesquelles on voit se développer ces phénomènes morbides spéciaux sont les suivantes : les doreurs sur métaux, les argenteurs [1], les miroitiers, les constructeurs de baromètres, les chapeliers, les ouvriers employés au sécrétage des poils. Tels sont encore les ouvriers qui exploitent les mines de mercure, surtout s'il est vierge. D'après Fallope, ils ne peuvent pas travailler plus de trois ans, et souvent, au bout de quatre ou cinq mois, ils sont obligés d'y renoncer.

« Les accidents qu'on doit redouter à la suite de l'action du mercure se résument dans la production de deux maladies : 1° la salivation mercurielle accompagnée, suivant son intensité, de gonflement des gencives, de stomatite et de la chute des dents ; 2° le tremblement

---

[1] La dorure et l'argenture au mercure sont généralement abandonnées depuis l'invention de la dorure et de l'argenture électro-chimiques.

mercuriel, qui est le symptôme d'une véritable paralysie
générale, dont le résultat final est souvent la mort.

« Plusieurs circonstances favorisent la production
de ces accidents. Telles sont la malpropreté, la température élevée des ateliers ou de la saison, l'air confiné dans les salles de travail et la difficulté de son
renouvellement et de son remplacement par un air plus
pur [1]. »

La plupart des composés mercuriels ou dit, en langage médical, les *mercuriaux* sont vénéneux, mais
en général à des doses relativement assez fortes pour
qu'un certain nombre puissent être employés en médecine. Mais ces préparations ne doivent être administrées
qu'avec réserve, soit à l'intérieur, soit à l'extérieur.
Leur usage prolongé détermine des troubles fonction-
nels et des altérations pathologiques très-graves. Il faut
signaler comme les plus fréquentes, outre la salivation
et le tremblement, dont j'ai déjà parlé, une affection
qu'on a désignée sous le nom de *cachexie mercurielle*,
qui a beaucoup d'analogie avec la cachexie scorbutique,
et dont les principaux caractères sont les suivants :
tuméfaction douloureuse des gencives et des parois
buccales; goût métallique; haleine fétide; ulcérations
de la gorge; chute des dents; carie des os; altération
du sang; palpitations, syncopes, respiration difficile,
hémorragies, enflure des membres inférieurs; perte
de l'appétit; flaccidité des chairs, dépression des
forces, diarrhée, éruption vésiculeuse; puis, lorsque
l'abus des mercuriaux a été poussé à l'excès : torpeur,
divagations, paralysie. Ingérés à la fois à haute dose,

---

[1] *Traité élémentaire d'hygiène privée et publique.*

les mercuriaux produisent rapidement des accidents toxiques, intenses et mortels. On administre comme antidotes de ces toxiques : l'albumine, le proto-sulfure de fer hydraté, le fer réduit par l'hydrogène. Inutile d'ajouter que ces contre-poisons ne sont efficaces qu'immédiatement après l'ingestion du composé mercuriel. Ils sont d'ailleurs, en tout cas, impuissants, nuisibles même, contre le cyanure et le sulfocyanure de mercure.

La recherche du mercure sur le cadavre et dans les matières alimentaires présente beaucoup plus de difficultés que celle de l'arsenic. Plusieurs procédés peuvent être mis en œuvre, mais il n'en est point dont l'excellence et l'infaillibilité soient à l'abri de toute contestation. Lorsque l'empoisonnement est attribué au protochlorure de mercure (sublimé corrosif), on peut quelquefois isoler ce sel au moyen de l'éther, dans lequel il est très-soluble. Mais dans beaucoup de cas, et lorsqu'on a affaire à d'autres combinaisons mercurielles, cette méthode est insuffisante, ou tout à fait inapplicable.

L'essentiel, on le comprend, est d'obtenir une liqueur tenant en dissolution, à l'état de sel, tout, ou au moins presque tout le mercure qui pouvait se trouver dans les organes. Ce but peut être atteint de diverses manières, et il est alors facile de constater la présence du métal même en très-faible proportion. Nous avons vu, en effet, que le mercure a beaucoup de tendance à s'unir aux autres métaux. Cela posé, le sel soluble de mercure ayant été précipité par le sulfhydrate d'ammoniaque, le précipité, recueilli sur un filtre et frotté sur une lame de cuivre, couvrira celle-ci d'un enduit gri-

sâtre. En continuant de frotter, on verra le cuivre
devenir brillant comme s'il était argenté. La chaleur
fait disparaître cet enduit en volatilisant le mercure. On
obtient aussi le dépôt du mercure métallique en ayant
recours à la pile de Smithson. Cette pile est formée
d'une lame d'étain autour de laquelle est enroulée en
spirale une lame d'or. Il suffit de la plonger dans la
dissolution d'un sel de mercure pour que ce métal
vienne s'amalgamer avec l'or en faisant passer sa couleur du jaune au blanc d'argent.

MM. Flandin et Danger substituent à la pile de
Smithson un couple de Bunsen dont le conducteur
électro-négatif plonge dans un entonnoir contenant le
liquide d'épreuve. Cet entonnoir est terminé par un
tube effilé, qui fait un angle droit avec l'entonnoir et
reçoit le conducteur électro-positif de la pile. La partie
de chacun des conducteurs en contact avec le liquide
est en or pur. Le mercure de la dissolution se dépose
sur le fil électro-positif et le blanchit; on s'assure que
ce dépôt est dû au mercure, en l'exposant à la flamme
d'une lampe, qui doit le volatiliser. MM. Danger et
Flandin emploient, pour retrouver le mercure dans les
matières solides, un procédé qui consiste à carboniser
ces matières par l'acide sulfurique, puis à verser, dans la
bouillie noire de la carbonisation, de l'hypochlorite de
chaux. On agite jusqu'à ce que la masse ait pris l'aspect
d'une terre calcaire; on l'humecte alors avec de l'alcool
pur; on étend d'eau distillée, on filtre, on lave, et le
liquide, après concentration, est soumis à l'essai par
la pile.

De tous les mercuriaux le plus dangereux est le
sublimé corrosif.

Le mercure forme, en se combinant avec le chlore, deux composés bien définis. L'un est le sous-chlorure de mercure ($Hg^2 Cl$), plus généralement, mais improprement appelé protochlorure (*chlorure mercureux* de Berzelius), et connu en pharmacie sous les noms de *mercure doux, sublimé doux, précipité blanc, calomel*, etc. Il est par lui-même inoffensif. On l'administre souvent, même aux petits enfants, comme purgatif et comme vermifuge. Mais en présence de l'acide chlorhydrique et des chlorures alcalins (du sel marin, par exemple), il se transforme rapidement en protochlorure, et peut alors produire les plus terribles effets. Le protochlorure est la seconde combinaison du chlore avec le mercure. Nous l'appelons, avec M. Régnault, *protochlorure*, et non *bichlorure* ou *deutochlorure*, comme la plupart des auteurs, parce que sa formule $Hg Cl$, représentant un équivalent de chlore pour un équivalent de mercure, correspond bien à un composé de cet ordre. C'est le *chlorure mercurique* de Berzelius. Son nom le plus usité est, du reste, celui de *sublimé corrosif*, qui indique à la fois le procédé de préparation de ce sel et ses propriétés redoutables.

En effet, le sublimé corrosif se prépare en dissolvant le mercure métallique dans l'eau régale (mélange d'acide chlorhydrique et d'acide azotique), ou en chauffant du sulfate de bioxyde de mercure avec du sel marin et du bioxyde de manganèse. Il y a échange entre les éléments des sels mis en présence. Il en résulte du sulfate de soude fixe, et du sublimé corrosif qui se sépare en se vaporisant pour se condenser, par le refroidissement, en jolis cristaux d'un aspect soyeux ayant la forme d'aiguilles prismatiques. Le sublimé corrosif est soluble

dans l'eau, dans l'alcool, dans l'éther et dans la plupart
des acides. Sa saveur est aigre et désagréable. C'est un
des poisons minéraux les plus violents que l'on connaisse ; et il peut être mis, sous ce rapport, à peu près
au même rang que l'acide arsénieux et le phosphore.
Malgré cela, l'empoisonnement par le sublimé corrosif
est relativement rare. La proportion n'est guère que
de 1 sur 20 ; mais il est beaucoup plus fréquent que
l'empoisonnement par les autres préparations mercurielles. C'est d'ordinaire sous forme de solution aqueuse
ou alcoolique qu'il est administré. Parfois il est mêlé
aux aliments et aux boissons. Son action, comme celle
des autres poisons dits irritants ou corrosifs, est à la
fois locale et générale. Les symptômes de l'empoisonnement aigu sont à peu près les mêmes que ceux que
nous avons décrits pour l'empoisonnement lent, mais
ils sont plus intenses et se succèdent avec plus de rapidité.

Il n'est pas inutile de mentionner ici une autre préparation mercurielle dont l'emploi a été introduit, il
y a peu de temps, dans les expériences de chimie amu-
sante, pour la production d'un phénomène appelé les
serpents de Pharaon. Cette substance se vendait et, je
crois, se vend encore chez les marchands de jouets, en
petites pastilles renfermées dans une boîte. Si l'on
approche de ces pastilles une allumette enflammée,
on la voit aussitôt se boursoufler et s'allonger prodi-
gieusement en un corps cylindrique, de couleur gris-
jaunâtre, qui se recourbe et s'enroule de manière à
imiter la forme d'un serpent. Une petite flamme bleue
et des vapeurs qui se répandent dans l'air accompagnent ce singulier phénomène.

La matière des pastilles est le sulfocyanure de mercure, c'est-à-dire un composé de soufre, de cyanogène et de mercure. On sait que le cyanogène est le radical de l'acide prussique. Le sulfocyanure de mercure est un corps essentiellement vénéneux. Il est donc regrettable qu'on l'ait choisi pour en faire un objet d'amusement destiné surtout à être mis entre les mains des

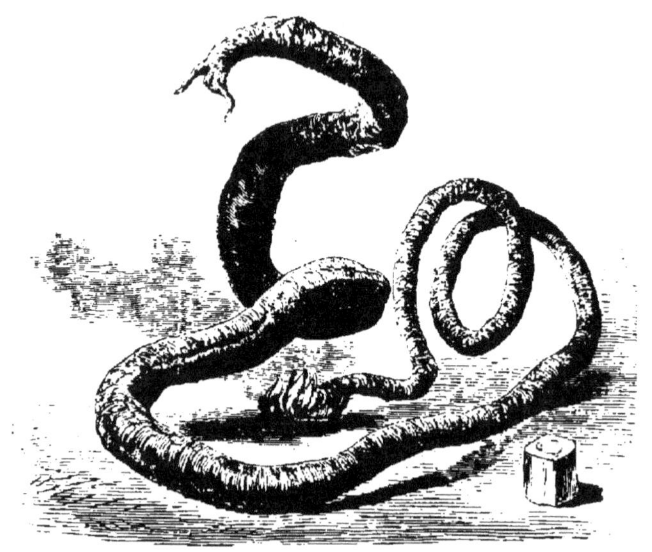
Serpent de Pharaon.

enfants. Cet âge est sans prudence et sans défiance, et rien n'est plus commun chez les enfants que la mauvaise habitude de porter à la bouche, de mâcher, d'avaler même n'importe quelle substance. La tentation est d'autant plus forte que ces *œufs de serpents* ressemblent fort à des bonbons. Aussi a-t-on signalé plusieurs cas d'empoisonnement causés par les serpents de Pharaon. *Caveant parentes!*

II

LE CUIVRE ET LES SELS DE CUIVRE

On devine aisément dans le cuivre un métal dangereux. Appliqué sur la langue, il manifeste bientôt une saveur désagréable, et l'on ne peut le manier sans qu'il communique aux doigts une odeur nauséabonde. Ces caractères *organoleptiques*, comme disent les savants, avertissent de s'en méfier, et il faut tenir d'autant plus compte de cet avertissement, que le cuivre possède d'ailleurs des qualités qui en rendent l'usage journalier presque indispensable, soit dans l'économie domestique, soit dans l'industrie et dans les relations commerciales. Après le fer, c'est de tous les métaux celui qui reçoit les applications les plus nombreuses et les plus importantes.

Tous ses composés sont vénéneux, et cependant presque tous aussi sont employés et nous rendent de grands services : ici comme ailleurs, le bien est à côté du mal; c'est à nous d'éviter le second et de profiter du premier. Malheureusement il n'est pas rare que l'ignorance, la maladresse, la négligence et, bien pis que tout cela, la volonté de nuire conduisent à un résultat tout opposé.

Les ouvriers qui travaillent le cuivre sont sujets à des accidents qui peuvent compromettre gravement leur santé. « Ces accidents, toutefois, ne constituent pas, dit M. le docteur A. Becquerel, une maladie spé-

ciale à laquelle on pourrait donner le nom de *colique
de cuivre*, mais une véritable entérite caractérisée par
les symptômes suivants : langue normale, ou rouge et
un peu sèche, soif augmentée, vomissements, diarrhée,
abdomen douloureux au toucher, fièvre. »

« L'empoisonnement par les préparations de cuivre
est un des plus fréquents, écrit à son tour M. le docteur
Ambroise Tardieu; car, outre le rang élevé qu'il occupe dans la statistique criminelle immédiatement après
l'empoisonnement par l'arsenic et par le phosphore
(de 1851 à 1862, on en compte 110 sur un total de
617 empoisonnements), il se produit accidentellement
dans les cas très-nombreux où l'on fait usage soit de
vases et d'ustensiles de cuivre, soit de substances alimentaires auxquelles ont été mélangés des composés
cuivreux. »

Les sels de cuivre se font remarquer par leurs belles
teintes vertes ou bleues. Les couleurs vertes employées
dans les arts sous les noms de vert de Scheele, vert de
Schweinfurth, vert de montagne, verdet ou vert-de-
gris, sont des sels à base de cuivre : arsénite, mélange
d'arsénite et d'acétate, carbonate hydraté, acétate de
bioxyde. Toutes ces couleurs sont d'un maniement et
d'un usage dangereux, et pour les ouvriers qui les
préparent, et pour les fabricants et les artistes qui les
appliquent, et pour les personnes qui se servent des
objets qui en sont teints. Les ordonnances de police en
proscrivent rigoureusement l'emploi dans l'épicerie,
la confiserie, la parfumerie, la distillerie, non-seulement pour colorer les bonbons, les pommades, les
liqueurs, etc., mais pour peindre les papiers destinés
à envelopper les substances livrées à la consommation.

Les étoffes même et les papiers de tenture imprégnés de ces couleurs peuvent donner lieu à des symptômes toxiques. Ce fait a été constaté plusieurs fois en ce qui concerne les papiers d'appartement dont la couleur verte, détachée sous forme de poussière impalpable, est absorbée par les voies respiratoires.

Le sulfate de cuivre, vulgairement appelé *vitriol bleu* ou *couperose bleue*, est un sel qui cristallise en gros cristaux transparents et du plus beau bleu. Les pharmaciens, en faisant dissoudre ces cristaux dans de l'eau, et en y ajoutant de l'ammoniaque, préparent ce liquide d'une magnifique teinte azurée, dont ils remplissent d'énormes bocaux pour servir d'enseigne à leurs officines. Mais il reçoit dans la galvanoplastie, dans la teinturerie, dans la fabrication des couleurs, bien d'autres applications plus importantes. Il se trouve ainsi forcément, dans le commerce, à la disposition de tout le monde. Or le sulfate de cuivre est, comme les autres sels de ce métal, un poison violent. D'autres sels non moins vénéneux prennent naissance dans les vases de cuivre non étamés ou mal étamés, lorsqu'on y laisse refroidir les aliments qu'on y a fait cuire. Ces sels, formés le plus ordinairement par des acides gras, et confondus par le vulgaire avec les acétates et les carbonates sous le nom générique de *vert-de-gris,* peuvent, par l'incurie ou la malpropreté d'une cuisinière, devenir la cause des plus graves accidents; et il n'est malheureusement pas rare que les journaux aient à enregistrer des catastrophes de ce genre.

Malgré les propriétés toxiques bien connues des sels de cuivre, certains industriels ne se font aucun scrupule de les introduire dans les substances destinées à la consommation, dans le but de donner meilleure mine à leur marchandise et d'accroître leurs bénéfices en trompant les acheteurs. Le *Traité des falsifications* de M. A. Chevallier et le livre de M. Payen sur les *substances alimentaires*, contiennent sur ce point les plus effrayantes révélations. M. Tardieu affirme à son tour que non-seulement le vitriol bleu est employé au *chaulage* des grains (opération qui a pour but de les préserver des attaques des insectes), mais que « des sels de cuivre sont mêlés en fraude aux matières alimentaires journellement employées. C'est ainsi, ajoute le savant professeur, qu'on a vu des industriels ajouter du vert-de-gris à des légumes cuits ou conservés, pour leur donner une coloration verte plus foncée et plus agréable. On a été jusqu'à teindre des huîtres avec du verdet, pour leur donner l'aspect des huîtres de Marennes. M. Lefortier s'est assuré que des prunes à l'eau-de-vie, prises chez divers liquoristes, devaient leur belle couleur verte à la présence du cuivre. M. Derheims, de Saint-Omer, a rapporté un cas d'empoisonnement par la liqueur d'absinthe colorée avec du vitriol bleu. Des boulangers ont ajouté au pain du sulfate de cuivre pour lui donner plus de blancheur, et augmenter son poids en faisant absorber à la pâte une plus grande quantité d'eau... »

> Quid non mortalia pectora cogis,
> Auri sacra fames !

Les symptômes d'intoxication sont à peu près les mêmes pour les divers sels de cuivre. Lorsque la dose administrée est forte, ils apparaissent très-promptement, et peuvent amener en quelques heures une terminaison funeste. La maladie débute par des vomissements répétés et des coliques atroces. Ces désordres sont accompagnés d'une saveur cuivreuse qui tourmente le malade et entretient une salivation continuelle. La tête, l'estomac, le ventre, sont le siége de vives douleurs; le pouls devient petit, les forces s'épuisent, les urines se suppriment, la jaunisse se déclare; puis surviennent des convulsions, des sueurs froides, des syncopes, qui annoncent la mort. Toutefois la guérison n'est pas rare dans les empoisonnements par le cuivre, et le médecin peut la favoriser par un traitement actif et approprié. Les meilleurs antidotes des sels de cuivre sont : la limaille de fer ou de zinc, qui les précipite instantanément; le prussiate jaune de potasse, qui les décompose et les transforme en une substance insoluble; enfin le lait et le blanc d'œuf, qui les précipitent sous forme d'un coagulum pesant.

La recherche du cuivre dans les substances alimentaires, ainsi que dans les déjections et dans les organes des personnes empoisonnées, est simple et ne laisse guère de place à l'erreur. Le cuivre est un élément fixe, qu'on peut tout d'abord, dans la plupart des cas, précipiter de ses dissolutions à l'état métallique, et dont les composés sont d'ailleurs facilement reconnaissables à la manière dont ils se comportent avec les réactifs. Si l'on plonge une lame de fer bien décapée dans une liqueur tenant un sel de cuivre en dissolution, on la voit bientôt prendre la teinte rouge qui est propre au cuivre. Dans ce cas une partie du fer se substitue à une partie équivalente du cuivre dans le sel dissous, et ce dernier métal se dépose à la place du fer. Même chose a lieu avec le zinc, avec cette différence qu'on n'obtient alors le cuivre que sous forme d'une poudre noire.

Lorsqu'il s'agit de constater la présence du cuivre dans des matières solides ou pâteuses, on commence par les carboniser avec le secours de l'acide sulfurique ; on traite le résidu par l'acide azotique concentré ; on l'étend d'eau distillée ; on jette le tout sur un filtre et l'on fait passer dans le liquide ainsi clarifié un courant de gaz acide sulfhydrique. S'il contient un sel métallique, on voit s'y former un précipité noir qu'on recueille par filtration, pour le reprendre ensuite par l'eau régale. Il s'y dissout ; on évapore l'excès d'acide ; on ajoute de l'eau distillée et de l'ammoniaque, et l'on filtre de nouveau. S'il y a du cuivre, la liqueur qui passe est bleue. Dans tous les cas, on l'évapore à siccité, et l'on redissout le résidu dans de l'eau légèrement aiguisée d'acide chlorhydrique. Cette dernière solution doit donner toutes les réactions propres aux sels de cuivre.

III

LE PLOMB ET LES SELS DE PLOMB

Le plomb est pour nous, comme le cuivre, un auxiliaire utile en même temps qu'un ennemi dangereux. Nous ne pouvons guère nous passer de ses services, mais nous devons nous efforcer de les restreindre, et nous tenir toujours en garde contre le mal qu'il peut nous faire.

L'empoisonnement criminel par les préparations de plomb est assez rare, si l'on entend par ces mots d'empoisonnement criminel le fait d'administrer le poison à une personne avec la volonté arrêtée de lui donner la mort. Mais il est un autre empoisonnement presque aussi coupable dans son intention et non moins funeste par ses effets : c'est celui que commettent, dans une pensée de lucre déshonnête, des sophisticateurs sans vergogne, en mélangeant aux denrées alimentaires des substances capables de compromettre la santé, quelquefois même la vie des consommateurs. Or les composés saturnins jouent un grand rôle dans ce genre de crime, pour lequel la loi ne se montre pas assez sévère. C'est ainsi que des marchands de vins ont eu parfois recours au massicot ou à la litharge (oxydes de plomb) pour corriger l'acidité de vins aigris dont ils ne pouvaient se défaire. Cette addition a pour effet de transformer l'oxyde en un acétate de plomb doué d'une saveur d'abord sucrée, puis astringente. Mais les acétates de plomb sont des poisons violents, et les personnes qui boivent du vin sophistiqué de la sorte ne tardent pas à ressentir tous les effets de l'intoxication saturnine.

C'est presque toujours l'acétate de plomb qui est, d'après M. A. Tardieu, l'agent de l'empoisonnement criminel par le plomb. On emploie en médecine, comme astringents et résolutifs, l'acétate neutre de plomb et le sous-acétate tribasique. Le premier est souvent appelé *sel* ou *sucre de plomb* ou *de Saturne*, et le second, *extrait de Saturne*. L'acétate neutre est quelquefois administré à l'intérieur; l'emploi du sous-acétate est exclusivement chirurgical. On fait entrer aussi dans quelques préparations pharmaceutiques, pour l'usage externe, le carbonate de plomb, qui, sous les noms de *céruse*, *blanc de céruse*, *blanc de plomb* ou *d'argent*, *blanc de Krems* ou *de Kremnitz*, joue un rôle important dans les arts, et dont les propriétés vénéneuses ne sont pas moins caractérisées que celles des autres sels de plomb. La peinture en bâtiment et la peinture décorative faisaient naguère une énorme consommation de céruse ; mais, outre son influence funeste sur la santé des ouvriers et le danger qu'il y a toujours à livrer au premier venu une substance aussi délétère, le blanc de plomb a le défaut grave de noircir promptement sous l'influence des émanations sulfureuses. Ces motifs lui ont fait préférer généralement, depuis un certain nombre d'années, l'oxyde de zinc (*blanc de zinc*), qui ne présente pas les mêmes inconvénients. On a, pour des raisons semblables, remplacé la céruse par le sous-nitrate de bismuth dans la préparation du blanc de fard, dont l'usage journalier, tel que le pratiquent d'une part les artistes dramatiques, et d'autre part les dames qui veulent, à l'exemple de la trop fameuse Jézabel,

> Réparer des ans l'irréparable outrage,

n'était rien moins qu'inoffensif.

J'ai lu à ce propos, je ne sais en quel livre, une anecdote assez gaie que je demande la permission de raconter.

Une dame qui n'était plus très-jeune, mais qui tenait beaucoup à le paraître, se plaignait à son médecin de certains malaises auxquels elle devenait de plus

en plus sujette, et qu'elle attribuait à la trop sensible
délicatesse de son système nerveux. C'étaient des
vertiges, de l'inappétence, de l'engourdissement, des
douleurs de ventre et quelques autres symptômes
qu'elle n'avouait pas, qu'elle ignorait peut-être, mais
qui n'échappèrent pas à l'observation du docteur.

« Madame, dit celui-ci, n'avez-vous pas recours
à... certains cosmétiques pour rehausser la blancheur
de votre teint ?

— Qui? moi, docteur! fit aussitôt la dame avec
indignation. Jamais!

— Ah! pardon, mille pardons! je croyais... il me
semblait... je me suis trompé, Madame; et je vous fais
mes excuses. »

Il questionna de nouveau la malade sur ce qu'elle
éprouvait, puis, se frappant le front :

« Oh! reprit-il, je vois bien maintenant ce que c'est.
Oui, le traitement sera un peu désagréable, mais je
vous garantis le succès. Il faut prendre dès demain un
bain sulfureux : cela n'a pas une odeur agréable, mais
que voulez-vous, je ne vois que ce moyen de vous
guérir sûrement et promptement. »

Le lendemain, la dame fait préparer dans un cabinet
le bain prescrit, et s'y plonge. Au sortir de cette immersion, son premier soin est de donner un coup d'œil
à son miroir. — Horreur! son visage, son cou, ses
épaules, ses bras avaient une teinte noirâtre, livide.
Elle pousse des cris, elle appelle : peu s'en faut qu'elle
ne tombe en syncope. Le docteur est mandé en toute
hâte. Il accourt.

« Eh! qu'est-ce donc? demanda-t-il; qu'avez-vous,
belle dame?

— Ah! docteur! voyez : c'est horrible! »

Le médecin réprime un sourire à la vue de sa cliente.

« Oh! dit-il, n'est-ce que cela? Ne vous effrayez pas, c'est l'effet du bain sulfureux.

— Mais que ne m'avez vous avertie au moins?

— Vous vous êtes si fort récriée, Madame, lorsque j'ai osé vous demander si vous mettiez du blanc...

— Eh! bien, Monsieur, qu'a cela de commun avec l'état où me voici?

— Cela a de commun, Madame, une chose très-simple. Le blanc que vous mettez — car vous mettez du blanc — est du blanc de plomb, qui noircit en se... sulfurant (pardonnez-moi si je vous parle le langage de la chimie); et c'est ce blanc perfide qui vous rend malade, qui vous empoisonne. La preuve est faite maintenant, et vous avez le choix entre les deux ordonnances que voici : ou bien renoncer immédiatement à embellir votre teint — qui n'a nul besoin d'être embelli, ajouta galamment le disciple d'Hippocrate; — ou bien changer votre parfumeur et demander expressément du blanc *non minéral* [1]. »

Je ne saurais dire au juste laquelle de ces deux prescriptions fut suivie par la dame; mais je crois bien me rappeler que ce fut la seconde.

Les toxicologistes classent les préparations saturnines parmi les poisons stupéfiants, et reconnaissent deux sortes d'empoisonnement par ces substances : l'empoisonnement lent et l'empoisonnement aigu.

L'empoisonnement lent, appelé aussi affection ou

---

[1] Le blanc de bismuth n'est point vénéneux comme le blanc de plomb; mais il a aussi l'inconvénient de noircir en se sulfurant.

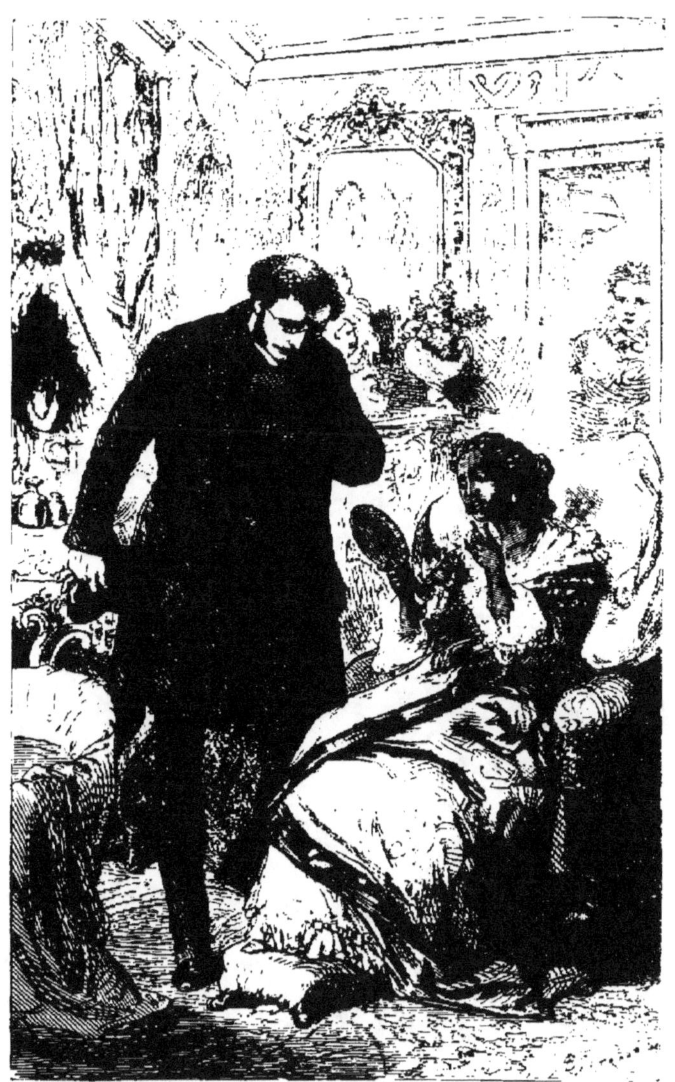

— Ah! docteur! voyez : c'est horrible!

maladie saturnine, s'observe fréquemment chez les individus qui manipulent le plomb et ses composés, et en particulier chez les peintres en bâtiment. Aussi a-t-on donné à son principal symptôme le nom de *colique des peintres*. A ce symptôme se joignent d'autres accidents non moins caractéristiques : haleine fétide, teint plombé, coloration brune des dents, amaigrissement, diminution de la sensibilité tactile, quelquefois oblitération de l'ouïe et de la vue; altérations des facultés intellectuelles, désordres nerveux, paralysie, etc.

L'empoisonnement aigu résulte de l'ingestion d'un sel soluble de plomb en quantité notable. « L'effet, dit M. le docteur Tardieu, est d'autant plus rapide que la dose est plus élevée. Au moment de l'ingestion, on a la sensation immédiate d'une saveur douceâtre, sucrée, persistante. Bientôt surviennent des nausées, non constamment suivies de vomissements; puis des douleurs de ventre très-aiguës, tantôt avec constipation, tantôt avec diarrhée. Les membres inférieurs sont engourdis, l'abattement devient général. Le visage est pâle, les lèvres livides; parfois, dès les premiers moments, un liseré bleuâtre se montre sur le bord des gencives. Celles-ci, ainsi que les dents, sont noircies; l'haleine est fétide, la voix est éteinte; un hoquet pénible soulève l'estomac; des syncopes, des convulsions terribles précèdent un état de torpeur comateux qui peut durer deux ou trois jours, et que la mort termine. »

Le malade cependant peut guérir. La réaction s'annonce alors par une fièvre assez violente qui succède à l'état comateux, et qui s'apaise peu à peu. Mais la convalescence est lente; il reste longtemps de la douleur à l'épigastre, de la faiblesse, de la dyspepsie et de l'engourdissement.

Les procédés d'expertise chimique pour la recherche du plomb sont à peu près semblables à ceux que nous avons indiqués pour le cuivre. Ils consistent essentiellement à carboniser les matières organiques, à les traiter par l'acide azotique, puis par l'eau distillée ; à précipiter le plomb dans la liqueur filtrée par l'acide sulfhydrique ; à redissoudre enfin le précipité noir et à essayer le nouveau sel ainsi obtenu par les réactifs convenables, notamment par l'iode, qui donne naissance à un précipité d'un beau jaune doré.

IV

L'ANTIMOINE — L'ÉMÉTIQUE

Les anciens ne connaissaient de l'antimoine que son sulfure (en grec στίμμι, en latin *stibium*). L'antimoine métallique ou *régule d'antimoine* ne fut découvert qu'au commencement du xvᵉ siècle, par Basile Valentin. Il a été appelé tour à tour *Lion rouge*, *Racine des métaux*, *Protée*, *Plomb sacré*, *Plomb des sages*, etc. Le nom d'*antimoine*, qui a prévalu, signifie, selon quelques étymologistes, *contraire* ou *funeste aux moines*, et viendrait de ce que plusieurs moines d'un couvent se seraient empoisonnés avec une préparation stibiée. Selon d'autres, il signifie *fleur d'Ammon* (ἄνθος Ἀμμωνος) ou *de Jupiter*. Les cristaux d'antimoine étaient aussi appelés *fleurs d'argent,* parce qu'ils affectent souvent une disposition étoilée ou arborescente.

Quoi qu'il en soit, l'antimoine est un métal d'un blanc bleuâtre, brillant, aigre, cassant, facile à pulvériser. Tous ses composés sont vénéneux, ou du moins médicamenteux, et jouissent à des degrés divers des propriétés irritantes et vomitives qui assignent aux antimoniaux une place importante dans la matière médicale.

Les préparations d'antimoine les plus employées sont les oxydes (*antimoine blanc, fleurs argentines, fleurs émétiques, antimoine diaphorétique*), le chlorure (*beurre d'antimoine*) et l'oxychlorure (*poudre d'Algaroth*), les sulfures et les oxysulfures (*verre* ou *foie d'antimoine, kermès minéral, crocus metallorum*), enfin le tartrate double de potasse et d'antimoine (*émétique* ou *tartre stibié*).

L'émétique est d'un usage fréquent en médecine. On l'administre à l'intérieur à la dose de 5 à 15 centigrammes comme vomitif, et à doses répétées, comme contre-stimulant ; à l'extérieur, il agit comme vésicant et révulsif avec une extrême énergie. Introduit dans l'économie soit par les voies digestives, soit par inoculation, à la dose de 20, 30 centigrammes et plus, il devient un poison violent. L'empoisonnement par l'émétique est rare. Il se montre cependant quelquefois, dit M. A. Tardieu, à la suite de l'administration intempestive de ce vomitif énergique, surtout chez les jeunes enfants ou même chez les adultes, par le fait d'une susceptibilité individuelle excessive. Dans certains cas il a été pris volontairement dans une intention de suicide ; mais la statistique judiciaire n'enregistre qu'un très-petit nombre de crimes commis à l'aide de cette substance ;

ce qui s'explique par la difficulté de se la procurer autrement que chez les pharmaciens, à dose médicinale, et sur ordonnance écrite d'un médecin.

Les symptômes de l'empoisonnement par l'émétique se rapportent à l'action toute spéciale de ce sel. Ce sont d'abord des vomissements répétés, incessants, bientôt suivis d'une diarrhée intense. Ces évacuations abondantes ont souvent un heureux effet, en s'opposant à l'absorption et en provoquant l'expulsion d'une grande partie du toxique. Mais lorsque la maladie doit avoir une terminaison fatale, il survient une vive douleur à l'épigastre, des syncopes, de l'agitation, des vertiges, de la chaleur à la gorge. Les évacuations prennent un caractère de mauvais augure; l'urine est supprimée, le corps se couvre de pustules, la peau prend une teinte bleuâtre, les membres se refroidissent, et la mort arrive, précédée de délire et de convulsions. La durée de la maladie varie ordinairement de deux à six jours. Dans des cas très-rares elle ne dure que quelques heures.

L'empoisonnement peut suivre d'ailleurs une marche lente, lorsque l'émétique est administré par petites doses fréquemment répétées. L'effet vomitif de l'émétique est complétement neutralisé par la poudre de quinquina ou de noix de galle. Aussi en a-t-on proposé la décoction comme antidote. La dissolution de tannin et, par suite, les décoctions d'écorce de chêne, de marronnier, etc., peuvent remplir le même but.

La présence de l'antimoine dans les liquides ou dans les aliments suspects et dans les organes du cadavre peut se démontrer par divers procédés également certains. L'appareil de Marsh notamment est applicable à la recherche de l'antimoine aussi bien qu'à celle de l'arsenic, et permet d'en retrouver les moindres traces sous forme de dépôt annulaire ou de taches miroitantes. Les taches d'antimoine pourraient au premier abord être confondues avec les taches arsenicales ; toutefois un examen attentif et surtout la manière dont elles se comportent en présence des réactifs font bientôt disparaître toute confusion.

Ainsi, de tous les poisons minéraux que nous venons de passer en revue, et dont la justice a le plus ordinairement à rechercher et à punir l'usage criminel, — arsenic, phosphore, mercure, cuivre, plomb, antimoine, — il n'en est pas un qui puisse échapper aux merveilleux procédés d'analyse dont dispose la chimie moderne.

POISONS ORGANIQUES

LES POISONS USUELS

Il faut convenir que si « l'homme est un animal raisonnable, » — ainsi le définit, je crois, « Aristote et sa docte cabale, » — c'est aussi un animal déraisonnable. Non content d'avoir à satisfaire, souvent au prix de tant de peines et de labeurs, les besoins réels imposés par la nature, il se crée une foule de besoins artificiels qu'il décore des noms de fantaisies, de délassements, de distractions, et qui, en définitive, cessent en peu de temps d'être rien de tout cela, pour devenir des habitudes ; si bien que, contrairement à l'exemple et au précepte d'Horace :

Mihi res, non me rebus submittere conor,

loin de se soumettre les choses qui l'entourent, il semble se plaire à leur obéir. Les progrès de la science, de l'industrie, du commerce, favorisent malheureusement cette fâcheuse tendance en mettant de plus en plus à notre portée tout ce superflu qui devient notre nécessaire. Je ne parle ici, bien entendu, que du superflu physique. Si encore ce superflu n'était qu'inutile ! Mais trop souvent il ne peut qu'ôter à notre santé, à notre bien-être, à notre moralité ce qu'il donne à nos plaisirs, — et quels plaisirs! — La gourmandise, ou plutôt le besoin insensé d'excitations factices, de sensations bizarres, ont fait entrer dans la consommation journalière des peuples barbares et des peuples civilisés un certain nombre de substances qui toutes, à des degrés divers, sont de véritables poisons. Poisons auxquels l'organisme, il est vrai, s'accoutume jusqu'à un certain point, mais à la condition que le goût modéré qu'on y prend d'abord ne dégénère pas en passion folle, et l'usage en abus. Et ce dernier cas est, hélas! de beaucoup le plus fréquent!

Je désigne sous le nom de *poisons usuels* ces substances, toutes empruntées au règne végétal, et que nous allons étudier rapidement en commençant par celle de toutes qui compte le plus d'amis, de fanatiques, et par conséquent le plus de victimes.

I

L'ALCOOL, L'ALCOOLISME — LES SPIRITUEUX

Les étrangers envient avec raison à la France ses vins pétillants et généreux. Ils font mieux : ils les lui achètent. Nous devons à ce produit de notre sol une partie de notre richesse; nous lui devons plus encore. Nul doute que l'usage de cette boisson incomparable ne contribue par sa bienfaisante influence à entretenir chez nos populations, avec la vigueur et la santé, cette joyeuse humeur, cette vivacité gauloise, cette aptitude au travail, cette bravoure insouciante qui forment le fond du caractère français. Mais si l'usage est salutaire, l'abus est funeste, et l'entraînement qui du premier conduit au second est, pour bien des gens, irrésistible.

Ne nous hâtons pas trop toutefois d'accuser le vin d'un mal dont il est plutôt l'instrument que la cause. Nous venons de le reconnaître, la tendance à chercher dans l'emploi de substances excitantes ou narcotiques des jouissances factices est un vice inhérent à la nature humaine.

Les Orientaux, qui ne boivent presque pas de vin, fument et mâchent de l'opium, du ginseng, du haschisch. Les sauvages les plus stupides savent obtenir, par la fermentation de fruits, de graines, de sucs de toute espèce, des boissons spiritueuses dont ils s'enivrent. Les nègres des colonies s'abreuvent de tafia. Les Cosaques font fermenter le lait de leurs cavales. Le peuple russe s'abrutit avec une affreuse eau-de-vie de grains. Autant en font les autres peuples du Nord. En Angleterre, en Écosse, en Irlande, le *whisky*, le *gin*, l'*usquebaugh* composent, avec l'*ale* et le *porter*, un arsenal d'ivrognerie où les buveurs puisent à pleins verres et à pleines pintes une ivresse lourde et brutale. Les Allemands, les Belges, les Hollandais s'inondent de flots de bière.

Bref, il est remarquable que les pays où l'ivrognerie sévit avec le plus d'intensité sont précisément ceux où il n'y a pas de vin. L'Espagnol et l'Italien, qui n'en manquent point, sont sobres. En France, le vin est la moindre cause des progrès de l'intempérance; j'oserais presque affirmer qu'il en est innocent, et à tout le moins doit-on reconnaître que l'ivresse qu'il procure est de toutes la moins funeste.

C'est l'abus des spiritueux, principalement de l'eau-de-vie et de l'absinthe, qui a ajouté à la liste des maladies dont l'humanité est affligée une maladie nouvelle, susceptible de revêtir des formes variées et toutes également meurtrières, un fléau dont les victimes se comptent chaque année par milliers, ou plutôt, hélas! ne se comptent plus. On a donné à ce mal le nom d'*alcoolisme*. Il s'accompagne d'un cortége de symptômes terribles : désordres du système nerveux, inertie et inflammation des voies digestives, maladies des poumons et du cœur, paralysie locale ou générale, délire tremblant (*delirium tremens*), folie, congestion cérébrale, etc. Je n'en invente point, j'en omets. Sans doute tous ces symptômes ne se montrent pas à la fois et avec la même force. Leur apparition et leur développement dépendent du tempérament du malade et de la quantité du poison qu'il absorbe; mais les uns ne sont pas plus rassurants que les autres : tous déterminent un état morbide douloureux, qui va s'aggravant avec une rapidité croissante, et dont la terminaison est fatale. On a proposé de décréter contre les ivrognes une pénalité sévère. Inutile : la nature s'en charge; elle les condamne d'avance aux deux peines les plus sévères que portent nos lois : la dégradation et la mort. Elle accorde seulement aux moins coupables un sursis plus long, et leur laisse pendant un certain temps la faculté de se sauver en se corrigeant.

Indépendamment de ses autres ravages, l'abus des spiritueux affecte toujours fortement le système ner-

veux et le cerveau, et lorsqu'il n'amène pas la démence
ou l'idiotie complète, il ne laisse pas d'altérer gravement les facultés intellectuelles et de pervertir le sens
moral. Il use la sensibilité, après l'avoir exaltée, et
avec elle tous les instincts moraux s'atrophient, s'étei-
gnent, étouffés par une seule passion invincible, fa-
rouche, impitoyable, capable, pour se satisfaire, des
actions les plus honteuses et quelquefois des crimes
les plus odieux : la soif! Boire devient ainsi, à la longue, l'unique pensée de l'ivrogne. La mémoire, l'imagination, la raison, tout disparaît. Qu'ils se désabusent
donc ceux-là qui prétendent motiver les excès de boisson auxquels ils se livrent par la nécessité de stimuler
l'organe de la pensée pour se livrer avec plus de verve
aux travaux de l'esprit. Ce n'est point, quoi qu'on en
ait dit, à l'hippocrène des cabarets qu'on peut puiser
l'inspiration poétique, le talent littéraire ou artistique.
« Un ivrogne, a dit Amyot, n'engendre rien qui vaille. »
Cela est vrai au point de vue intellectuel et moral, et
au point de vue physiologique. « Et en effet, dit
M. Burdel, on voit le plus souvent les enfants des ivrognes être atteints de scrofules, de rachitisme, d'idio-
tisme, de convulsions et de maladies cérébrales. »

Mais est-ce que l'ivrogne a des enfants? Est-ce qu'il
a une famille? Il s'en soucie bien! Sa maison, c'est le
cabaret; sa famille, ce sont ses camarades de débauche.
Que sa femme et ses enfants meurent de faim, peu lui
importe, pourvu qu'il ait à boire! « L'ivrognerie, dit
M. le docteur Michel Lévy, est le plus grand fléau des
classes laborieuses; elle s'oppose à l'épargne, creuse
l'indigence des familles, éloigne toute éducation, mul-
tiplie les rixes, les délits, les désordres. »

Donc, chez l'individu, la maladie, l'abrutissement, la folie, la mort; dans la famille, la division et la misère; dans la société, le désordre, la corruption, le crime : tels sont les résultats de l'ivrognerie; et ces résultats, je le répète, doivent être attribués principalement à l'usage des liqueurs fortes, qui produisent l'ivresse violente, prolongée, répétée. Il n'est donc pas sans intérêt d'examiner l'action qu'exercent sur l'économie celles de ces liqueurs qui entrent pour la plus grande part dans la consommation.

Le principe actif de toute liqueur spiritueuse, c'est l'alcool. L'alcool pur agit énergiquement sur les tissus de l'économie. Il les dessèche, les durcit, les dénature en absorbant l'eau, dont il est très-avide, en coagulant l'albumine et en dissolvant les matières grasses. C'est là son action directe, locale. Son action physiologique n'est pas moins accentuée. Introduit dans l'économie soit par la digestion, soit par inoculation, il surexcite le système nerveux, puis en altère les fonctions; il porte violemment le sang à la tête, met le trouble dans les facultés intellectuelles et dans les mouvements; il provoque des nausées et des vomissements, puis une stupeur comateuse. Ces symptômes se dissipent à mesure que l'alcool est éliminé, si toutefois il n'a pas été ingéré à trop forte dose; mais dans le cas contraire, ils peuvent prendre un caractère grave et se terminer par la mort.

L'alcool est donc un véritable poison. Toutefois il échappe, ainsi qu'on l'a vu plus haut, à la définition de quelques toxicologistes, qui n'accordent la qualification de poisons qu'aux substances non assimilables. L'alcool est assimilable. Il a, dans les climats froids, son utilité physiologique. Par le carbone et l'hydrogène qu'il renferme, il remplit, au même titre que les matières grasses, le rôle d'aliment respiratoire; il entretient le foyer de la combustion intérieure et concourt à la réaction de l'organisme contre le froid extérieur. De là le goût prononcé des peuples du Nord pour les boissons alcooliques, qu'ils supportent beaucoup mieux que nous, mais dont plus que nous aussi ils sont enclins à abuser.

L'alcool étendu d'eau, tel qu'on l'obtient par la distillation du vin (eau-de-vie), du jus de canne (rhum), des cerises sauvages (kirsch), etc., emprunte aux matières qui l'ont fourni certains principes aromatiques, et acquiert ainsi une saveur toujours forte, mais à laquelle on s'habitue aisément, et qu'on finit par trouver agréable.

Pris en petite quantité, associé au café ou au thé, il est sans inconvénient pour les personnes douées d'une bonne santé. Mais il faut se défier, dit sagement M. Bouchardat, du goût qui se développe par l'usage habituel. Ici la pente est rapide, le chemin glissant. On ne prend d'abord de l'eau-de-vie ou du rhum qu'après le dîner. On en prend ensuite après le déjeuner; on en prend le matin à jeun; on y revient dans la journée et le soir sous divers prétextes. L'alcoolisme alors se déclare. Il se manifeste, soit par l'altération lente des organes et des fonctions, soit par des désordres violents, selon le plus ou moins de vigueur du sujet et le degré de son intempérance. On ne remarque, du reste, aucune différence sensible dans les effets de l'eau-de-vie, du rhum, du genièvre; ces effets sont ceux de l'alcool; leur intensité ne dépend que de la quantité et de la force de la liqueur.

II

L'ABSINTHE

Mais il est une liqueur dont la consommation s'est rapidement accrue en France depuis un certain nombre d'années, et dont l'action dépasse de beaucoup en intensité celle des spiritueux simples. Je veux parler de l'absinthe. D'où vient la déplorable et croissante popularité de ce nouveau poison? D'où vient l'énergie exceptionnelle de ses effets toxiques, et en quoi consistent réellement ces effets? La réponse à la première de ces deux questions est facile. Les essences diverses qui entrent, avec l'alcool, dans la composition de la liqueur d'absinthe, lui donnent une saveur aromatique *sui generis*, qui plait infiniment à beaucoup de personnes. Étendue d'eau fraîche, ou mieux encore d'eau glacée, avec les soins que savent prendre les buveurs émérites pour déterminer la précipitation des essences dissoutes dans l'alcool, l'absinthe constitue une boisson à la fois tonique et désaltérante, — à ce qu'il semble du moins, — et dont on ne soupçonne pas d'abord le danger. Elle a passé longtemps pour apéritive, et c'est comme telle qu'elle a été adoptée par les gourmets. Jamais réputation ne fut plus usurpée; les buveurs eux-mêmes le reconnaissent; mais l'habitude est prise, et ils la justifient volontiers en disant : « L'absinthe ne donne pas d'appétit : elle fait attendre le dîner. » Voilà la vérité : l'absinthe est un *expectatif*.

Entre le moment où cessent le travail et les affaires
et celui du dîner, il s'écoule une heure ou deux d'oisi-
veté. Les employés quittent leurs bureaux; les gens
d'affaires, la Bourse ou le Palais; les étudiants, l'école
ou l'amphithéâtre; les gens de lettres, la Bibliothèque.
On s'en va causant; rien ne presse de rentrer chez soi.
Que faire? On prend l'absinthe. A Paris, de cinq à
six heures du soir, les cafés, les boutiques de liquoristes sont encombrés. Les buveurs les plus raisonnables
se contentent d'un verre; mais combien en est-il qui
en prennent deux, trois et davantage!

L'effet immédiat de l'absinthe est, il faut le reconnaître, très-séduisant. La vacuité de l'estomac et la
préparation que l'on fait subir à la liqueur en la mélangeant graduellement avec de l'eau, facilitent l'absorption
de l'alcool et des essences. La circulation s'active; une
douce chaleur monte au cerveau, et produit un senti-
ment de bien-être, de la gaieté, de l'entrain. Mais
cet état dure peu, et fait bientôt place à des symptômes
tout différents. Les idées se troublent, la tête devient
pesante et douloureuse, les membres perdent leur
force et leur élasticité. L'appétit, il n'en faut point
parler. L'estomac participe à la torpeur générale, et
le goût émoussé trouve fade tout aliment et toute
boisson. Ce qui tourmente le buveur d'absinthe, ce
n'est pas la soif, comme on l'a prétendu : c'est un
besoin d'excitation, et c'est parce qu'aucune autre liqueur ne satisfait aussi bien ce besoin factice, qu'il
recourt toujours à l'absinthe.

A la question de savoir à quoi l'absinthe doit ses
propriétés toxiques, je n'hésite pas à répondre avec
M. Ferd. Moreau : « A l'énorme proportion d'alcool

qu'elle renferme ! [1] » Cet auteur soutient, par des arguments pleins de justesse, l'innocuité des essences, et réfute particulièrement l'assertion de M. L. Figuier qui, ayant été pris de coliques après avoir avalé un verre d'absinthe, — le seul, dit-il, qu'il ait bu en sa vie, — n'a pas hésité à affirmer que cette liqueur empoisonne à la façon des poisons vulgaires.

M. Figuier commet une autre erreur non moins étrange. Il écrit que l'eau dont on étend l'absinthe *annule les effets de l'alcool*. L'eau atténue, il est vrai, l'action directe de l'alcool sur les organes; mais elle ne diminue point son action sur le système nerveux, *au contraire*. M. Moreau est donc encore dans le vrai lorsqu'il dit que « à part la sensation de chaleur, et quelquefois de brûlure même, que produit sur les muqueuses un liquide alcoolique d'un degré aussi élevé, l'absinthe *pure* étourdit et grise moins facilement que l'absinthe frappée. »

En résumé, si l'absinthe est la plus dangereuse de toutes les liqueurs, cela tient, premièrement, à ce qu'elle est la plus forte en alcool (elle en contient de 65 à 70 p. 100); en second lieu, à ce qu'on a coutume de la prendre à jeun et de la mélanger avec de l'eau; en troisième lieu, à ce que la terrible énergie de ses effets exerce sur les buveurs une sorte de fascination qui les en rend de plus en plus avides. Du reste, il n'y a pas lieu d'attribuer des caractères spéciaux à l'*absinthisme*, qui n'est qu'une forme plus grave de l'alcoolisme.

Quelques mots maintenant des moyens proposés pour arrêter en France les ravages de l'ivrognerie.

---

[1] *De la Liqueur d'absinthe*. Brochure in-8°, Paris, 1862.

Quelques conseils généraux, préoccupés de cette louable pensée, ont émis, en 1862, des vœux tendant à ce que le gouvernement fît peser sur les liqueurs alcooliques, et en particulier sur la liqueur d'absinthe. des droits extrêmement élevés. Ce remède ne me paraît propre qu'à aggraver le mal. La cherté des spiritueux n'en diminuerait point la consommation. Loin d'enseigner aux ivrognes l'économie, elle ne ferait que les induire en de plus grandes dépenses, et rendre plus misérable la condition de leurs familles. Ce serait, en outre, donner un stimulant de plus à la fraude, qui ne s'exerce déjà que trop sur les vins et les spiritueux.

On a demandé aussi que la loi intervînt pour punir sévèrement les individus coupables du délit d'ivrognerie. Mais il est évident que l'action de la police et de la justice ne saurait être ici que très-limitée. Elle ne peut atteindre, en tout cas, que les individus pris en flagrant délit sur la voie publique; et encore n'est-il point aisé de fixer le degré d'ivresse qui constituerait la culpabilité. Reconnaissons toutefois que la police devrait, dans beaucoup de cas, se montrer moins tolérante envers les gens ivres qui, par leur brutalité, leurs chansons obscènes, leurs propos grossiers et leurs... nausées, compromettent la liberté et la sécurité de la circulation, et offensent d'une manière souvent révoltante la morale et la pudeur.

III

Voilà une plante qui certes, lorsqu'elle fut créée, ne se doutait guère de la singulière destinée que lui réservait la bizarrerie, — je dirais presque la dépravation des fantaisies humaines. Elle ne soupçonnait pas que, n'étant qu'une plante vénéneuse, ou tout au plus médicamenteuse, ne possédant ni parfum, ni arôme, ni aucune qualité réellement utile et bienfaisante, elle deviendrait un jour, non-seulement chez les sauvages, mais en Europe, parmi les peuples les plus policés, les plus raffinés, les plus délicats, l'objet d'une consommation immense, universelle; que des millions de gens la brûleraient pour aspirer et savourer sa fumée; que d'autres se l'introduiraient, fermentée et réduite en poudre, dans le nez; que d'autres enfin iraient jusqu'à la mâcher avec délices, malgré sa saveur âcre et nauséabonde!

De tous les besoins factices que nous nous sommes créés, celui du tabac est peut-être le seul que ne puissent justifier, ni même expliquer, ceux même qui en sont le plus fortement possédés. Et pourtant il devient par l'habitude tellement impérieux, que les plus héroïques efforts peuvent seuls en triompher.

Cette plante, dont la destinée est si étrange, s'appelle, en latin de botaniste, *nicotiana tabacum*. De ces deux noms, le premier lui a été donné en souvenir de

Jean Nicot, ambassadeur de France en Portugal, qui l'introduisit, dit-on, dans notre pays, au XVIe siècle. Quant au second, *tabacum*, il vient, selon quelques étymologistes, de ce que les Indiens, de qui nous avons appris à *fumer* cette herbe, l'appelaient *tabacos*; mais la plupart des auteurs le font dériver plus simplement de *Tabago*, nom de l'île où les Espagnols découvrirent le tabac. Cette dernière version me paraît

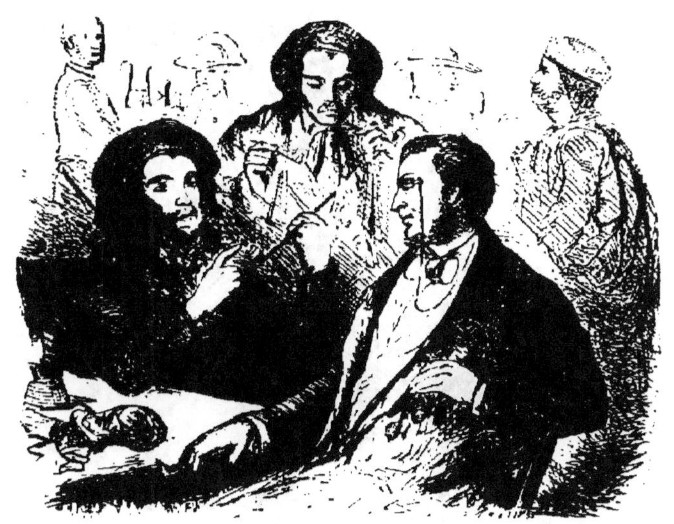

préférable, d'autant que le mot *tabacos* n'a nullement la consonnance qu'affectent les langues américaines, et me fait tout l'effet d'un mot espagnol. On sait, du reste, que le nom sous lequel les Indiens du Brésil et ceux de la Floride désignaient le tabac était *petun*; et ce nom s'est conservé fort longtemps dans ces contrées, et même dans les Antilles.

Lors de son arrivée en Europe, le tabac fut diverse-

ment baptisé. On l'appela *buglose antarctique, jusquiame du Pérou* et, plus communément, *herbe de
M. le Prieur* et *herbe à la Reine*, parce que Jean Nicot
en avait d'abord fait hommage à la reine mère Cathe-
rine de Médicis, et au grand prieur François de Lor-
raine.

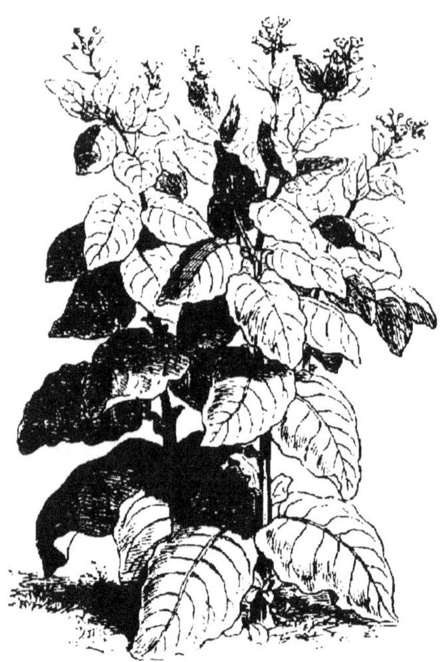

Tabac.

Le tabac appartient à la famille des *Solanées*, ainsi
appelées du nom latin de la morelle (*solanum*). Ce nom,
au dire de quelques étymologistes, serait un dérivé de
solamen (consolation), parce que la morelle (*solanum
nigrum*), type du genre qui est lui-même le type de
la famille, possède des propriétés calmantes et légèrement narcotiques, propres à *consoler* les malades.

Le tabac n'est pas une jolie plante, bien qu'on en
ait fait entrer récemment certaines variétés dans la décoration des jardins. Sa tige est herbacée. Il atteint une
hauteur de 70 à 110 centimètres, quelquefois plus. Ses
grandes feuilles ternes, d'un vert pâle, rudes au toucher, avec leurs côtes ou nervures larges et saillantes,
laissent deviner un de ces végétaux malfaisants contre
lesquels la nature semble avoir voulu nous mettre en
garde. Sa fleur même, petite et d'un rose sale, n'a
rien de séduisant et n'invite point à la cueillir. Toute
la plante exhale une odeur vireuse et désagréable. Par
quelles circonstances bizarres les hommes ses compa-
triotes ont-ils été conduits à lui donner cette destina-
tion singulière, dont ils ne se sont avisés pour aucune
autre plante? Je crois pouvoir affirmer que c'est la médecine qui en est cause. Je parle de la médecine des
sauvages.

Ces hommes de la nature, on le sait, traitent leurs
maladies et leurs blessures au moyen des plantes qui
croissent autour d'eux, et dont, dans cette vue, ils
étudient avec beaucoup de soin les propriétés. C'est
par eux que l'usage des plantes médicinales que nous
importons des Indes, de l'Afrique et du nouveau
monde a été enseigné aux voyageurs. Ils emploient
les unes en compresses, les autres en infusion ou en
décoction, quelques-unes aussi en fumigations. Le tabac ou *petun* était réservé pour ce dernier rôle. Or il
faut être juste : si ses feuilles vertes sentent assez mauvais, séchées et convenablement préparées, elles exhalent une odeur qui peut paraître et paraît en effet
agréable à beaucoup de personnes; et leur arome pénétrant, un peu âcre, exerce sur les nerfs une sorte

d'action enivrante et comme fascinatrice. Cette action se produit encore à un plus haut degré lorsqu'on les brûle et qu'on en aspire la fumée. On ne se rend pas bien compte de la sensation qu'on éprouve; mais alors même qu'on en a été incommodé, on est presque invinciblement porté à s'y soumettre de nouveau. Les substances excitantes ou enivrantes possèdent toutes, du reste, une vertu semblable, à laquelle on a besoin de résister.

Depuis son introduction en Europe et avant d'atteindre à la haute prospérité, à la vogue croissante et à la productivité fiscale où nous le voyons aujourd'hui, le tabac a passé par des vicissitudes sans nombre. Il a été tour à tour, dans les différents États, préconisé, honni, protégé, proscrit, affermé, libéré, monopolisé, etc. La plupart des princes ont d'abord cru que leurs sujets, en fumant et en prisant, se suicidaient. Ils ont craint de ne plus régner, quelque jour, que sur des nécropoles, ou sur des peuples d'idiots, moitié ivres, moitié engourdis. Ils ont donc essayé d'empêcher l'usage du tabac, jusqu'à ce que voyant, premièrement qu'ils n'y parvenaient point, secondement que l'humanité, tout en prisant et en fumant de plus en plus, ne s'en portait pas plus mal et n'en devenait ni plus ni moins extravagante ou stupide, ils ont eu l'idée d'exploiter au profit du trésor ce goût étrange, malpropre, mais, au demeurant, inoffensif.

Ce n'est pas ici le lieu de nous arrêter à la culture, au commerce et à l'industrie des tabacs. On peut lire sur ce sujet le chap. vii de notre *Voyage scientifique autour de ma chambre*, ou notre article TABAC, du *Dictionnaire universel du commerce et de la navigation*.

Le principe actif, vénéneux du tabac s'appelle la *nicotine*. La nicotine est un *alcaloïde*. Les alcaloïdes sont des substances organiques composées, comme toutes les autres, de carbone, d'hydrogène, d'azote et d'oxygène, mais jouissant de propriétés analogues à celles des alcalis minéraux, et pouvant se combiner avec les acides pour donner naissance à de véritables sels. Les alcaloïdes possèdent, en outre, des vertus toxiques ou médicamenteuses plus ou moins énergiques. Toute plante qui n'est pas exclusivement alimentaire ou absolument nulle, renferme dans sa racine, dans son écorce, dans sa tige, dans ses feuilles, ses fleurs ou ses fruits, au moins un alcaloïde qui est généralement vénéneux. Les substances végétales qui flattent le plus notre goût et notre odorat ne font pas exception à la règle. Que la *théine*, alcaloïde du thé, et la *caféine*, du café, soient des poisons terribles, cela n'étonnera point, sans doute, les personnes que le thé et le café agitent et empêchent de dormir; et elles trouveront dans cette circonstance la justification du fâcheux renom de « poison lent » que les malveillants ont fait au café. Mais qui se douterait que le cacao, cet honnête cacao que les gens les plus sobres et les plus délicats prennent chaque matin sous forme de chocolat, sans se défier de rien, et qui plus est, sans être le moins du monde empoisonnés, — qui se douterait que le cacao renferme aussi son alcaloïde, la *théobromine* : alcaloïde terrible entre les plus terribles, puisque quelques centigrammes suffisent pour faire périr en peu d'instants un pigeon ou un lapin?...

Revenons au tabac et à la nicotine. Cet alcaloïde entre dans la composition chimique de la plante pour une proportion qui varie suivant les espèces. Les tabacs *forts*, tels que ceux du Nord et du Lot, en renferment jusqu'à 6 ou 8 pour 100, tandis que les tabacs doux, comme le Maryland et le Latakieh, n'en contiennent pas plus de 2 pour 100. La nicotine pure, telle qu'on l'extrait des feuilles de tabac par des procédés qu'il est superflu de décrire, est un liquide oléagineux, incolore et limpide, doué d'une faible odeur de tabac et d'une saveur âcre et brûlante. Les anciens toxicologistes rangeaient la nicotine dans la classe des *narcotico-âcres*. C'est un poison violent. Une seule goutte suffit pour tuer un petit lapin. La mort arrive à la suite d'accidents analogues à ceux qu'on observe dans le tétanos, mais auxquels succède une période plus ou moins longue d'affaissement et d'engourdissement. Les parties touchées par le poison portent les traces manifestes de son action caustique. « La peau qui entoure la bouche, dit M. A. Tardieu, est quelquefois brûlée, et les lèvres blanches, racornies, couvertes de croûtes, la langue tantôt d'un blanc grisâtre, tantôt volumineuse et dépouillée. La membrane muqueuse qui revêt la bouche, le pharynx et l'œsophage, peut présenter les mêmes traces du contact de la liqueur vénéneuse. »

La nicotine est donc ce qu'on peut appeler un poison infidèle ; elle trahit à première vue la main scélérate qui l'emploie. Il est d'ailleurs à peu près impossible de se la procurer, et sa préparation exige, outre des connaissances chimiques, tout un outillage de laboratoire que les empoisonneurs n'ont heureusement pas, d'ordinaire, à leur disposition. Aussi l'empoisonnement par la nicotine ne figure-t-il que tout à fait exceptionnellement dans les fastes judiciaires. La statistique criminelle n'en fournit pas, en France, un seul exemple pour toute la période décennale de 1851-1862.

La Belgique a eu, en 1850, le triste privilége d'offrir à l'Europe l'exemple peut-être unique d'un empoisonnement — il serait plus juste de dire un assassinat — commis à l'aide de la nicotine pure, avec une férocité sauvage. L'auteur de ce crime fameux était un noble gentilhomme, le comte Hippolyte de Bocarmé. L'accusation lui donnait pour complice sa femme, née Lydie Fougnies; et la victime était le propre frère de celle-ci, Gustave Fougnies, un pauvre être chétif, estropié, qui ne pouvait marcher qu'avec des béquilles.

Rappelons en quelques mots les circonstances de ce hideux drame de famille. Hippolyte de Bocarmé était né à l'île de Java. Il y avait été élevé parmi les farouches Malais; il y avait puisé « l'amour des poisons ». Homme vicieux, dissolu, d'un caractère violent, il n'avait, pour satisfaire sa passion du luxe et des plaisirs, qu'un très-minime patrimoine, qu'il tenta vainement d'accroître par diverses spéculations et inventions agricoles. Il crut trouver dans son mariage avec Lydie Fougnies un moyen de relever sa fortune. La dot était peu considérable, mais il y avait ce qu'on appelle des *espérances*. Fougnies père était infirme et ne devait point vieillir. Bocarmé comptait bien aussi que son beau-frère n'irait pas loin, et qu'au bout de quelques années la comtesse se trouverait seule maîtresse des biens de toute sa famille. En effet, peu de temps après son mariage, il eut la satisfaction de voir mourir son beau-père. C'était toujours autant. Mais ce premier héritage était loin de suffire pour payer les dettes du comte. Il fallait donc que la mort de Gustave Fougnies ne se fît pas attendre.

Or non-seulement le pauvre garçon avait bonne envie de vivre, mais il ne voulait plus vivre seul et se disposait à se marier. Déjà le jour des fiançailles était fixé. Ce n'était plus, pour les honteuses espérances de Bocarmé, un ajournement; c'était la ruine. Le comte résolut d'en finir avec ce malingre qui, non content de ne pas mourir, prétendait se donner une famille.

Il possédait certaines connaissances en chimie, et s'était particulièrement appliqué à l'extraction de la nicotine. Ce fut le poison qu'il choisit pour faire périr son beau-frère. Il invita ce malheureux à passer la journée chez lui, au château de Bitremont, sous prétexte de régler quelques affaires d'intérêt. Gustave Fougnies se rendit sans défiance à cet appel.

La journée se passa tranquillement. Mais vers le soir, après dîner, comme Gustave Fougnies allait se retirer et se trouvait seul dans le salon avec Bocarmé, les serviteurs ayant été éloignés et la comtesse s'étant retirée pour vaquer aux soins de sa maison (l'accusation disait : pour faire le guet), on entendit soudain des cris de détresse, puis la chute d'un corps. Les premiers domestiques qui accoururent rencontrèrent dans l'antichambre Mme de Bocarmé qui, troublée, appelait du secours. Son frère était mort. On trouva dans le salon les morceaux des béquilles du pauvre infirme, des taches sur le parquet, les traces d'une lutte violente. La victime fut portée sur un lit. On fit demander un médecin, qui ne put que constater le décès. Bocarmé avait été mordu à la main; il eut des vomissements toute la soirée, et semblait bouleversé. Il voulut faire croire que son beau-frère était mort d'une attaque d'apoplexie; mais rien n'était moins vraisemblable. La justice, aussitôt avertie, commença une enquête. Les époux Bocarmé furent arrêtés.

Au procès, Mme de Bocarmé n'hésita pas à déclarer que son malheureux frère avait été terrassé par le comte, qui lui avait introduit de force du poison dans la bouche. Elle nia du reste sa complicité, soutenant qu'elle n'avait d'abord consenti à « jouer la comédie » que pour ne pas perdre son mari. Les perquisitions faites dans le laboratoire du comte, les aveux de la comtesse, l'examen du cadavre de Gustave Fougnies démontrèrent que celui-ci avait été empoisonné avec de la nicotine. La complicité active de Lydie Fougnies ne se trouva pas suffisamment établie, mais la culpabilité du comte ne pouvait être l'objet d'aucun doute. En conséquence, la cour prononça l'acquittement de Mme de Bocarmé, tandis que son mari était condamné à la peine de mort. Le comte Hippolyte Visart de Bocarmé fut exécuté à Mons le 20 juillet 1850.

Si l'empoisonnement par la nicotine isolée est un fait exceptionnel, l'empoisonnement par le tabac est moins rare. Le poëte Santeuil mourut, dit-on, pour avoir bu un verre de vin dans lequel était tombé du tabac d'Espagne en poudre. On a constaté quelquefois à Bicêtre des suicides accomplis au moyen du tabac par des individus atteints de lypémanie.

Si nous considérons maintenant l'action de la nicotine sur les personnes qui font usage du tabac, nous reconnaîtrons qu'en ce qui concerne le priseur elle est exclusivement locale : elle émousse, lorsqu'elle ne l'abolit pas, le sens de l'odorat, et affaiblit celui du goût; mais il n'est pas vrai qu'elle affecte le cerveau et les facultés intellectuelles. L'action du tabac est beaucoup

plus prononcée chez les fumeurs. Le jeune homme qui
fume pour la première fois éprouve tous les symptômes d'un véritable empoisonnement : ivresse sans
gaieté, vertiges, nausées, vomissements, malaise profond, mais passager. Peu à peu la tolérance s'établit,
l'action semble s'effacer; elle ne fait en réalité que s'amoindrir et se modifier, en passant de l'état aigu à l'état
chronique. Ce n'est pas toutefois qu'on n'en ait singulièrement exagéré les effets. Les adversaires systématiques du tabac l'ont accusé d'engendrer chez les fumeurs
une foule de maladies graves, dangereuses même, et
des désordres de tout genre : catarrhe, phthisie, cancer de la bouche, gastralgie, angine de poitrine, affections du cœur, de la moelle épinière, hébétude, manie, marasme, idiotie, — que sais-je encore! — Ces
accusations sont plus qu'hyperboliques.

La vérité est que l'usage de la pipe ou du cigare
peut être assimilée à une sorte de toxicophagie qui
peu à peu modifie le tempérament de telle sorte, qu'au
bout d'un certain temps elle ne peut être supprimée
brusquement, sans qu'il en résulte pour la santé des
inconvénients plus ou moins graves. Mais c'est tout à
fait gratuitement qu'on a voulu y voir une cause de
maladies organiques déterminées. Il est faux notamment que les facultés intellectuelles soient compromises par l'habitude de fumer. On pourrait citer plus
d'un fumeur émérite parmi les notabilités scientifiques,
littéraires, artistiques, politiques même de notre époque.
Loin d'altérer l'intelligence, le tabac produit sur le
cerveau une action sédative et le porte à la rêverie, à
la réflexion, à la méditation. En revanche il diminue
sensiblement l'activité physique : — les professions sé-

dentaires sont celles qui comptent le plus de fumeurs.
Il ralentit aussi les fonctions digestives : — il n'est pas
rare de voir les fumeurs perdre l'appétit. Peut-être
exerce-t-il une certaine influence sur les mouvements
du cœur, et par suite sur la circulation. Enfin il émousse
le goût et l'odorat, et abaisse le ton de la voix. Somme
toute, le reproche le plus sérieux qu'on ait à lui adresser, c'est de communiquer à l'haleine, aux vêtements
même une odeur tenace et désagréable, et d'éloigner
trop souvent les hommes de la société des dames, — et
réciproquement.

IV

L'OPIUM

Tout le mal que peuvent faire aux peuples occiden-
taux l'alcool et le tabac réunis n'est qu'une misère
imperceptible en comparaison des ravages qu'exerce
en Orient cet autre poison, l'opium : un vrai poison,
celui-là, dont les effets ordinaires ne peuvent être mieux
comparés qu'à ceux de l'*absinthisme*, c'est-à-dire de
l'alcoolisme sous sa forme la plus redoutable. Mais l'alcoolisme n'est parmi nous, Dieu merci, qu'une exception, tandis que dans l'Orient, en Chine surtout, la
maladie de l'opium, le *narcotisme* règne sur un dixième
au moins de la population, et tend à s'étendre avec une
effrayante rapidité. Et pourtant l'opium a du bon, beaucoup de bon. Fléau pour les Orientaux, il est pour nous
un bienfait, et rend chaque jour à l'art de guérir

d'inappréciables services. — Mais n'anticipons pas, et reprenons méthodiquement l'histoire de cette substance, qui peut être à volonté une arme meurtrière ou un instrument de salut.

L'opium est le suc gommo-résineux qu'on extrait par incision des têtes ou capsules du pavot blanc (*papaver*

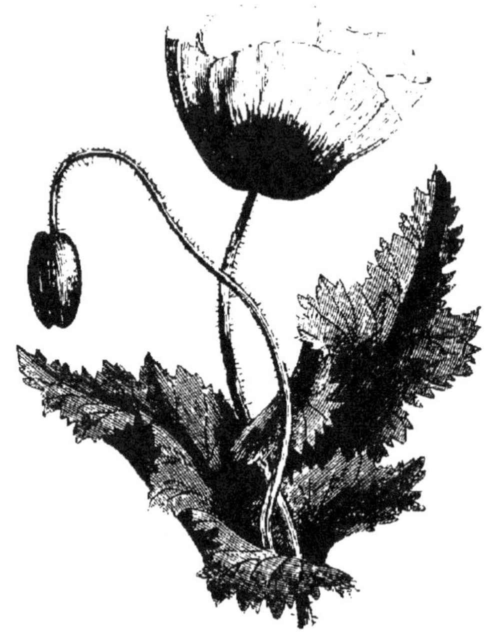

Pavot blanc.

album) dans les contrées chaudes de l'Orient, c'est-à-dire dans l'Inde, la Perse, la Syrie, l'Égypte, l'Anatolie, la Turquie. On peut aussi récolter l'opium en incisant les têtes de nos pavots blancs d'Europe; mais le produit qu'on en retire ne s'est pas vulgarisé jusqu'à présent.

Les anciens connaissaient l'opium et l'employaient fréquemment, soit comme médicament, soit comme poison. Ils en distinguaient deux sortes : l'une obtenue par incision, et qui était l'opium proprement dit (ὄπιον); l'autre qu'on préparait par le broyage et l'expression des capsules, et qu'on appelait *meconium* (μηκώνιον).

D'après Dioscoride, c'était le matin, après l'évaporation de la rosée, que les habitants de l'Asie Mineure pratiquaient sur les têtes de pavots des incisions obliques et superficielles. Ils ramassaient avec le doigt, dans des coquilles, le suc qui suintait de ces blessures, le pilaient dans des mortiers et en formaient des trochisques. C'est encore à peu près ainsi que les choses se passent de notre temps. Seulement le *meconium* des anciens est rejeté du commerce, comme ne possédant qu'à un degré beaucoup trop faible les propriétés du véritable opium, et il ne sert plus qu'à falsifier celui-ci.

L'opium est une substance compacte, pesante, flexible, inflammable, d'une couleur jaunâtre, brune ou rougeâtre, douée d'une odeur vireuse et d'une saveur âcre et amère. Lorsqu'on le mâche, il rend la salive écumeuse et la colore en vert. Il joue actuellement en médecine un rôle de premier ordre, et entre dans un grand nombre de préparations pharmaceutiques, notamment du laudanum, de la thériaque, du diascordium, etc. Mais la consommation d'opium qui se fait en Europe pour l'usage médicinal n'est rien auprès de celle qui a lieu dans tout l'Orient et, plus que partout ailleurs, dans le Céleste Empire, où cette drogue a pris rang d'objet de première nécessité, plus encore que chez nous le tabac ou le café. Les Turcs, les Persans et, en général, les musulmans mâchent l'opium. Les Chinois le fument. Pour le rendre propre à cet usage, on le dissout dans une petite quantité d'eau, de manière à obtenir une espèce de sirop qu'on filtre et qu'on évapore jusqu'à consistance d'extrait. On pétrit ensuite cet extrait en boulettes. L'opium est livré sous cette forme au fumeur, qui allume sa petite boule à la flamme d'une lampe, la pose sur le godet de sa pipe, et aspire lentement la fumée en la faisant pénétrer jusque dans les poumons, où il la garde quelques instants avant de la rejeter. Une pipe ne donne pas plus de vingt ou trente bouffées, et dure une minute environ.

Les riches, les mandarins ont dans leurs appartements des fumoirs spéciaux. Ce sont des chambres richement ornées et garnies de meubles élégants. Les gens du peuple s'en vont fumer l'opium dans des sortes de tavernes où ils trouvent des nattes pour s'étendre et du thé pour se désaltérer; car un des premiers effets de la fumée d'opium est de développer une soif ardente. Cette fumée agit, du reste, comme un excitant général du système nerveux. Elle provoque d'abord une ivresse dont le caractère varie selon le tempérament moral des individus, mais qui est en général gaie, loquace, exaltée. A cette période succède une somnolence lourde que traversent des rêves, des visions bizarres. Au réveil l'individu se sent comme brisé de fatigue. La quantité d'opium nécessaire pour produire ces phénomènes augmente à mesure que la tolérance s'établit; mais cette tolérance n'est qu'apparente. Le fumeur d'opium est voué, comme le buveur d'eau-de-vie ou

d'absinthe, à une maladie chronique dont la marche
est plus ou moins rapide, mais dont la terminaison est
toujours fatale. Le *narcotisme*, — ainsi se nomme cette
affection, — ressemble singulièrement à l'alcoolisme. Il
aboutit, comme son frère d'Occident, à la congestion
cérébrale, à la paralysie, à l'abrutissement, à l'idiotie,
souvent à un véritable *delirium tremens*, ou bien à une

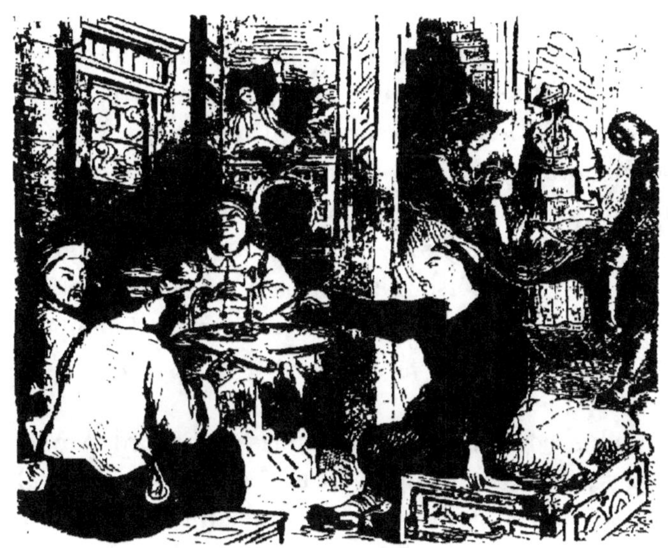

Fumeurs d'opium en Chine.

manie furieuse. On assure qu'à Java les Hollandais
placent à la porte des fumoirs publics fréquentés par
les Malais des factionnaires dont la consigne est de tuer
comme une bête fauve tout individu qui sort de ces
bouges dans un état d'ivresse dangereuse.

On sait que l'opium a été considéré longtemps comme
le type des poisons narcotiques (du grec νάρκη, assoupissement), et bon nombre de personnes sont encore

persuadées que son action est exclusivement soporifique — *Quia est in eo virtus dormitiva, quæ facit sensus assoupire;* — et que, suivant la quantité d'opium ingérée, on peut s'endormir pour un temps plus ou moins long, ou pour toujours. Ce qui fait regarder l'empoisonnement par l'opium comme le plus doux des genres de mort, — après la vieillesse toutefois. C'est une erreur. Il y a déjà nombre d'années que Brown s'écriait : « *Opium, mehercle! non sedat :* Non! l'opium n'apaise pas! » Aphorisme trop absolu sans doute, car l'opium, à petite dose, exerce une action sédative incontestable. Mais les choses prennent une autre tournure quand l'opium est ingéré à la fois en quantité notable, par une personne chez laquelle la tolérance ne s'est pas établie par un usage plus ou moins prolongé de ce toxique. L'empoisonnement peut alors, en vertu de causes qui paraissent dépendre surtout du tempérament et de l'état du sujet, revêtir deux formes distinctes.

La plus commune est caractérisée d'abord par des vertiges, de la céphalalgie, et une sorte d'ivresse exaltée et douloureuse qui se manifeste peu de temps après l'ingestion du poison. Le corps devient brûlant, la peau sèche, la gorge aride. A ces symptômes succèdent des vomissements, puis une démangeaison générale accompagnée d'une éruption vésiculeuse. Toutes les sécrétions sont ralenties ou suspendues. Bientôt le malade tombe dans un lourd assoupissement. La face est bouffie, injectée, le regard fixe, l'œil insensible à la lumière. La pupille, d'abord contractée, se dilate; la respiration s'embarrasse. Puis le malade est en proie à l'agitation, au délire, quelquefois à des secousses convulsives ; après quoi il tombe dans la torpeur et expire après deux, quatre ou cinq jours, rarement plus. Dans l'autre forme, dite foudroyante, et qui est rare, l'état comateux se déclare dès le début, et la mort arrive au bout d'une ou deux heures.

V

LES DÉRIVÉS DE L'OPIUM — LA MORPHINE — AFFAIRE CASTAING

On voit que l'empoisonnement par l'opium ne vaut pas mieux qu'un autre, et que si les symptômes narcotiques y dominent, ils ne laissent pas d'être presque toujours accompagnés d'accidents qui rendent l'agonie pénible, parfois atroce. Cela s'explique par la nature très-complexe du poison, qui doit son activité, non pas, comme beaucoup d'autres, à un seul principe, mais à plusieurs doués de propriétés très-distinctes. On a extrait de l'opium une demi-douzaine d'alcaloïdes, plus un acide particulier, l'acide *méconique*. Ces substances sont toutes vénéneuses, bien qu'à divers degrés et de façons différentes. Les alcaloïdes sont : la *morphine*, la *codéine*, la *narcotine*, la *narcéine*, la *thébaïne* et la *papavérine*.

La première de ces substances, la morphine, est réellement et essentiellement soporifique. On l'emploie en thérapeutique, soit pure, soit à l'état de sel (chlorhydrate ou acétate . Elle produit un sommeil profond, que rien ne peut vaincre ; que les excitations les plus vives, les plus douloureuses même, inter-

rompent à peine momentanément ; qui peut se prolonger pendant très-longtemps, et faire passer de vie
à trépas sans que le malade ait conscience de son état.
Le réveil est pénible. Le sujet se montre agité, effaré,
triste ; ses jambes (ou chez les animaux, le train de
derrière) sont faibles et sans ressort. Il ne se remet
qu'au bout de plusieurs heures.

La codéine est aussi franchement narcotique ; mais
elle cause un sommeil moins profond, plus facile à in-
terrompre que le sommeil morphique, et le réveil ne
laisse subsister ni gêne, ni abattement, ni faiblesse ; ce
qui n'empêche pas que la codéine ne soit plus vénéneuse que la morphine.

« La narcéine est le principe le plus somnifère de
l'opium, dit M. Cl. Bernard : à doses égales, avec la
narcéine les animaux sont plus profondément endormis
qu'avec la codéine, mais ils ne sont pourtant pas abrutis
par un sommeil de plomb comme avec la morphine.
Au réveil, les animaux endormis par la narcéine reviennent très-vite à leur état naturel. »

Les trois autres alcaloïdes de l'opium, y compris la
narcotine (malgré son nom) ne font point dormir. Ils
empoisonnent, mais en occasionnant des troubles d'un
autre genre : convulsions, délire, etc.

L'opium ne figure que pour un chiffre insignifiant
dans la statistique criminelle. Les tribunaux français
n'ont eu à juger, dans la période décennale de 1851
à 1863, que six accusations d'empoisonnement par cette
drogue. Il est certain cependant que l'opium fait en
Europe de nombreuses victimes, d'abord parce qu'il
est souvent employé comme instrument de suicide ; en
second lieu, parce que l'usage journalier qu'on en fait

en médecine occasionne de fréquents accidents. Le
nombre des cas de cette nature est surtout considérable en Angleterre. Un relevé publié par ordre de la
Chambre des communes pour les années 1837 et 1838
donne, sur un total de 541 empoisonnements, 197 empoisonnements par l'opium et ses dérivés; dans la seule
année 1840, on a compté 75 empoisonnements dus au
même toxique, sur un total de 349.

Je ne crois pas qu'aucun alcaloïde de l'opium, si ce
n'est la morphine, ait jamais été employé à dessein
pour donner la mort. Encore la morphine elle-même,
le plus usité de tous, ne l'a-t-elle été que très-excep-
tionnellement. C'est que les poisons de cette nature sont
des substances qu'on ne se procure pas aisément, à
moins qu'on n'ait l'honneur d'appartenir aux professions médicales, lesquelles, Dieu merci! fournissent
peu de scélérats. Il y a eu cependant des médecins empoisonneurs; il y a eu des hommes qui, investis du
mandat sacré de veiller au salut de la vie humaine,
ont abusé, pour tuer impunément (ils s'en flattaient du
moins), des priviléges glorieux que la science et la loi
leur avaient conférés : — forfait plus odieux, plus exécrable encore que celui du soldat qui tourne contre sa
patrie les armes reçues pour la défendre! Il y a eu en
Angleterre des Pritchard et des Palmer; en France
des Castaing et des Lapommerais.

Je parlerai plus loin de Lapommerais et de Palmer.
C'est ici le lieu de rappeler le procès célèbre du docteur
Castaing, le seul peut-être, au moins en France, où
l'on ait vu figurer, comme instrument du crime, l'acétate de morphine.

Edme-Samuel Castaing était né en 1797 à Alençon.

Il appartenait à une famille honorable et distinguée, mais sans fortune. L'ambition se développa de bonne heure en lui avec l'aptitude aux travaux sérieux. Au sortir du collége, à dix-sept ans, il vint à Paris où sa famille s'était fixée depuis quelques années, et il prit, le 15 mars 1815, sa première inscription à l'école de Médecine. Ses études marchèrent rapidement; au bout de quatre ans, il avait conquis son diplôme; mais il ne cessa pas pour cela de travailler avec ardeur, et s'adonna dès lors spécialement à l'étude des poisons. Méditait-il déjà vaguement quelque sinistre projet, et comptait-il se faire de son savoir un instrument pour parvenir à la fortune? Il est permis de le croire, car le jeune docteur paraissait surtout occupé de recherches sur les substances capables de donner la mort sans laisser aucune trace de leur passage.

Ce fut vers 1821 que Castaing fit la connaissance de deux jeunes gens à peu près de son âge, les frères Ballet, que la mort de leurs parents venait de mettre en possession d'un patrimoine assez considérable : ils possédaient chacun environ quatre cent mille francs; à cette époque, c'était être riche. Malheureusement, ils étaient l'un et l'autre d'une santé délicate, et l'aîné, Hippolyte, s'étant laissé entraîner dans une vie de dissipation, ne tarda pas à tomber gravement malade. Castaing fut appelé près de lui, et seul lui donna des soins pendant dix-sept jours, au bout desquels Hippolyte Ballet succomba. Castaing fut-il pour quelque chose dans cette mort si rapide, attribuée à une phthisie aiguë? On l'ignore; mais ce qui est certain, c'est qu'il ne perdit point de temps pour la mettre à profit. Il resta deux heures enfermé seul dans l'appartement d'Hippolyte après que celui-ci eut rendu le dernier soupir; il se chargea d'apprendre à Auguste Ballet la mort de son frère, et lui révéla en même temps que ce dernier avait légué toute sa fortune à une tierce personne. « Le testament qui vous déshérite, ajouta-t-il, est en bonne forme et absolument inattaquable. Il a été écrit en double. L'une des deux copies était enfermée dans le secrétaire d'Hippolyte. Je m'en suis emparé : la voici.

— Mille fois merci! s'écria Auguste; mais si je n'ai pas aussi l'autre copie, ma spoliation est consommée. Savez-vous où est cette pièce?

— Je le sais. Elle est entre les mains de M. L., ancien maître clerc de M. X., notaire. Vous pouvez la lui acheter. Il est pauvre, une somme de cent mille francs fera taire ses scrupules. Remettez-la-moi, et je me charge de conclure le marché. »

Auguste Ballet trouva d'abord que le sacrifice était lourd; mais il fallait s'y résigner, ou renoncer à la succession. Il finit par consentir, prit les cent mille francs dans son secrétaire et les remit à Castaing, puis tous deux sautèrent dans une voiture et se firent conduire aussitôt chez L. Castaing monta seul et redescendit quelques instants après, montrant triomphalement la seconde copie du testament, qui fut aussitôt déchirée comme la première. Inutile de dire que les cent mille francs étaient restés dans la poche du docteur; que toute l'histoire relative à L. était une fable; que Castaing avait trouvé le double testament dans le secrétaire d'Hippolyte Ballet, et qu'il avait imaginé le stratagème qu'on vient de le voir mettre en œuvre, pour entraîner Auguste Ballet dans un piége. Dès ce moment il le

tenait. Les cent mille francs qu'il venait de lui extor-
quer en lui faisant commettre une action infâme n'é-
taient qu'un à-compte. Lorsque Auguste Ballet fut entré
en possession de l'héritage de son frère, Castaing ne le
quitta presque plus ; il l'obséda de son amitié suspecte,
à laquelle le malheureux essaya vainement de se soustraire, et ne lui laissa de cesse qu'il n'en eût obtenu
un testament qui l'instituait son unique héritier. Ce
testament était daté du 1er décembre 1822.

A six mois de là, le jeudi soir 29 mai 1823, Castaing
et Ballet arrivaient à Saint-Cloud par la voiture publique, descendaient à l'auberge de la *Tête-Noire* et se
faisaient donner une chambre. Que venaient-ils faire à
Saint-Cloud? Simplement une partie de campagne. Ils
passent la journée du vendredi à se promener dans le
parc et aux environs, puis rentrent à l'hôtel et se font
apporter du vin chaud. Dans la nuit, Ballet est pris
d'une indisposition subite. Le samedi à quatre heures
du matin, Castaing sort de l'hôtel, sous prétexte de
faire une promenade dans le parc, mais en réalité pour
monter dans un cabriolet, pour venir à Paris acheter
chez un pharmacien 12 grains d'émétique, chez un autre
un demi-gros d'acétate de morphine, et pour retourner
en toute hâte à Saint-Cloud. Là il demande à l'aubergiste du lait froid ; il en fait boire à Ballet, et bientôt
après l'état de celui-ci prend le caractère le plus alarmant. Le soir Castaing administre au malade une
potion, et dans la nuit l'agonie commence. On fait
venir un médecin de Saint-Cloud, le docteur Pigache.
Castaing lui persuade que Ballet est atteint du *choléra-
morbus*. Les remèdes prescrits d'un commun accord
restent sans effet, ou ne font qu'aggraver le mal, et

Ballet expire le dimanche matin, « au milieu des pleurs et des gémissements de Castaing, qui semblait pénétré de douleur et de regrets. »

Mais ces larmes ne purent faire taire les soupçons des personnes qui avaient assisté à la mort si prompte et si étrange du jeune homme, et ces soupçons se changèrent en présomptions accablantes lorsqu'on vit Castaing produire le testament du défunt et réclamer son héritage. Castaing fut arrêté ; mais l'instruction traîna en longueur, et le procès ne commença que le 10 novembre 1825, devant la cour d'assises de Paris. L'autopsie du cadavre d'Auguste Ballet, pratiquée par les docteurs Chaussier, Orfila, Magendie, Laënnec, Segalas, etc., ne fournit point la preuve matérielle de l'empoisonnement. Ces médecins ne purent déclarer autre chose, sinon que les lésions et les altérations observées sur le cadavre pouvaient être dues à certaines maladies naturelles, mais qu'elles pouvaient aussi être produites par des poisons tels que l'émétique, l'acétate de morphine et la strychnine. Les preuves du crime étaient d'ailleurs assez évidentes pour ne laisser aucun doute dans l'esprit du jury. Castaing fut donc déclaré coupable, et condamné à la peine de mort. Son exécution eut lieu en place de Grève, le 6 décembre 1825.

Le procès de Castaing remonte, on le voit, à plus de quarante ans, c'est-à-dire à une époque où la médecine légale et la toxicologie étaient loin de posséder les lumières et les ressources qu'elles possèdent actuellement. Les réactions des alcaloïdes de l'opium, de leurs sels, et particulièrement de l'acétate de morphine sont aujourd'hui bien connues ; on a constaté, en outre, que ces substances se conservent très-longtemps sans altération, même dans un cadavre envahi par la putréfaction. L'opium et ses dérivés doivent donc être désormais rayés de la liste des poisons qui ne laissent point de traces appréciables, et dont la présence peut échapper à l'œil clairvoyant du chimiste.

VI

LE HASCHISCH

L'opium n'est pas le seul poison enivrant dont les Orientaux fassent usage. On extrait des tiges du chanvre indien (*cannabis indica*), appelé par les Arabes *haschischat al Fakira* (herbe des Fakirs), une résine molle que l'on pétrit avec du miel et des aromates (*madjoun* des Algériens), et que l'on mâche, ou qu'on laisse simplement fondre dans la bouche. L'herbe qui la fournit est elle-même usitée dans quelques contrées. On la sèche avec soin, et puis on la fume ou on la mâche à la manière du tabac, soit seule, soit mélangée avec cette dernière plante. On en fait aussi des décoctions et des infusions. Le haschisch proprement dit est un extrait gras qu'on obtient en faisant bouillir avec du beurre et un peu d'eau les sommités fleuries du chanvre indien. Il se présente sous l'aspect d'une sorte de pâte tenace, jaune verdâtre, de saveur âcre et d'odeur nauséabonde. On le prend à la dose de 2 à 4 grammes, dans du thé ou dans du café. Souvent on le mélange avec du sucre et des aromates pour dissimuler sa saveur et son odeur répugnantes, et on lui donne la forme de

pastilles ou d'électuaires. L'un de ces électuaires les
plus usités est celui qui porte le nom de *Dawamesk*,
et dans lequel entrent du sucre, des pistaches et du
musc. L'effet se produit une demi-heure ou une heure
après l'ingestion. C'est une ivresse analogue à celle de
l'opium, mais qui comporte des formes et des degrés

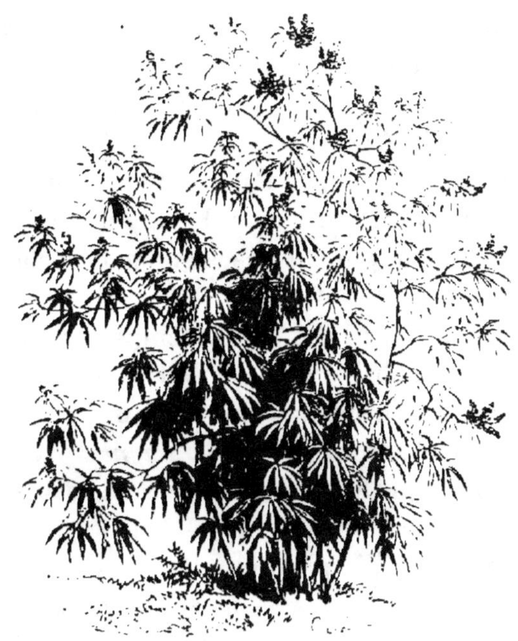

Chanvre indien (*cannabis indica*).

divers. Tantôt le sujet tombe dans une sorte d'extase;
tantôt il est en proie à une exaltation très-vive, puis
à un délire traversé par des hallucinations toujours en
rapport avec ses idées dominantes, ses passions et ses
désirs. A ces symptômes succède un abattement qui
n'est pas sans charme, un demi-assoupissement où
flottent encore vaguement d'agréables visions.

C'est ainsi que, sous l'influence du haschisch, les musulmans rêvent toutes les délices du paradis promis par Mahomet; et personne n'ignore le parti que les chefs d'une secte célèbre surent tirer de cette drogue pour inspirer à leurs séides un fanatisme capable de ne reculer devant aucun crime, devant aucun sacrifice. Cette secte, renommée par sa férocité, était celle des Ismaëliens de l'Est, qui pendant près de deux siècles (de 1090 à 1260) répandirent la terreur dans la Perse et dans la Syrie. On les désignait plus généralement sous le nom de *Haschischin,* à cause de l'usage qu'ils faisaient du haschisch. Ce nom, dont par corruption on a fait *assassins,* est resté dans la langue française pour désigner ceux qui tuent méchamment, lâchement et par trahison.

Le premier chef des Haschischins fut un certain Haçan-Ben-Sabbah, qui s'établit dans la forteresse d'Alamout, située sur une montagne de l'Irak-Adjémi, et s'y fit redouter sous le titre de *Seigneur* ou *Vieux de la Montagne,* que conservèrent ses successeurs. Il possédait, dit-on, à Alamout et à Massyat, des palais et des jardins somptueux, où il attirait les jeunes gens les plus vigoureux et les plus résolus du pays environnant. Pour les rendre dociles à ses volontés, il les invitait à sa table; il les enivrait de haschisch, et les faisait transporter ensuite dans ses jardins, où tout était mis en œuvre pour charmer leurs sens et complaire à leurs désirs. Pendant le sommeil qui suivait leur ivresse, ces jeunes gens étaient rapportés près du maître; au réveil ils faisaient le récit des plaisirs surnaturels qu'ils venaient de goûter dans un séjour plein de merveilles. Haçan leur persuadait alors que le Prophète lui-même,

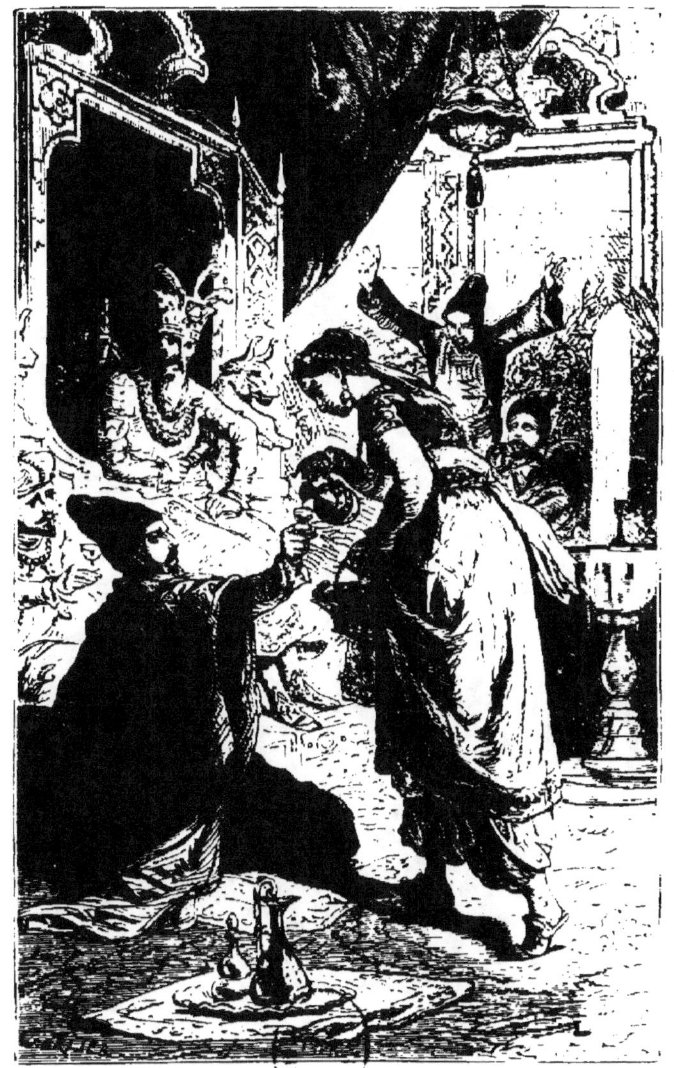

Haschischins chez le Seigneur de la Montagne.

par une faveur singulière, les avait transportés dans son paradis. « Il vous a choisis, ajoutait-il, pour servir sa sainte cause ; il ne tient qu'à vous de mériter pour l'éternité les délices dont vous n'avez joui que quelques heures. Il vous sera donné même d'y être convié de nouveau pendant votre vie, si vous le voulez. — Et que faut-il faire ? s'écriaient les jeunes gens. — M'obéir, » répondait le chef.

Ils juraient de se soumettre à toutes ses volontés, d'exécuter tous ses ordres, et ne tenaient que trop fidèlement parole. Ils devenaient les instruments aveugles de l'ambition et des vengeances sanguinaires du maître, qui de temps à autre réchauffait leur fanatisme en les replongeant, à l'aide du haschisch, dans leur première ivresse.

Le haschisch n'exerce pas d'abord sur le moral et sur la santé une influence aussi funeste que celle de l'opium. Néanmoins ceux qui en ont fait un usage répété finissent toujours par tomber, comme les ivrognes d'alcool, les mangeurs et les fumeurs d'opium, dans le marasme et dans l'abrutissement.

PLANTES VÉNÉNEUSES D'EUROPE

I

LES ROSACÉES A NOYAU — LE LAURIER-CERISE — L'ACIDE CYANHYDRIQUE OU PRUSSIQUE

Nous avons dit dans notre Introduction que, chez les anciens Égyptiens, tout profane qui surprenait, tout adepte qui trahissait les arcanes inviolables de l'art sacré était puni de la *peine du pêcher*, c'est-à-dire de mort par le poison. — On s'est demandé sans doute, en lisant cette phrase, ce qu'il pouvait y avoir de commun entre un arbre qui nous fournit des fruits délicieux, et dont on n'a jamais ouï dire qu'il ait causé la mort de personne, et le poison que la justice sacerdotale de l'Égypte antique faisait boire aux criminels. Et l'étonnement de mes lecteurs doit s'accroître en voyant figurer au premier rang des plantes vénéneuses d'Europe, non-seulement le pêcher, mais plusieurs autres arbres de la charmante et utile famille des rosacées, — arbres on ne peut plus estimables d'ailleurs. C'est que le pêcher, le cerisier, le prunier, l'amandier à amandes amères, le laurier-cerise surtout (qui n'est qu'une espèce de prunier), renferment, soit dans les noyaux de leurs fruits, soit dans leurs feuilles ou dans leurs fleurs, le plus terrible de tous les poisons connus, l'acide cyanhydrique ou prussique. Ce poison

n'y existe, il est vrai, qu'en très-faible proportion ;
mais comme il n'en faut aussi qu'une minime quantité
pour occasionner des troubles sérieux et même pour
donner la mort, les parties de ces végétaux qui le renferment n'en doivent pas moins être considérées comme
des substances vénéneuses. Elles fournissent par la
distillation des *hydrolats* employés en médecine, mais
qui ne doivent l'être qu'avec précaution et discernement [1].

« L'ingestion d'une certaine quantité de fruits à
noyau, amandes amères, amandes de prunes, d'abricots, de cerises, etc., dit M. Ambr. Tardieu, peut causer de graves accidents et déterminer la mort si, comme
on l'a vu dans certains cas, la quantité absorbée est trop
considérable. Sous l'influence de l'eau, il se produit
dans l'estomac, aux dépens des éléments de ces fruits
à noyaux, une quantité notable d'acide cyanhydrique,
dont l'absorption, nécessairement très-rapide, peut
déterminer les symptômes d'un grave empoisonnement. J'ai vu des accidents assez sérieux se produire
à plusieurs reprises chez des personnes qui avaient
mangé des amandes d'abricots ou de pêches ajoutées
imprudemment à des confitures. »

De toutes les plantes dont il vient d'être question,
la plus riche en acide prussique est assurément le laurier-cerise (*prunus lauro-cerasus*), arbrisseau toujours
vert, originaire de l'Asie Mineure et acclimaté depuis
longtemps dans le midi de l'Europe. Ses feuilles épaisses,

---

1 Les liqueurs de table connues sous les noms de *kirschwasser* et
d'*eau* ou de *crème de noyau*, doivent leur saveur et leur parfum caractéristiques à la présence de l'acide prussique, provenant des noyaux qui
servent à les préparer.

coriaces, luisantes en dessus et d'un beau vert foncé,
cèdent à l'eau, par la distillation, une huile volatile qui
reste en suspension dans le liquide et lui donne un aspect laiteux, et de l'acide cyanhydrique en proportions
variables. L'hydrolat ainsi préparé est un médicament

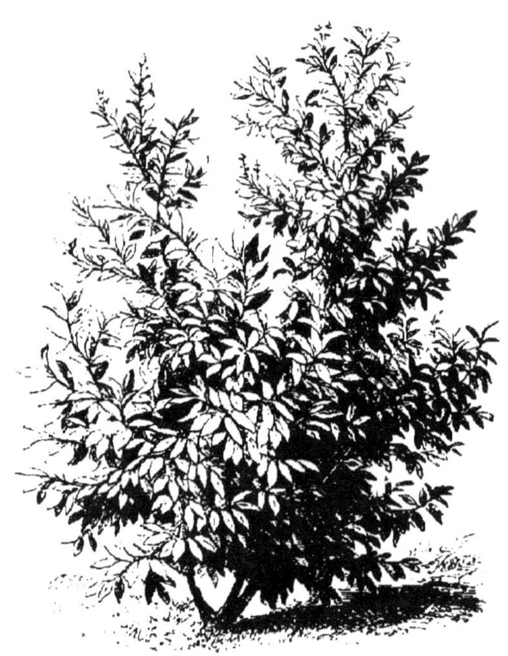

Laurier - cerise (*prunus lauro - cerasus*).

sédatif assez puissant, mais que les praticiens n'admi-
nistrent qu'avec réserve, et plutôt à l'extérieur qu'à l'intérieur. Quant à l'acide prussique ou cyanhydrique lui-
même, il n'existe pas seulement tout formé, comme
on vient de le voir, dans les organes de certaines rosacées : il prend encore naissance dans certaines réactions
chimiques, et c'est à ce dernier moyen qu'on a recours

dans les laboratoires pour se le procurer. L'acide prussique résulte, en principe, de la combinaison du gaz hydrogène avec un composé de carbone et d'azote (C^2Az), qui se comporte chimiquement à la façon d'un radical simple, tel que le chlore, le brome, l'iode, etc., avec lesquels il offre beaucoup d'analogie. Gay-Lussac, qui découvrit ce composé en 1815, l'appela *cyanogène* (qui engendre le bleu), parce qu'il l'avait extrait du bleu de Prusse, et lui fit, à raison de sa ressemblance avec les corps simples, les honneurs d'un signe représentatif particulier, Cy. L'acide prussique avait été aussi extrait du bleu de Prusse, d'où le nom d'acide *prussique* que lui avait donné Guyton de Morveau, et que Gay-Lussac changea en celui d'acide *cyanhydrique*, à cause de l'analogie de ce corps avec les acides chlorhydrique, sulfhydrique, etc.

On prépare l'acide cyanhydrique pur en chauffant dans un ballon de verre un mélange, en proportions convenables, de cyanure de mercure et d'acide chlorhydrique. Le produit se dégage à l'état de vapeur, traverse un tube rempli moitié de fragments de marbre, moitié de fragments de chlorure de calcium, et vient se condenser dans un tube bien fermé, et enveloppé de glace pilée. Ainsi obtenu, l'acide cyanhydrique est un liquide incolore, transparent, très-volatil. Il bout à **26°**, s'enflamme comme les huiles essentielles, et brûle avec une flamme blanche. Sa réaction acide est faible. Son odeur est la même que celle des amandes amères, mais si forte qu'elle cause immédiatement des maux de tête et des vertiges. Il s'altère avec une extrême facilité, même à l'abri de l'air, prend une teinte de plus en plus foncée, et finit par se transformer en une masse charbonneuse, sans qu'on puisse se rendre compte de cette décomposition spontanée. Sa formule est H C² Az, ou H Cy. C'est, nous l'avons dit, le poison le plus subtil, le plus terrible et le plus rapide que l'on connaisse.

« Lorsqu'on débouche un flacon de cet acide pur sans prendre aucune précaution, dit M. J. Girardin, on ressent à l'instant même un mal de tête et parfois une forte constriction à la poitrine. Si l'on flaire le flacon pendant quelques secondes, ou si l'on se trouve dans une atmosphère chargée de vapeur, on est suffoqué subitement, et en moins d'une seconde on éprouve des étourdissements, une défaillance avec impossibilité de se mouvoir, des envies de vomir, un resserrement spasmodique de la gorge ; ces effets ne se dissipent qu'au grand air et à la longue. Un oiseau que l'on approche un instant de l'ouverture débouchée d'un flacon de cet acide, tombe mort ; l'odeur seule suffit pour le tuer. Une seule goutte portée dans la gueule du chien le plus vigoureux le fait tomber roide mort, après quelques inspirations précipitées. La même quantité appliquée sur l'œil de l'animal, ou injectée dans la veine du cou, le tue à l'instant même, comme s'il était frappé de la foudre..... Cet acide agit sur les animaux à sang chaud en détruisant la sensibilité et la contractilité des muscles soumis à la volonté ; il anéantit également la contractilité du cœur et des intestins.

« Il n'est pas moins délétère pour les végétaux, et il produit sur l'homme les mêmes effets que sur les animaux. Scheele, qui a tant contribué à éclairer l'histoire de ce redoutable composé, et qui est mort subitement dans le cours de nouvelles recherches, passe

pour en avoir été la première victime. Scharinger,
chimiste de Vienne, est mort, dans l'espace de deux
heures, pour en avoir laissé tomber par hasard un
peu sur son bras nu. La domestique d'un autre chimiste allemand, ayant bu un petit verre d'eau-de-vie
saturée d'acide cyanhydrique, qu'elle avait prise pour
du kirschwasser à cause de l'analogie d'odeur, tomba
morte au bout de deux minutes, comme frappée d'apoplexie. Bien d'autres faits analogues sont rapportés dans
les ouvrages de médecine. Dans le courant de 1828,
sept épileptiques de Bicêtre, près Paris, succombèrent
dans l'espace d'une demi-heure à trois quarts d'heure,
pour avoir pris chacun environ vingt gouttes d'acide
cyanhydrique faible. En 1832, la capitale frémissait
d'épouvante à l'annonce du meurtre de Ramus, auquel son assassin faisait boire, avant de dépecer son
corps, un mélange d'eau-de-vie et d'acide prussique.
En 1848, un marchand de Londres nommé Deffel
répand par mégarde de l'acide étendu d'eau sur la
manche de son habit, et en reçoit quelques gouttes
sur le visage; au bout de quelques instants il ex-
pirait [1]. »

Cette puissante action délétère de l'acide cyanhydrique rend « moins incroyable » aux yeux du savant
professeur tout ce qu'on a raconté, non-seulement de
l'art des Locuste et des Tophana, mais des poisons subtils et mystérieux dont nous avons parlé plus haut [2].
« Tous ces faits étranges, dit M. Girardin, ne sont
rien que l'acide prussique ne puisse renouveler. » Je

[1] *Leçons de Chimie élémentaire*, tome II.
[2] Chap. VII de l'introduction.

crois inutile de dire que je ne partage point à cet égard
l'opinion de l'éminent chimiste, et que je persiste à
tenir pour fabuleux les récits auxquels il fait allusion.
On vient de voir combien l'acide cyanhydrique est dangereux à manier. Sa préparation exige d'ailleurs des
connaissances chimiques qu'il est difficile d'accorder
aux empoisonneurs de l'antiquité et du moyen âge ;
et en admettant que ces habiles gens le préparassent
selon toutes les règles de l'art, il resterait encore à
expliquer comment ils parvenaient d'abord à le conserver, ensuite à faire en sorte que ses vertus se mani-
festassent tout juste au moment voulu, et s'exerçassent
précisément sur la personne qu'ils se proposaient d'atteindre, et non sur une autre.

L'acide prussique pur ne se trouve point dans le
commerce : on ne peut s'en procurer qu'en le préparant soi-même ; ce que des chimistes habiles peuvent
seuls oser, non sans courir, comme on en a pu juger par
ce qui précède, des risques très-graves. La composition
de l'acide prussique *médicinal* varie selon les phar-
macopées en usage dans chaque pays ; celui de la phar-
macopée française actuelle ne contient que 1 dixième
de son poids d'acide cyanhydrique pur pour 9 dixièmes
d'eau. Encore est-ce un remède infidèle, dangereux,
qu'on n'emploie guère que dans les cas extrêmes, et à
très-faible dose. La quantité de ce médicament capable
de donner lieu à des accidents redoutables varie de
25 centigrammes à 1 gramme. « L'eau distillée de
laurier-cerise a pu, dit M. A. Tardieu, causer la mort
d'un homme adulte à la dose de 60 grammes. L'huile
essentielle d'amandes amères non purifiée est beaucoup plus active : 17 gouttes ont suffi pour tuer une

femme en une demi-heure. Un jeune homme de vingt ans en avala 60 grammes et tomba foudroyé, en jetant un grand cri. »

Grâce à la difficulté qu'on trouve à se procurer l'acide cyanhydrique, même à l'état de préparation médicinale, les cas de suicide et d'empoisonnement criminel par ce terrible toxique sont fort rares. En France, on n'a pas constaté un seul empoisonnement de ce genre pendant la période décennale 1852 à 1863 ; mais en Angleterre l'enquête officielle de 1837 et 1838 a relevé, pour ces deux années, 27 empoisonnements par l'acide cyanhydrique. Il est vrai que ce chiffre comprend non-seulement les empoisonnements criminels et les suicides, mais aussi les accidents, qui sont de beaucoup les plus nombreux.

Lorsque l'acide prussique n'a pas été pris pur, ou en assez grande quantité pour agir d'une manière foudroyante, ses effets peuvent être combattus victorieusement par des moyens très-simples. Il suffit de placer sous le nez du malade un flacon d'eau ammoniacale, ou mieux, d'eau légèrement chlorée, en même temps qu'on lui arrose la tête, la nuque et le visage avec de l'eau glacée. L'efficacité de ce traitement, surtout avec l'eau chlorée, a été mise en évidence par Orfila, qui l'a expérimenté à plusieurs reprises sur des chiens, et presque toujours avec succès.

II

LES SOLANÉES — LA MANDRAGORE — LA JUSQUIAME
— LA STRAMOINE — LA BELLADONE

Nous avons déjà étudié une des plantes de la famille
perfide des solanées : le tabac. Mais cette famille renferme d'autres espèces qui méritent aussi de nous arrêter au moins quelques instants : la mandragore, la jusquiame, la stramoine, la belladone, plantes célèbres,
dont les propriétés singulières furent connues dès la plus
haute antiquité, et qui ont joué de tout temps un rôle
capital dans l'art des empoisonneurs, des magiciens et
des sorciers. Les breuvages qu'on en composait pouvaient, selon leur degré de concentration et la quantité
qu'on en faisait prendre, donner la mort, ou calmer la
souffrance, ou plonger le patient dans un état qui le
rendait accessible à toutes sortes d'hallucinations. C'est
par l'emploi de ces herbes que s'expliquent les prestiges
des Médée, des Circé, des Canidie, des Sagana, des
sorcières du moyen âge.

Toutes les solanées ont une action marquée sur les
centres nerveux et particulièrement sur le cerveau.
Mais celles que je viens de nommer se font remarquer
entre toutes par l'énergie de leur action et par le
caractère étrange des désordres intellectuels qu'elles
provoquent; c'est tantôt un sommeil invincible, accompagné de rêves et de somnambulisme, tantôt un

délire furieux, ou un état d'aliénation qui suggère à l'individu empoisonné les actes les plus bizarres. A ces symptômes se joignent fréquemment l'altération ou la suppression des fonctions sensoriales, des cris, des convulsions, ou bien une aphonie complète et la paralysie d'une partie du corps et des membres.

Les botanistes, qui ne sont pas aussi hellénistes qu'on pourrait le croire, assurent que le nom de la *mandragore* signifie *ornement des cavernes*. Or μάνδρα, en grec, signifie bien *caverne;* — il signifie aussi, et plus souvent, parc, étable. — Mais si l'on veut trouver dans *mandragore* un mot qui signifie ornement, il faut aller chercher γέρας, qui d'abord s'éloigne passablement de *goras,* et qui, en outre, se traduit, non par ornement, mais par *récompense, — distinction honorifique.* Il me paraît donc que cette étymologie est fausse, au moins pour la seconde partie du mot; mais j'ajoute tout de suite que je ne me charge pas de donner la vraie. Le fait est que les mandragores croissent de préférence dans les lieux confinés, humides et obscurs. Ce sont des plantes herbacées et vivaces, à tige rudimentaire, à feuilles radicales longues de 33 à 35 centimètres, et réunies en une seule touffe serrée. Leurs fleurs sont portées sur des pédoncules radicaux, et donnent naissance à des baies jaunes et charnues, que leur aspect et leur grosseur font ressembler à de petites pommes. La racine, épaisse, charnue, blanchâtre, fusiforme, se bifurque le plus souvent, à une certaine distance de la tige, en deux grosses branches figurant grossièrement les deux jambes d'un être humain; ce qui avait fait donner autrefois à la mandragore le nom d'*anthropomorphon.* Les deux espèces les plus connues du genre *mandragora* sont la *mandragore officinale* et la *mandragore printanière*.

La première est commune surtout en Italie, dans la Calabre et en Sicile. Ses feuilles, d'un vert un peu glauque, luisantes en dessus, ternes et blanchâtres en dessous, sont légèrement velues et ciliées sur les bords.

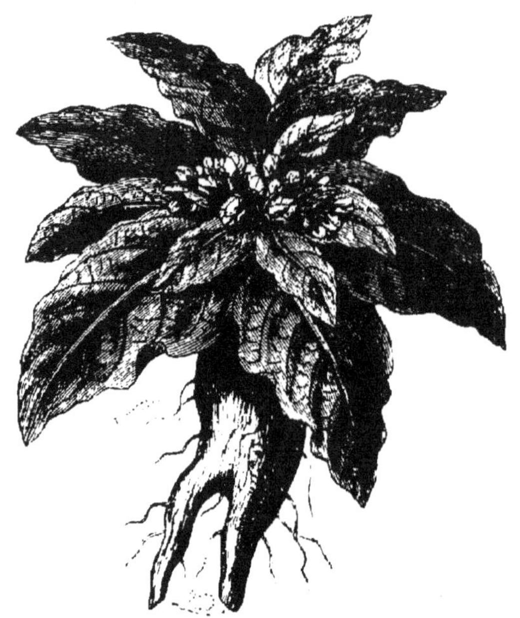

Mandragore officinale.

Ses fleurs ont une couleur violacée. Son fruit exhale une odeur forte et vireuse. Sa racine est grosse, charnue, noirâtre en dehors, blanchâtre à l'intérieur, d'une saveur âcre et d'une odeur nauséeuse. Autrefois, — au temps d'Albert le Grand, par exemple, — on se servait de la mandragore officinale pour produire l'insensibilité, comme on fait aujourd'hui de l'éther et du chloroforme, excepté que ces anesthésiques sont administrés en inhalations, tandis que la mandragore était donnée en infusion. Il paraît qu'en Chine elle est encore employée à cet usage.

La *mandragore printanière,* ainsi nommée parce qu'elle fleurit en mars ou en avril, se distingue d'ailleurs de la précédente par plusieurs caractères assez sensibles : notamment par ses fleurs, qui sont d'un blanc verdâtre; par sa racine, qui est presque blanche à la surface, et par ses fruits, qui sont plus gros que ceux de la mandragore officinale, et dont l'odeur n'est pas absolument désagréable. Ses propriétés sont, du reste, les mêmes.

Les *jusquiames* sont des plantes herbacées et bisannuelles, velues, à grandes feuilles blanchâtres, à odeur vireuse, alliacée, fort désagréable; leur aspect sombre et livide est encore plus caractérisé que celui des autres plantes de la même famille. Leur nom (en grec, ὑοσκύαμος) signifie *fève de pourceau.* Elles croissent le long des fossés et dans les lieux incultes des régions moyennes de l'Europe et de l'Asie.

Ce genre comprend une vingtaine d'espèces, dont la plus intéressante est la *jusquiame noire (hyoscyamus niger).* Sa tige, épaisse, cylindrique, couverte de poils visqueux, atteint une hauteur de six à huit décimètres; ses feuilles sont molles et cotonneuses, ses fleurs jaunes, avec des veines d'un rouge noirâtre. Ses semences sont petites, réniformes, noires lorsque le fruit est mûr; sa racine est annuelle, pivotante, longue et grosse, rude et brune en dehors, blanche à l'intérieur. La *jusquiame jaune* et la *jusquiame blanche,* assez communes aussi dans nos climats, ont des propriétés moins énergiques.

Le principe actif des jusquiames est un alcaloïde
auquel on a donné le nom d'*hyoscyamine*. Cet alcaloïde, comparable pour la violence et la rapidité de ses
effets à la morphine et à la nicotine, détermine les
accidents caractéristiques des poisons narcotico-âcres :
dilatation de la pupille de l'œil, délire, contractions

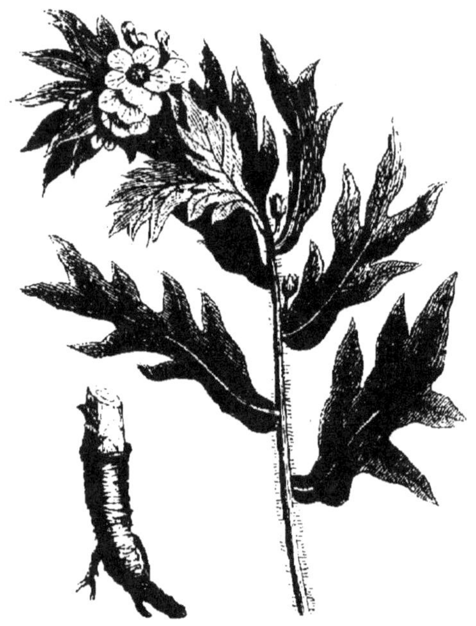

Jusquiame noire (*hyoscyamus niger*).

tétaniques, stupeur comateuse. La jusquiame elle-
même, mangée en nature ou prise en infusion, produit les désordres les plus graves et souvent les plus
bizarres. « Un médecin allemand, cité par M. Lemaout
dans sa *Botanique*, raconte que l'on servit aux béné-
dictins du couvent de Blunow une salade de racines

de chicorée à laquelle se trouvait mêlée de la jusquiame. Après le repas les moines s'allèrent coucher; peu après les symptômes de l'empoisonnement
commencèrent à se manifester : malaise général, douleurs d'entrailles, vertige, ardeur du gosier. A mi-
nuit, heure de matines, un moine était tout à fait
fou; on crut qu'il allait mourir, et on lui administra
le viatique. Parmi ceux qui étaient allés au chœur,

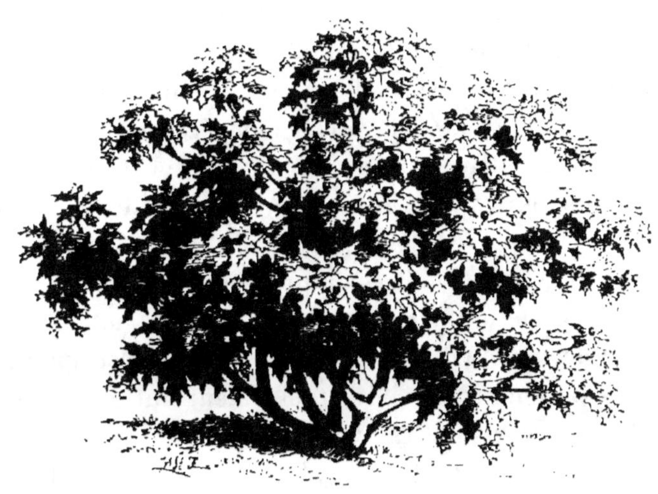

Datura stramonium.

les uns ne pouvaient ni lire, ni ouvrir les yeux; les
autres mêlaient à leurs prières des paroles désor-
données; d'autres croyaient voir des fourmis courir
sur leur livre. Le matin, le frère tailleur ne pouvait
enfiler son aiguille : il en voyait trois au lieu d'une.
Tous guérirent. »

La *stramoine* est une espèce du genre *datura*. Son
nom botanique est *datura stramonium*. C'est une

plante herbacée annuelle, qui croît dans les lieux incultes et sur les fumiers. L'aspect peu agréable de son feuillage est compensé par la beauté de sa fleur à longue corolle blanche. Son fruit est une baie assez grosse, hérissée de piquants comme une châtaigne, et vulgairement appelée *pomme épineuse*. Son principe actif, la *daturine*, est le même que celui des autres espèces du même genre.

Parmi ces espèces nous devons citer le *datura bicolor*, que l'on cultive dans nos jardins, mais qui est originaire du Mexique. « Les indigènes, dit M. Lemaout, préparent avec les fruits de cet arbrisseau une boisson nommée *tonga*; si on la prend délayée, elle est somnifère; concentrée, elle cause un délire furieux que l'on apaise en avalant beaucoup d'eau froide. La prêtresse du temple du Soleil, dans la ville de Sagamoza, mangeait des grains de ce datura pour se procurer une extase prophétique. La Pythie de Delphes usait d'un semblable moyen... C'est aussi la graine de stramoine que de prétendus sorciers employaient autrefois pour produire des visions fantastiques et faire assister au sabbat les gens dont ils exploitaient la superstition. A une époque moins reculée, on a poursuivi une compagnie de voleurs connus sous le nom d'*endormeurs*. Ils mêlaient à du tabac de la poudre de datura; puis, dans les lieux publics, dans les voitures, ils se plaçaient à côté de gens auxquels ils offraient fréquemment du tabac, et dès qu'ils les voyaient assoupis ou délirants, ils les dépouillaient sans obstacle. »

La *belladone* (*atropa belladona*) n'a point la tournure rustique des autres solanées vireuses. Sa taille est élancée, son port élégant; bien qu'elle ne soit qu'une

plante herbacée, elle dépasse de beaucoup en hauteur
les herbes vulgaires qui croissent autour d'elle. Loin
de se cacher dans les bas-fonds, elle recherche les lieux
élevés; mais, malgré ses allures dégagées et ses airs de
distinction, cette *belle dame* trahit la perversité de sa
nature par la teinte sombre de son feuillage et par les

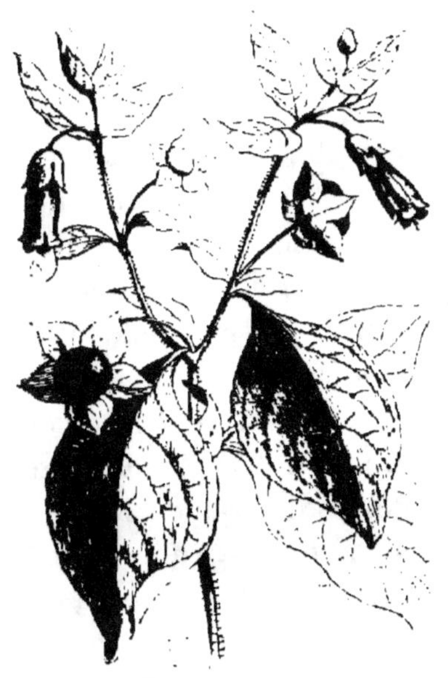

Belladone (*atropa belladona*).

nuances livides de ses fleurs. Les gens qui se connais-
sent en physionomies ne se laissent point prendre à
ses manières; ils ne cueillent qu'avec défiance ses
fruits, malgré leur ressemblance avec des cerises; et
s'ils se hasardent à y goûter, ils devinent instinctive-
ment le poison dissimulé par leur saveur douceâtre.
Malheureusement, les personnes naïves et gourmandes,
— les enfants surtout, — tombent souvent dans le

piége ; aussi les empoisonnements accidentels par les fruits de la belladone sont-ils très-fréquents. « En 1793, dit M. Lemaout, de petits orphelins qu'on élevait à l'hospice de la Pitié, et que l'administration du Jardin des Plantes employait à sarcler les mauvaises herbes, remarquèrent dans le carré des plantes médicinales les fruits de la belladone, leur trouvèrent un goût sucré et en mangèrent une grande quantité : quatorze de ces malheureux moururent quelques heures après. »

Soyons juste toutefois. La belladone a les qualités de ses défauts. Elle peut faire beaucoup de mal, mais elle peut aussi faire beaucoup de bien, et la médecine en tire de précieux services. C'est un sédatif puissant, et pour qui sait en faire usage, elle mérite mieux peut-être qu'aucune de ses sœurs et cousines le nom trop souvent fallacieux de solanée. Ajoutons qu'en Italie on en prépare une eau distillée qui passe pour réaliser presque les prodiges de l'eau de Jouvence, et dont les dames se lotionnent le visage afin de conserver la fraîcheur de leur teint. C'est de là, dit-on, que lui vient son nom spécifique ; quant à son nom générique, *atropa,* on devine sans peine qu'en rappelant celui de la Parque aux ciseaux, il fait allusion aux redoutables propriétés de la plante qui nous occupe.

Le principe actif de la belladone est un alcaloïde, l'*atropine,* dont 8 ou 10 centigrammes suffisent pour tuer en quelques heures une personne adulte. Les premiers effets de l'empoisonnement par la belladone ou par l'atropine consistent, d'après M. le docteur A. Tardieu, en une sécheresse particulière avec constriction dans la bouche et dans l'arrière-gorge. Les malades sont pris de .

vertiges et de nausées, mais rarement ils vomissent ; la vue devient confuse, trompeuse, puis se perd complétement ; le malade chancelle sur ses jambes comme s'il était ivre ; puis il est pris de défaillances ; la peau se couvre d'une éruption scarlatiniforme ; la vessie ne se contracte plus qu'avec une extrême difficulté. Il survient fréquemment des convulsions, qui précèdent ordinairement la mort. Mais les deux symptômes caractéristiques et tout à fait remarquables de ce genre d'empoisonnement sont : 1° la dilatation extraordinaire de la pupille ; 2° un délire singulier, qu'on désigne sous le nom de *carphologie* (de κάρφος, fétu, et λέγω, recueillir), ou de *crocidisme* (de κροκιδίζω, ramasser des flocons). Sous l'influence de ce délire, le malade croit voir partout de petites bêtes, insectes, oiseaux, etc., ou de menus objets qu'il cherche constamment à saisir. Souvent on le voit se traîner à quatre pattes, et faire ainsi la chasse à des êtres ou à des objets imaginaires, avec une attention et une activité dont on serait tenté de rire, si l'on ne songeait à la gravité de son état. Un médecin de mes amis fut un jour appelé près de deux individus qui, ayant pris une infusion de bourrache, à laquelle avaient été mêlées par hasard des feuilles de belladone, se trouvaient pris de malaise, de vertiges et d'autres symptômes alarmants. C'étaient deux célibataires, qui habitaient ensemble une petite maison avec jardin. Le docteur arrive, cherche les malades de chambre en chambre, et finit par les trouver dans le jardin, se traînant sur les genoux et sur les mains, et cherchant à attraper de petites bêtes, — des poussins, je crois, — qu'ils voyaient courir devant eux.

J'ai eu moi-même l'occasion d'observer ce phénomène sur une personne de ma famille, jeune homme
de trente ans, à qui son médecin avait fait prendre une
potion contenant de l'extrait de belladone. La dose
d'extrait était trop forte, et le malade fut pendant plusieurs heures en proie au délire atropique. Il voyait
sur le mur, sur les draps de son lit, sur les personnes
même qui l'entouraient, des papillons et d'autres insectes qu'il essayait de saisir. Il s'efforçait même de
quitter son lit pour se mettre à leur poursuite, et l'on
avait grand'peine à le retenir.

III

L'ELLÉBORE — L'ACONIT — LA CIGUE

Voilà trois plantes vénéneuses dont la réputation ne
date pas d'hier. Les deux premières appartiennent à
la famille, généralement fort malsaine, des renoncu-
lacées ; la troisième est une ombellifère.

Les anciens désignaient sous le nom d'*ellébore* une
plante appelée aujourd'hui par les botanistes *ellébore
oriental* (*helleborus orientalis*), et qui constitue un
genre voisin de notre ellébore officinal. Cette herbe
était célèbre pour les vertus qu'on lui attribuait contre
la folie, et lorsque, parmi les Grecs et les Latins,
quelque personne agissait ou parlait d'une façon excen-
trique ou déraisonnable, on avait coutume de dire qu'il
fallait lui administrer de l'ellébore, ou bien l'envoyer

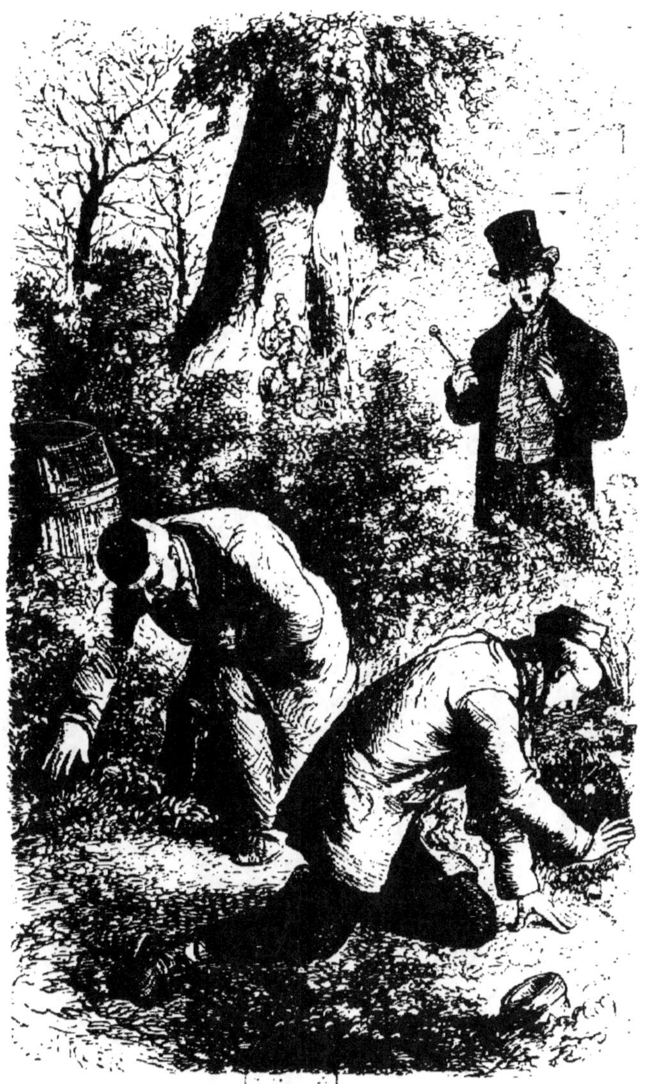

Le docteur finit par les trouver dans le jardin, se traînant sur les genoux et cherchant à attraper de petites bêtes.

à Anticyre, parce que cette île en produisait abondamment. C'était aux avares, selon Horace, qu'on devait donner le plus d'ellébore. On ne croit plus depuis longtemps à l'efficacité de l'ellébore oriental contre les maladies mentales, et cette plante n'a plus aucun usage parmi nous. Mais on emploie parfois en médecine l'*ellébore noir* (*helleborus niger*), qui croît sur les mon-

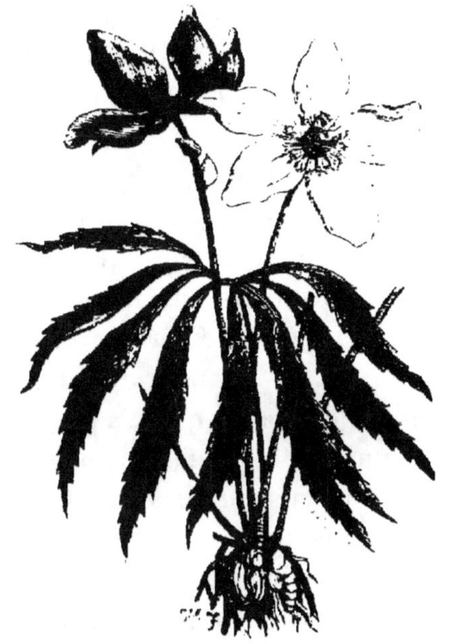

Ellébore noir (*helleborus niger*).

tagnes élevées de l'Europe centrale et méridionale. On cultive aussi cet ellébore comme plante d'agrément, pour ses belles fleurs que les jardiniers appellent *roses de Noël*, parce qu'elles s'épanouissent en plein hiver. La seule partie de cette plante qu'on trouve dans le commerce est son rhizome, c'est-à-dire la partie souterraine de sa tige. C'est ce qu'on désigne vulgairement sous le nom de *racine d'ellébore noir*.

On applique encore la dénomination d'*ellébore blanc*, au *vérâtre* ou *varaire* (*veratrum album*, famille des colchicacées). Le varaire croît sur les versants des Alpes, des Pyrénées, et des montagnes de l'Auvergne et du Jura. Il ressemble beaucoup à la grande gentiane, et ne s'en distingue que par la disposition alterne de de ses feuilles ovales, entières, marquées de plis longitudinaux. Ses feuilles sont verdâtres et forment une panicule terminale. Sa tige atteint un mètre environ de hauteur. Sa racine est pivotante, tuberculeuse, charnue, garnie d'un grand nombre de radicules grisâtres. Les propriétés médicinales et toxiques de cette racine sont à peu près les mêmes que celles de l'ellébore noir. On l'administre quelquefois à l'intérieur comme hydragogue, et à l'extérieur contre certaines maladies de la peau, — ou pour détruire la vermine. L'eau médicinale de Husson, qu'on a préconisée comme remède spécifique contre la goutte, n'est autre chose qu'une infusion vineuse de racine d'ellébore blanc additionnée de laudanum.

La *vératrine*, principe actif de cette plante, a été isolée par les chimistes Pelletier et Caventou. C'est un poison violent, de la catégorie des narcotico-âcres. « Ingérée à forte dose dans les voies digestives, la vératrine produit une vive irritation de l'estomac et de l'intestin : vomissements, coliques atroces ; puis, lorsqu'elle a été absorbée, prostration profonde avec ralentissement marqué de la circulation, de la respiration et de la chaleur ; enfin, si la dose a été très-forte, accès tétaniques qui se prolongent et se répètent de plus en plus, jusqu'à la mort par asphyxie. Injectée dans la veine, la vératrine, indépendamment de ses effets nerveux, n'en a pas moins action sur l'intestin : accroissement des sécrétions salivaires et intestinales,

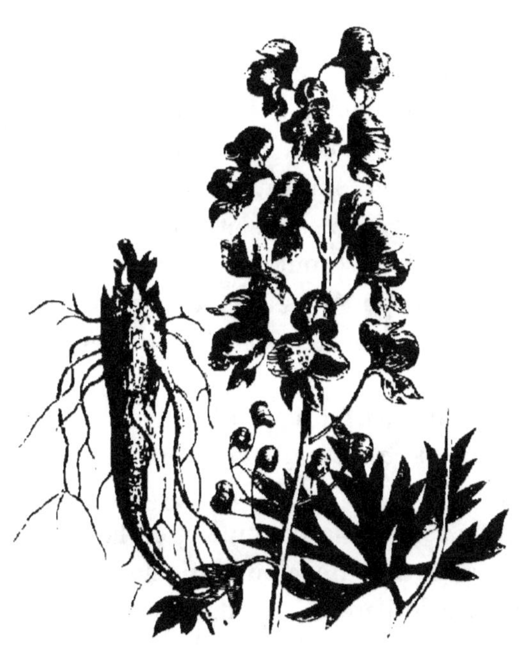

Aconit napel (*aconitum napellus*).

vomissements, superpurgation. » *Dict. des Sciences méd. et vét.*) Cette substance est maintenant employée par plusieurs médecins, soit à l'extérieur, soit à l'intérieur, contre les rhumatismes, les névralgies, l'hydropisie, la pneumonie, etc.

L'*aconit* est mentionné par plusieurs auteurs anciens, non-seulement par ceux qui ont traité de botanique ou de matière médicale, mais aussi par les historiens et les poëtes qui ont parlé de la science des poisons. Nous avons vu que Médée essaya de faire périr Thésée avec de l'aconit. Mais il paraît que l'on confondait autrefois sous ce nom plusieurs plantes vénéneuses différentes des aconits proprement dits : des renoncules, des euphorbes, des colchiques. Les aconits sont des plantes herbacées vivaces. La plus connue est l'*aconit napel* (*aconitum napellus*), ainsi nommé à cause de sa racine, qui ressemble à un petit navet. C'est notre aconit officinal, dont la racine, et surtout l'extrait alcoolique, sont employés comme stupéfiants et comme altérants contre certaines maladies chroniques, notamment contre les toux nerveuses opiniâtres. Il en existe une autre espèce beaucoup plus vénéneuse : c'est l'*aconit féroce*, qui croît sur l'Himalaya.

« Le principe actif des aconits est un alcaloïde qui a reçu le nom d'*aconitine*, et qui constitue un poison formidable, d'une énergie foudroyante et comparable seulement à celle de la nicotine et de la *conicine* (alcaloïde de la ciguë). Un cinquantième de grain a failli tuer, au dire de Pereira, une dame d'un certain âge, et A. Taylor ajoute qu'il est probable que 5 milligrammes ou $\frac{1}{10}$ de grain suffiraient pour faire périr un adulte. La teinture de racine d'aconit est vénéneuse à dose assez faible. Le docteur Male (de Birmingham) mourut empoisonné pour en avoir pris 80 gouttes en dix doses, dans l'espace de quatre jours ; la plus forte quantité prise à la fois ne dépassait pas 10 gouttes.

« L'activité de ces poisons varie d'ailleurs beaucoup suivant le mode de préparation ; mais les effets en sont ordinairement très-rapides : ils peuvent se manifester dans l'espace de quelques minutes et amener la mort en trois heures [1]. »

Ces effets sont les suivants : lassitude extrême ; engourdissement des membres et refroidissement général ; affaiblissement et ralentissement marqués de la circulation ; suppression des urines ; attaques convulsives de plus en plus violentes, après lesquelles le malade tombe dans un abattement profond, avant-coureur de la mort. Lorsque le malade doit guérir, une vive agitation succède tout à coup à cet abattement ; des vomissements surviennent ; la chaleur, la circulation et les sécrétions se rétablissent peu à peu ; il ne reste qu'une pesanteur de tête et une lassitude qui persévèrent pendant dix ou quinze jours.

D'après M. A. Tardieu, l'empoisonnement par l'aconit s'est produit quelquefois par méprise, la racine de cette plante ayant été prise pour celle du raifort. Dans d'autres cas, la teinture d'aconit, destinée à l'usage externe, a pu être avalée en quantité abusive. La décoction des feuilles et l'extrait peuvent aussi occasionner des accidents. De plus, on a vu, en Angleterre, plusieurs exemples d'empoisonnements criminels accomplis avec la poudre et avec la teinture de racine d'aconit.

La *ciguë* rappelle de mémorables et tristes souvenirs. A Athènes, on faisait boire le suc de cette plante aux individus condamnés à mort pour crime d'État, et deux des plus grands hommes que la Grèce ait produits, Phocion et Socrate, victimes tous deux de haines injustes et d'odieuses intrigues, reçurent de la main du bourreau la coupe empoisonnée. Cette manière d'exé-

[1] A. Tardieu, *Étude médico-légale sur l'empoisonnement.*

cuter les criminels, — qui, au demeurant, valait mieux que nos modernes supplices de la hache et de la corde, — était également usitée dans la cité Phocéenne de Massilia et dans l'île de Céos.

Bien plus, Valère-Maxime dit que l'on conservait publiquement à Massilia un breuvage fait avec de la ciguë, et qu'on le donnait à ceux qui obtenaient du Sénat la permission de s'ôter la vie. D'autre part, Tournefort assure qu'à Céos une loi ordonnait de faire boire la ciguë à tous ceux qui avaient passé la soixantaine, l'île étant trop petite pour suffire à leur alimentation [1].

On confond communément sous le nom de ciguës les deux genres ciguë (*conium*) et *cicutaire* (*cicuta*), auxquels appartiennent les deux espèces les plus remarquables : la *grande ciguë* (*conium maculatum*) et la *ciguë vireuse* ou *cicutaire aquatique* (*cicuta aquatica*). La grande ciguë atteint jusqu'à un mètre et demi de hauteur. Sa tige est lisse et cylindrique; ses feuilles sont grandes, et divisées en segments dentelés et pointus; ses fleurs blanches forment des ombelles très-ouvertes, et donnent naissance à de petits fruits globuleux qui présentent cinq côtes inégales, crénelées ou tuberculeuses. « C'est, dit M. Lemaout, une plante à physionomie repoussante, à tige chargée de taches livides, qui répand au loin une odeur fétide d'urine de chat; elle vit dans le voisinage des habitations, choisit les coins des jardins où la culture est négligée, habite même les cimetières dans toute l'Europe et l'Asie boréale, et a pénétré jusqu'en Amérique. Sa racine, dans le jeune âge, est pleine d'un suc laiteux très-épais, de

---

[1] Ed. Grimard, *l'Esprit des Plantes.*

saveur d'abord aromatique, un peu sucrée et ensuite âcre ; elle est vénéneuse surtout au printemps.

« La ciguë vireuse croît dans les marais, dans les fossés inondés et au bord des fleuves, en Europe et dans l'Asie septentrionale. Sa hauteur ne dépasse guère 50 centimètres. Ses feuilles sont deux ou trois fois ailées, à fo-

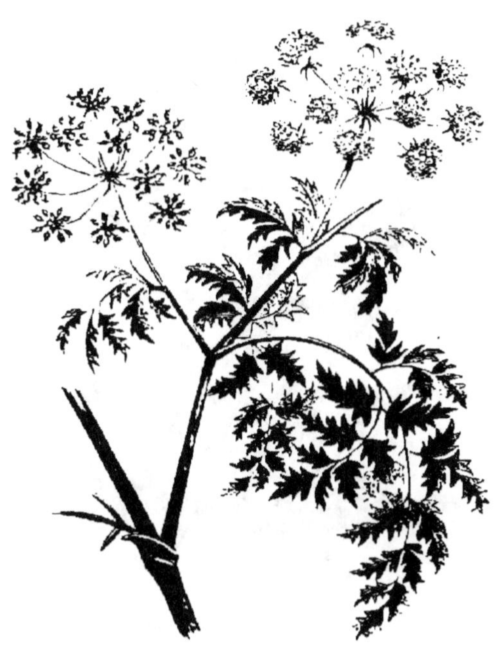

Grande ciguë (*conium maculatum*).

lioles ternées, étroites, lancéolées et dentelées en scie ; ses fleurs sont blanches ; son fruit est arrondi et contracté latéralement. Elle répand une odeur désagréable et fournit un suc laiteux, jaunâtre et très-amer. Elle présente souvent une tubérosité radicale, ovoïde, celluleuse et cloisonnée. Il existe une troisième espèce, voisine des précédentes, et qui mérite d'être signalée, parce que sa ressemblance avec le persil et le cerfeuil a souvent occasionné des accidents plus ou moins graves. C'est la *ciguë des jardins*, appelée aussi *petite ciguë* et *ache des chiens* (*œthusa cynapium*).

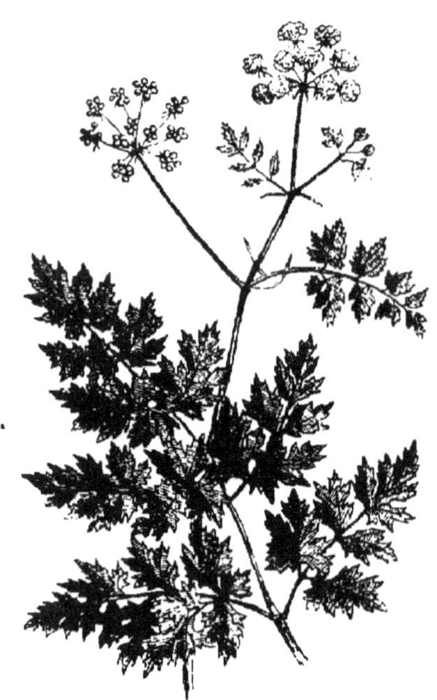

Petite ciguë (*œthusa cynapium*).

« Cette herbe atteint une hauteur d'environ 50 centimètres. Sa tige est glabre, cannelée, rameuse, rougeâtre à la base. Ses feuilles, d'un vert foncé, sont deux ou trois fois ailées et composées de folioles pinnatifides et pointues. Ses ombelles sont planes, trèsgarnies, dépourvues d'involucre, à trois folioles pendantes, situées extérieurement. Les pétales sont blancs, inégaux, échancrés par le haut et terminés par une languette recourbée en dedans. Le fruit est globuleux, ovoïde, à cinq côtes épaisses. »

Le principe actif des ciguës est la *conicine* ou *cicutine*, qui se rencontre dans toutes les parties de la plante. C'est un alcaloïde liquide, oléagineux, volatil, incolore, plus léger que l'eau, peu soluble dans ce liquide, mais très-soluble dans l'alcool et dans l'éther. Suivant le savant professeur Christison (d'Édimbourg), la conicine est un poison presque aussi violent que l'acide cyanhydrique : deux gouttes seulement, appliquées sur la langue d'un chien ou introduites dans une blessure, déterminent la mort en moins de deux minutes. Cette action est encore augmentée par la combinaison de la conicine avec un acide, notamment avec l'acide chlorhydrique.

Les symptômes de l'empoisonnement par la ciguë et par la conicine ont beaucoup d'analogie avec ceux que produit l'aconit. Le malade éprouve d'abord dans les membres postérieurs une pesanteur et une faiblesse qui croissent rapidement. Il chancelle comme en état d'ivresse, et devient bientôt incapable de se tenir debout. Le froid s'empare des extrémités, puis gagne tout le corps. L'intelligence reste intacte, mais tout mouvement est impossible. La circulation se ralentit ; les yeux sont fixes, la face est cadavéreuse ; l'état de prostration n'est interrompu que par de légères secousses spasmodiques, rarement par des nausées, et se termine par la mort.

Ces symptômes, observés par les expérimentateurs et par les praticiens modernes, se rapportent parfaitement au peu que nous savons, d'après Platon, des circonstances physiologiques de la mort de Socrate.

Un esclave apporte à l'illustre vieillard la coupe fatale.

« Que dois-je faire? demande tranquillement Socrate.

« — Vous promener après avoir bu, et vous coucher
sur le dos lorsque vos jambes commenceront à s'ap-
pesantir. »

Socrate prend aussitôt la coupe,

> Comme pour épargner un nectar précieux,
> En verse seulement deux gouttes pour les dieux,

l'approche de ses lèvres et la vide lentement. Puis,
tout en se promenant dans sa prison, il s'efforce de consoler ses amis éperdus et désespérés.

« — Rappelez votre courage, leur dit-il : j'ai toujours entendu dire que la mort devait être accompagnée de bons augures.

« Cependant il continuait de se promener. Dès qu'il
sentit de la pesanteur dans les jambes, il se mit sur
son lit et s'enveloppa de son manteau. L'esclave montrait aux assistants les progrès successifs du poison.
Déjà un froid mortel avait glacé les pieds et les jambes;
il était près de s'insinuer dans le cœur, lorsque Socrate,
soulevant son manteau, dit à Criton : « Nous devons
un coq à Esculape : n'oublie pas d'acquitter ce vœu.

« — Cela sera fait; mais n'as-tu rien autre chose à
nous ordonner? »

« Socrate ne répondit point. Un instant après il fit un
mouvement.

« L'esclave, l'ayant découvert, reçut son dernier
regard, et Criton lui ferma les yeux. »

IV

LA DIGITALE ET LA DIGITALINE — AFFAIRE COUTY LAPOMMERAIS

La *digitale* (famille des *antirrhinées*), doit son nom
à la forme tubulée de ses fleurs; on l'appelle aussi communément, par la même raison, *gantelet, gant de
Notre-Dame, doigt de la Vierge*, etc. Elle croît à
l'état sauvage dans les lieux pierreux et sablonneux,
et se reconnaît aisément à ses grandes fleurs roses,
piquetées de blanc à l'intérieur et pendantes toutes
du même côté. On la cultive comme plante d'agrément
dans les jardins, où l'on en a obtenu plusieurs variétés.

L'espèce type du genre digitale est la *digitale pourprée* (*digitalis purpurea*). Ses feuilles sont pétiolées,
grandes, ovales, réticulées, velues; leur odeur est
herbacée; leur saveur est amère et désagréable. Elles
fournissent un extrait qui, pris à dose toxique, produit d'abord un malaise général, des vertiges, de la
céphalalgie, un trouble singulier de la vue, des douleurs à l'épigastre. A ces symptômes succèdent des
vomissements et des déjections alvines qui indiquent
une violente irritation des muqueuses du tube digestif, et la mort s'ensuit en très-peu de temps. Mais la
digitale jouit, en outre, de vertus hydragogiques très-
marquées, en même temps qu'elle exerce sur les mouvements du cœur une action stupéfiante telle, que le

pouls peut, sous l'influence de cet agent, descendre, du nombre normal de 70 à 80 pulsations par minute, à 30 et même au-dessous. Cette double propriété fait de la digitale un médicament précieux pour combattre les palpitations, et les œdèmes des membres qui accompagnent ordinairement la chloro-anémie et certaines

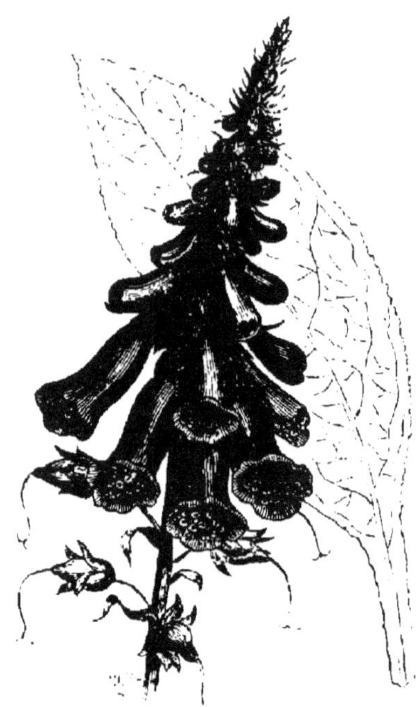

Digitale pourprée (*digitalis purpurea*).

affections nerveuses. On l'emploie aussi contre les maladies du cœur, dont elle atténue ou fait disparaître momentanément les symptômes les plus apparents.

La digitale doit son action toxique à un alcaloïde particulier, la *digitaline*, qui a été isolé pour la première fois par MM. Homolle et Quévenne. Cette substance s'obtient en petites écailles jaune clair, ou en masse poreuse et mamelonnée. Son odeur est nulle; mais sa saveur est tellement amère, qu'un seul gramme de digitaline peut communiquer à 200 litres d'eau une amertume très-sensible. Elle est peu soluble dans l'eau, très-soluble dans l'éther et dans l'alcool. L'acide chlorhydrique la colore en vert émeraude.

D'après M. A. Tardieu, « l'empoisonnement par la digitale ou par la digitaline n'est pas très-rare; mais il ne se produit guère que par accident. La plupart du temps il a été provoqué par la plante elle-même, soit fraîche, soit sèche, réduite en poudre ou administrée en infusion, ou introduite dans quelques préparations pharmaceutiques : teintures alcooliques ou extraits. La digitaline, récemment introduite dans la thérapeutique, a été elle-même l'occasion d'empoisonnements accidentels déterminés par l'emploi imprudent de trop fortes doses du médicament, ou par l'ingestion d'une préparation destinée à l'usage externe.

« Il n'existe dans la science, ajoute le célèbre professeur, qu'un très-petit nombre d'empoisonnements avérés par la digitaline : quatre terminés par la guérison, un par la mort. Parmi les premiers, l'un était la conséquence d'une exagération de la dose dans l'emploi du médicament; les trois autres résultaient de tentatives de suicide; enfin le dernier était l'œuvre du crime. »

M. Ambroise Tardieu fait ici allusion à un procès récent et célèbre, dans lequel il fut chargé, conjointement avec M. le docteur Z. Roussin, de procéder aux expertises légales. Les débats de cette affaire s'ouvrirent devant la cour d'assises de la Seine, le 9 mai 1864.

L'accusé se nommait Edmond-Désiré Couty Lapommerais, — ou *de* la Pommerais, comme il se faisait appeler. — C'était un homme de trente-quatre ans, de
manières distinguées. Il avait été reçu docteur en médecine à la Faculté de Paris en 1854, et professait la
doctrine homœopathique. Sa position de fortune eût
paru satisfaisante à tout homme qui, entré dans la
carrière les mains à peu près vides, n'aspire qu'à vivre
honorablement du produit de son travail augmenté
d'un modeste revenu. Sa clientèle lui rapportait, en
effet, de 10 à 12,000 francs par an; il possédait quelques valeurs industrielles; enfin il avait épousé en 1860
une jeune personne fort distinguée, dont la dot s'élevait environ à 80,000 fr. Mais l'aisance ne suffisait
pas à Lapommerais. Il voulait être riche; il était ambitieux. L'instruction du procès le représente comme
« animé du désir de faire parler de lui, et surtout de
faire fortune ». Il avait adressé des pétitions aux mi-
nistre de l'intérieur et de l'instruction publique, au
commandant supérieur de la garde nationale, pour
obtenir un emploi de médecin dans les prisons ou
ailleurs et la décoration de la Légion d'honneur. En
1855 il prend le titre de comte, et adresse au pape une
supplique où il priait le chef de l'Église de lui accorder la croix de Saint-Sylvestre. Dans cet écrit il pro-
testait de ses sentiments chrétiens et de sa vénération
pour la chaire de saint Pierre, tandis qu'ailleurs, dans
des leçons publiques et jusque dans son testament, il
faisait profession du matérialisme le plus radical.

Peu de temps après le mariage de Lapommerais, sa
belle-mère mourut presque subitement, et les circonstances de cette mort furent de nature à faire penser

que Lapommerais n'y était pas étranger. Ce chef d'accusation fut néanmoins écarté, faute de preuves, par le jury. Mais, bientôt après, une nouvelle mort, plus inattendue et plus suspecte encore, vint attirer sur lui des soupçons tellement graves, qu'une enquête dut être ordonnée, et que Lapommerais fut mis en arrestation. Notre homœopathe avait donné des soins en 1858 à un sieur de Pauw, artiste peintre, et l'avait vu succomber. De Pauw laissait une femme et trois enfants sans ressources. La veuve était alors âgée de trente-six à trente-sept ans. Lapommerais parut s'intéresser vivement à son sort, prit sur elle beaucoup d'ascendant, et la revit assidûment pendant plus de deux ans. Puis il s'éloigna d'elle tout à coup, et deux années s'étaient écoulées sans qu'elle eût reçu de lui aucune marque de souvenir, lorsqu'un jour il reparut tout à coup. annonçant à la dame de Pauw qu'il avait trouvé un moyen facile et sûr de la mettre désormais, elle et ses enfants, à l'abri de la misère.

Or voici en quoi consistait ce moyen. que la malheureuse femme eut le tort grave d'accepter avec empressement, en promettant de n'en parler à qui que ce fût : promesse que, soit dit en passant, elle n'eut pas la force de tenir. Mme de Pauw assurerait sur sa tête une somme de 550,000 fr., exigible à l'époque de son décès. Lapommerais se chargerait de payer les primes, s'élevant à 18,840 fr. par an ; en échange de quoi le bénéfice des contrats lui serait transféré. Ce serait donc à lui qu'en cas de décès de Mme de Pauw les compagnies auraient à payer les 550,000 fr. Mais son dessein, disait-il, n'était nullement de bénéficier d'une semblable éventualité, non plus que de payer, pendant un nombre d'années illimité, 18,840 fr. aux assureurs. Son but était uniquement d'intimider ces derniers et de les amener à composition, — de les faire *chanter*, comme on dit dans un certain argot. — Pour cela, peu de temps après que l'affaire serait conclue, Mme de Pauw simulerait une grave maladie, de manière à faire croire qu'elle n'avait plus que très-peu de temps à vivre. On ferait alors proposer aux compagnies l'annulation des contrats, moyennant une rente de 6,000 fr. par an, payable à Mme de Pauw, et qui serait partagée entre elle et Lapommerais. Nul doute que les compagnies ne consentissent à cet arrangement, effrayées qu'elles seraient d'avoir bientôt à payer les 550,000 fr. C'était là, on le voit, de l'escroquerie toute pure ; mais il faut dire, pour atténuer la culpabilité de la pauvre veuve, qu'elle et ses trois enfants étaient réduits à la dernière misère.

Tout se passa d'abord conformément au programme dressé par Lapommerais. Comme Mme de Pauw jouissait d'une excellente santé, six compagnies l'admirent sans difficulté à contracter des assurances pour la somme totale de 550,000 fr. Le premier versement, de 15,000 fr., fut effectué exactement ; les polices furent livrées, et Lapommerais commença par se les faire transférer à la fois au moyen d'endossements par lesquels Mme de Pauw reconnaissait avoir reçu de lui des sommes égales au montant de chaque police, et au moyen d'actes séparés, rédigés d'après les conseils d'un homme d'affaires. Puis, de peur que ces titres ne fussent pas encore suffisants et ne le laissassent exposé à des réclamations de la part des héritiers de sa complice, il fit encore signer à celle-ci un acte par lequel elle reconnaissait avoir reçu de lui de nombreuses avances,

dont le compte était fixé, à forfait, à la somme ronde
de 550,000 fr. Enfin il obtint d'elle un testament où,
déclarant de nouveau lui céder la propriété et le bénéfice des huit contrats d'assurance, elle l'instituait son
légataire universel, et lui donnait même l'usufruit de
la portion de ses biens réservée à ses enfants.

Muni de ces pièces, Lapommerais ne songea plus
qu'à s'assurer au plus vite la possession du demi million
objet de sa convoitise. Il rappela donc à Mme de Pauw
que, pour obtenir à des conditions avantageuses le
rachat de ses contrats d'assurance, il était indispensable
qu'elle simulât une maladie. Elle s'empressa de suivre
ce conseil, et un châssis étant justement tombé avec
grand bruit dans son escalier, elle profita de cet accident pour faire croire qu'elle avait fait elle-même une
chute violente, et que sa santé en était gravement
altérée. Dans ses conversations, dans sa correspondance, elle se plaignait de toutes sortes de douleurs,
ajoutant qu'on lui administrait des remèdes héroïques,
mais que rien ne la soulageait. Elle consulta deux ou
trois médecins, auxquels elle réussit à donner le change
sur son état. Elle se gardait, bien entendu, d'exécuter
leurs ordonnances, et les remettait à Lapommerais.
Cette comédie se prolongea pendant une couple de
mois. Enfin, sous prétexte de mieux tromper les compagnies, qui ne manqueraient pas d'envoyer leurs médecins pour examiner la prétendue malade, Lapommerais engagea Mme de Pauw à garder le lit, et lui
annonça qu'il lui ferait prendre quelque chose pour
« lui donner de l'agitation ». La malheureuse obéit ;
elle avala sans défiance la drogue que lui apporta Lapommerais. Le lendemain, elle était morte. Lapom-

merais ne perdit pas un instant pour écrire aux Compagnies et leur réclamer le montant des huit assurances contractées par la défunte. Cette réclamation ne pouvait que confirmer les soupçons déjà conçus par la famille, les voisins et les amis de Mme de Pauw, et détermina l'intervention de la justice.

On trouva au domicile de l'accusé un fort bel assortiment de poisons, avec les factures des droguistes qui les lui avaient vendus. On remarqua notamment un flacon renfermant 15 centigrammes de digitaline. Or les factures de la maison Menier établissaient que Lapommerais avait acheté en plusieurs fois 3 grammes 50 centigrammes de cet alcaloïde. Il était donc déjà probable que la digitaline avait servi à la perpétration du crime. Ce poison est du très-petit nombre de ceux qui, à raison de leur grande altérabilité, échappent à l'analyse chimique. Lapommerais le savait bien ; mais il avait oublié qu'à défaut de ce moyen si précis, la science en possède d'autres, qui peuvent également conduire à la connaissance de la vérité.

Les docteurs A. Tardieu et Z. Roussin, chargés de l'autopsie du cadavre et de l'expertise médico-légale, purent, en soumettant à un traitement convenable les liquides recueillis dans les organes du cadavre et les raclures du parquet sur lequel la victime avait vomi, obtenir des extraits qui, administrés à des chiens, à des lapins, à des grenouilles, déterminèrent chez ces animaux, avec des degrés différents d'intensité, tous les symptômes de l'empoisonnement par la digitaline. Tout concourait d'ailleurs à démontrer, non-seulement la culpabilité, mais la profonde perversité de l'accusé. Celui-ci, néanmoins, se défendait avec une audace, un sang-froid et une adresse extraordinaires ; mais ni son habileté, ni le talent de son défenseur, Mᵉ Lachaud, ne purent prévaloir contre l'accablante évidence des faits.

Lapommerais fut déclaré coupable d'empoisonnement sur la personne de la veuve de Pauw. Le jury repoussa les circonstances atténuantes. Le condamné forma en cassation un pourvoi qui fut rejeté. Les démarches faites pour obtenir du chef de l'État une commutation de peine furent également infructueuses. La justice dut avoir son cours, et la tête de Lapommerais tomba sous le couteau le 9 juin 1864, un mois jour pour jour après l'ouverture des débats.

V

LES CHAMPIGNONS VÉNÉNEUX

Les champignons sont des végétaux à part, que leur structure et leur organisation élémentaires placent au dernier rang de la série botanique. Ils sont formés uniquement de cellules, et des filaments entrecroisés, qui se développent horizontalement ou en réseau, leur tiennent lieu de tige. Ils naissent et croissent sur les corps organisés malades ou morts, et semblent n'être que des produits de leur décomposition. Ils n'ont ni feuilles, ni fleurs, ne portent pas non plus de fruits apparents, et leurs germes ou spores sont enfermés dans un sac clos (*thèque*) dont la position paraît indif-

férente. Ils se composent ordinairement de trois parties :
la tête, qui est tantôt arrondie en boule, tantôt aplatie,
convexe et lisse en dessus, concave et foliacée en dessous, et qu'on désigne sous le nom de *chapeau ;* le
pédicule ou *stipe,* qui manque quelquefois (le champignon est dit alors *sessile*) ; l'*anneau* ou *collier,* qui n'est
qu'un lambeau membraneux placé entre le chapeau et
le pédicule ; enfin le bulbe (*valve* ou *bourse*), qui est la
base du champignon et le contient tout entier avant sa
maturité.

Le tissu cellulaire et spongieux (*mycelium*) des
champignons est imprégné d'un liquide plus ou moins
abondant, qui tient en suspension ou en dissolution
des matières grasses et résineuses, de l'albumine, de
l'osmazôme, de la gélatine, des phosphates et des
acétates de potasse et d'ammoniaque, en un mot, tous
les éléments nutritifs, sapides, odorants, actifs, du
cryptogame. Les principes azotés s'y trouvent en notable proportion. Aussi les champignons, lorsqu'ils ne
sont pas vénéneux, fournissent-ils à l'homme et aux
animaux un aliment qui, par ses propriétés nutritives,
se rapproche de la viande, au point que les carnassiers
eux-mêmes ne le dédaignent pas. Cet aliment est
agréable et sain, quoiqu'un peu indigeste ; la nature
nous l'offre en abondance, et nous pouvons d'ailleur
le reproduire et le multiplier à notre gré. Malheureusement il s'en faut de beaucoup que tous les champignons soient propres à l'alimentation. On compte dan
cette famille au moins autant d'espèces vénéneuses que
d'espèces comestibles, et les caractères extérieurs n
suffisent pas, en général, à les distinguer les unes des
autres assez nettement pour que les personnes même

qui croient les bien connaître ne puissent s'y tromper.
Or l'erreur, en pareil cas, peut avoir les plus funestes
conséquences, car ces conséquences frappent non-seulement celui qui a commis l'erreur, mais sa famille, ses
amis. Rien n'est moins rare que de voir plusieurs individus, ayant mangé d'un plat de champignons, tomber malades et mourir dans l'espace de quelques jours
ou de quelques heures. Et le pis est que ces exemples,
si fréquents et si terribles, ne corrigent pas les imprudents qui ont la manie de ramasser au hasard des
champignons, pour s'en régaler eux et les leurs.

On a conseillé, d'une manière générale, de repousser
les champignons qui croissent dans les lieux humides
et très-ombragés ; ceux dont la cassure change de
teinte au contact de l'air ; ceux dont les feuillets sont
bruns ou jaune clair, ou bleus ; ceux qui altèrent le
papier de tournesol, qui noircissent, en cuisant, l'étain
ou l'argent ; — de manger, au contraire, ceux qui croissent dans les prés ou sur la lisière des bois, et dont les
feuillets sont blancs, rosés ou jaune-citron. Mais ce sont
là des signes beaucoup trop vagues, et l'on ne peut vraiment se croire à l'abri de toute méprise que lorsqu'on
s'est livré à une étude attentive des diverses espèces de
champignons, au moins de celles qui sont répandues
dans le pays qu'on habite. Je dois me borner ici à quelques indications très-sommaires sur ce sujet.

Et d'abord, le meilleur conseil que je puisse donner
à mes lecteurs est de ne manger jamais que des champignons cultivés sur couche (*agaricus campestris* et
boletus edulis), ou des *morilles*, facilement reconnaissables à la surface celluleuse et à la forme ovoïde de
leur tête. On mange aussi de l'*oronge vraie* (*amanita*

aurantiaca), l'*oronge blanche* (*agaricus aurantiacus*), le *mousseron* (*agaricus albellus*), la *girole* ou *clavaire* (*clavaria corolloïdes*), etc.; mais il faut rejeter le *champignon bulbeux* (*agaricus bulbosus*), qui ressemble aux champignons de couche; la *fausse oronge* (*amanita pseudo-aurantiaca*), le *faux mousseron*, etc.

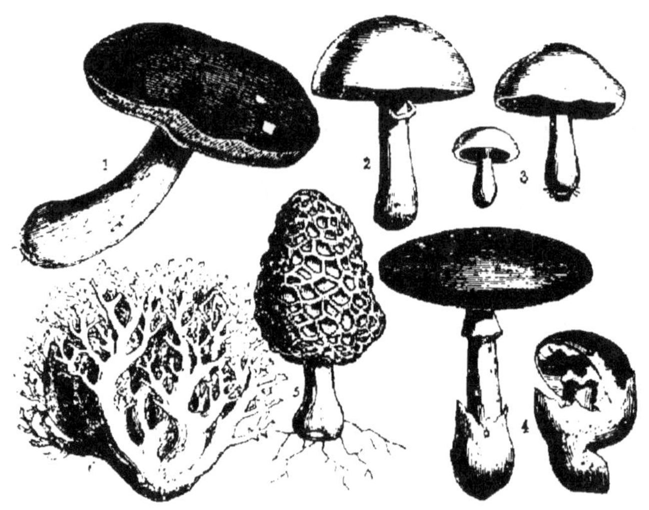

CHAMPIGNONS COMESTIBLES.

1. Boletus edulis. — 2. Agaricus campestris. — 3. Mousseron.
4. Oronge vraie. — 5. La morille. — 6. La clavaire.

Il faut surtout se défier des espèces du genre *amanite* : genre perfide, auquel le docteur Bertillon n'hésite pas à attribuer les neuf dixièmes des empoisonnements dus aux fonginées. « C'est, dit ce savant médecin, que les champignons vénéneux appartenant à d'autres genres, par exemple, aux russules, aux lactaires, témoignent généralement de leurs mauvaises qualités par une saveur âcre, par une odeur nauséabonde ; si, malgré ces avertissements, on en fait un aliment, leur mauvais goût ôte vite la faim et modère la quantité ingérée, tandis que leur qualité irritante hâte les vomissements. Pour les amanites, ces garde-fous font défaut. Leur aspect est élégant, leur odeur peu sensible, leur saveur douce et faible, et l'estomac les supporte très-longtemps, souvent les digère ; de là leur danger et les accidents graves et fréquents qu'elles provoquent.»

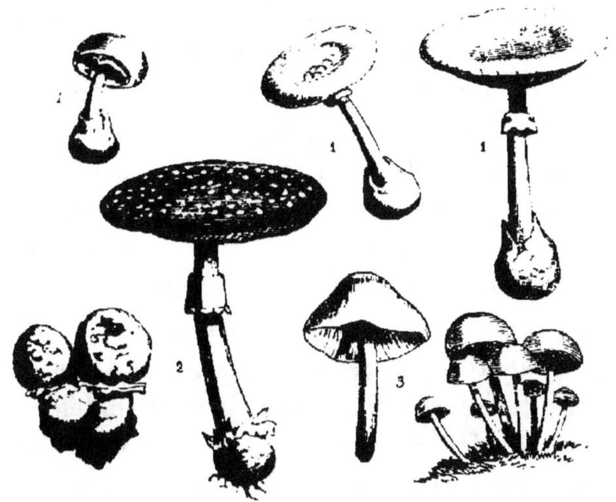

CHAMPIGNONS VÉNÉNEUX.

1. Champignon bulbeux. — 2. Fausse orange. — 3. Faux mousseron.

Quel est le principe toxique des mauvais champignons? — On ne saurait le dire. Probablement, il y en a plusieurs, qui varient selon les genres et les espèces. Les symptômes des empoisonnements par les champignons sont eux-mêmes très-complexes, et variables par leurs caractères, leur durée et leur intensité. J'emprunte à l'excellent travail du docteur Bertillon ce qui

est relatif aux effets de l'empoisonnement par les amanites, aux moyens de le combattre, et surtout de le
prévenir.

« Les amanites présentent cette propriété redoutable,
de ne faire sentir les symptômes toxiques que bien des
heures après l'ingestion, quelquefois quatre à six
heures après, souvent dix, douze ou dix-huit heures
après le repas. Alors l'amanite est digérée, le poison
absorbé, et les vomitifs, les purgatifs violents et répétés, sur lesquels insistent beaucoup trop quelques
praticiens, ne peuvent qu'exaspérer, sans aucune
utilité, l'inflammation de la muqueuse intestinale. »
Les symptômes, ainsi que nous l'avons dit plus haut,
sont complexes. « D'abord les principes âcres et purgatifs excitent violemment la muqueuse gastro-intestinale et provoquent des déjections multipliées, bientôt
glaireuses et sanguinolentes, accompagnées de douleurs
atroces. Peut-être les principes narcotiques favorisent-
ils aussi d'abord les nausées, qui deviennent quelquefois
d'une continuité désespérante; bientôt toutefois l'influence spéciale des narcotiques se prononce, et toute
une série d'accidents nerveux se déroule : excitation,
ivresse, vertiges, tremblements, titubation, respiration haletante, irrégularité du cœur, quelquefois
syncope; pupille dilatée ou contractée, trouble de la
vue, aberration intellectuelle, délire gai ou furieux,
quelquefois stupeur et pâleur de la face, sueur froide,
ralentissement considérable du pouls, puis somnolence,
enfin coma et mort. » M. le docteur Bertillon pense que
dans le traitement de l'empoisonnement par les amanites on doit éviter l'ingestion des liquides salins ou
acidulés, qui favorisent la dissolution des principes

narcotiques, auxquels il faut attribuer, selon lui, les terminaisons fatales. Pour débarrasser l'estomac, il veut qu'on ait recours de préférence aux moyens mécaniques ou aux huiles purgatives. Du reste, devant « l'ignorance flagrante » où l'on est de la nature et des propriétés chimiques du poison, il s'en tient à la médecine des symptômes, et conseille de combattre la prostration, la somnolence, le refroidissement par des boissons chaudes, toniques et aromatiques, par des frictions et par d'autres moyens analogues.

Pour ce qui est des *prétendus indicateurs et neutralisants des principes toxiques* des champignons, « nous avons eu, dit-il, le regret d'entendre même des médecins qui ne sont pas sans mérite, recommander encore l'épreuve de la pièce d'argent qui noircirait au contact de toutes les espèces vénéneuses, ou toute autre épreuve aussi prétentieuse. Ces préjugés, qu'il serait oiseux de réfuter, dénotent chez ceux qui les conservent une grande ignorance de la variété de la flore mycologique. Un procédé plus sérieux, et dont on a fait grand bruit, doit nous occuper un instant. Je veux parler de la propriété qu'auraient les lotions préalables ou les macérations dans l'eau froide ou chaude, salée ou vinaigrée, d'affaiblir et même de détruire les qualités toxiques de tous les champignons vénéneux.

« On peut dire d'abord que tremper les amanites vénéneuses pendant quelque cinq minutes dans l'eau froide, ou même les échauder dans l'eau bouillante, constitue une pratique tout à fait insuffisante. Un grand nombre d'observations rapportées par les auteurs en font foi surabondamment. Le résultat dépend d'ailleurs d'une foule de circonstances de détail : le temps de la macération, la quantité et la température de l'eau, le degré d'imbibition dont le champignon est capable (ce qui dépend de l'espèce, de l'âge et surtout de la grosseur des morceaux). Mais une pratique plus puissante, et connue depuis bien longtemps en Sibérie (Pallas), en Russie, en Norwége, en Italie et même en France (car elle est déjà indiquée par Paulet), consiste à laisser tremper les champignons coupés en morceaux pendant 30 à 45 minutes dans l'eau salée ou vinaigrée (3 cuillerées de vinaigre pour 1 litre d'eau et 500 grammes de champignons, — formule Gérard). Ce procédé, signalé en 1814 dans la thèse de Vadrot, et par Cordier en 1836, a été repris de nos jours avec beaucoup de bruit par M. Gérard, qui mangeait publiquement les champignons les plus mal famés (*A. phalloïdes, muscaria*, etc.), après leur avoir fait subir cette macération. M. Boudier a expliqué d'une manière qui nous paraît très-satisfaisante cette action de l'eau salée ou vinaigrée. C'est, suivant lui, par le fait des courants osmotiques que cette eau détermine à un haut degré, que les cellules des *fungi* sont vidées de leurs principes spéciaux, alimentaires ou toxiques, osmazôme, parfum ou poison. Ce phénomène est visible dans la salade qui a subi depuis plusieurs heures l'impression du vinaigre, dite salade cuite.

« Ce procédé, s'il rend tous les champignons inoffensifs, les rend aussi tous détestables au goût; et si son action a été assez prolongée pour les priver de leurs principes toxiques, elle les a privés aussi de leurs aromes et de leurs principes alibiles. Le champignon est devenu une loque sans autre saveur que l'eau vinaigrée qui le gonfle. En outre, suivant les circonstances de

détail, grosseur et facile imbibition des morceaux, etc.,
l'action pourra être incomplète. — Alors on aura encore enlevé, en partie, les aromes et principes alibiles
qui font la valeur des espèces comestibles, mais l'on
n'aura enlevé qu'une fraction des principes vénéneux,
qui font le danger des espèces toxiques. Nous croyons
donc que ce moyen, fort anciennement connu, avait
été justement abandonné.

« Le problème est de nous permettre d'user en sécurité de cette chair savoureuse, parfumée et non san-
glante, qui surgit spontanément de nos prairies et de
nos bois; de chasser ce tranquille gibier, dont les
formes, les couleurs, les aromes sollicitent nos sens,
et non pas d'augmenter la masse des aliments grossiers et insipides. La *distinction des espèces*, ici comme
pour les autres végétaux, résout seule le problème;
l'eau vinaigrée ne nous donne qu'un aliment indigeste
de plus. Elle rendrait inoffensive la ciguë elle-même :
pourquoi donc ne pas soumettre à cette macération
toute branche de persil, toute tige d'ombellifère? »

PLANTES VÉNÉNEUSES DES TROPIQUES

I

LE MANIOC — LES STRYCHNOS ET LA STRYCHNINE — AFFAIRE PALMER —

On connaît la prodigieuse fécondité des contrées
tropicales, dont le sol est tour à tour échauffé par les
ardents rayons du soleil et inondé par des pluies tor-
rentielles. Là croissent en foule des herbes géantes,
des lianes aux longs et inextricables replis, des arbres
de dimensions colossales qui vieillissent et grandissent
indéfiniment et dont les cimes majestueuses, toujours
couvertes de feuilles, de fleurs et de fruits, ne con-
naissent point la morne léthargie de nos hivers. Parmi
les innombrables espèces végétales qui composent la
flore de ces régions privilégiées, il en est une foule qui
rendent ou peuvent rendre à l'homme des services
exempts de tout danger. Les unes lui offrent contre
les maladies qui l'assiégent des remèdes salutaires ;
d'autres le nourrissent de la fécule de leurs racines, ou
de la moelle de leur tronc, ou de la chair de leurs
fruits ; d'autres encore fournissent aux arts et à l'industrie des bois précieux, des gommes, des résines
ou des matières tinctoriales.

Mais parmi tant de plantes utiles, la flore tropicale

comprend aussi un grand nombre de végétaux qui
renferment dans leurs tissus de terribles poisons. Et ces
végétaux ne sont pas, ainsi qu'on le voit chez nous,
des herbes chétives et de mauvaise mine, dont les
allures équivoques, les couleurs ternes, l'odeur désagréable inspirent la défiance : ce sont, pour l'ordinaire,

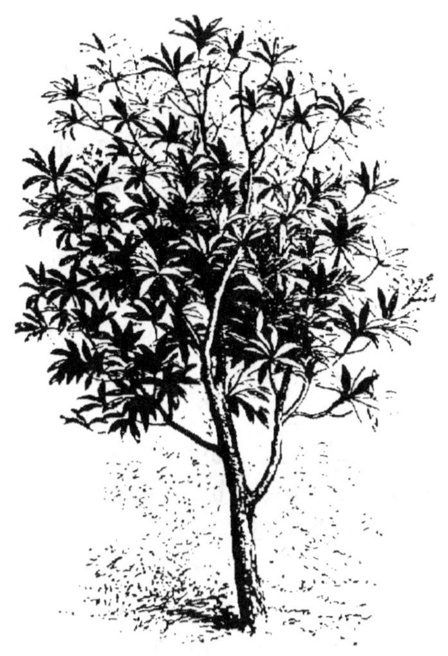

Manioc amer (*jatropha manihot*).

de très-beaux arbres, ou des lianes élégantes, des
végétaux au port dégagé, au feuillage largement épa-
noui, et dont plusieurs portent des fleurs parfumées,
des fruits savoureux. Que dis-je? quelques-uns même,
véritables arbres du bien et du mal, recèlent à la fois
l'aliment et le poison, ce qui fait vivre et ce qui tue.

Tel est le *manioc amer* (*jatropha manihot,* famille des euphorbiacées), dont la racine fournit une fécule nourrissante et d'une saveur très-douce, mais contient en même temps un poison violent. Ce poison est, à ce qu'on croit, l'acide cyanhydrique, ou du moins un principe transformable en cet acide, lequel est heureusement très-volatil, très-peu stable, partant facile à éliminer ou à détruire. On peut donc utiliser la racine de manioc comme aliment, après lui avoir fait subir une préparation assez simple pour que les sauvages de l'Amérique du Sud l'aient depuis longtemps imaginée et mise en pratique.

Les plantes les plus vénéneuses que l'on connaisse appartiennent aux familles essentiellement tropicales des loganiacées, des apocynées et des euphorbiacées. Dans la première se place notamment la redoutable tribu des strychnos : l'*upas tieuté* (*strychnos tieute*), liane qui grimpe jusqu'au sommet des plus hauts arbres dans les forêts vierges des montagnes de Java ; — le *vomiquier* (*str. nux vomica*), arbre qui croît sur la côte de Coromandel, dans l'île dé Ceylan et dans les forêts de la Cochinchine ; — l'*igasur* ou *ignatier amer* (*str. ignatia*), arbrisseau propre aux îles Philippines.

Les Malais extraient par décoction de la racine du *strychnos tieute* un poison violent, auquel ils donnent le nom de *tzettek,* et qui leur sert à rendre sûrement et promptement mortelles les moindres blessures de leurs flèches. Mais pour donner à ce poison toute son énergie, ils le mélangent avec des substances aromatiques telles que le poivre et le gingembre, qui en facilitent l'absorption. Il est à remarquer que l'écorce si vénéneuse du strychnos tieuté ne laisse écouler aucun suc par les

incisions qu'on y pratique; au contraire, lorsqu'on
coupe transversalement le tronc de cette liane, il s'en
échappe goutte à goutte un liquide transparent, incolore, sans saveur et tout à fait inoffensif.

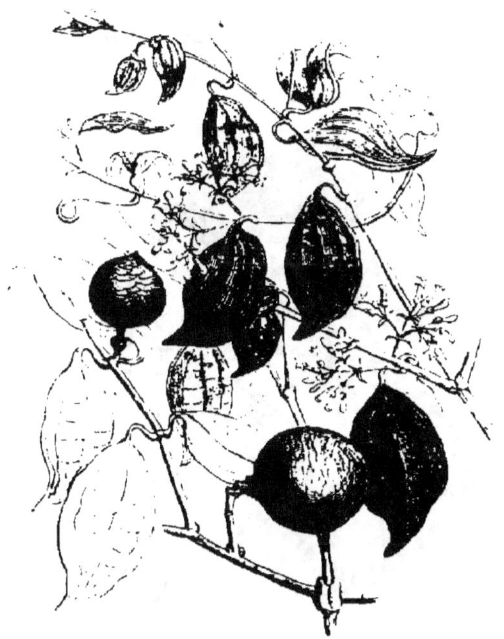

Feuilles, fleurs et fruits de l'upas tieuté (*strychnos tieute*).

Le poison du vomiquier et de l'ignatier amer résident essentiellement, sinon exclusivement, dans les
semences de ces deux végétaux. Celles du premier sont
connues sous le nom de *noix vomiques*. Elles sont contenues dans une baie globuleuse, de la forme d'une
orange, revêtue d'une écorce rouge, dure et lisse;
elles sont logées au milieu d'une pulpe visqueuse. Leur
forme est orbiculaire, aplatie, déprimée au centre;

leur extérieur est d'un gris velouté; elles sont formées
intérieurement d'un endosperme corné, très-amer,
soudé intimement avec l'épisperme. Ces semences sont
très-dures, et il faut se servir d'une râpe pour les réduire en poudre.

Les semences de l'igasur ou ignatier amer, appelées
vulgairement *fèves de saint Ignace* ou *fèves des jésuites*,

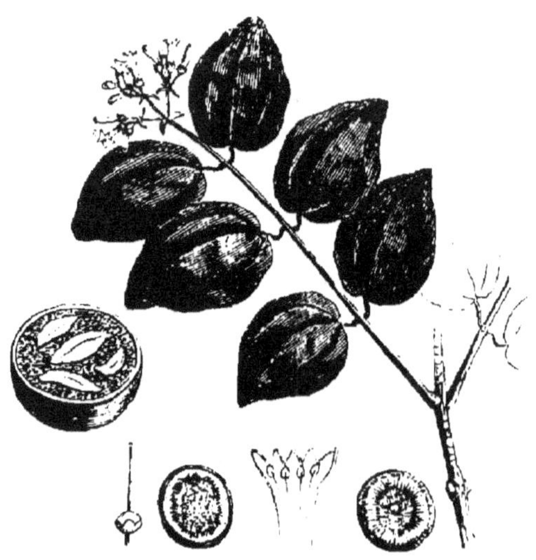

Fructification du vomiquier (*strychnos nux vomica*).

sont contenues dans une baie à écorce ligneuse, qui ressemble à une très-grosse poire. Elles sont dures, cor-
nées, d'un gris noirâtre terne et comme enfumé, de
forme irrégulière et anguleuse, longues de 15 à 20
millimètres. Leur saveur est très-amère. Les naturels
des îles Philippines font usage de ces fèves comme d'une
panacée contre toutes sortes de maux. Elles sont expé-
diées en Europe, ainsi que la noix vomique, et elles

ont pris rang dans notre matière médicale, à titre de
stimulants de l'appareil musculaire. On les emploie,
soit en poudre, soit sous forme d'extrait, contre les
paralysies des muscles vivifiés par des nerfs ayant
leurs racines dans la moelle épinière. « Ces conducteurs nerveux reçoivent des principes alcalins du
strychnos une excitation qui rétablit les fonctions des
organes du mouvement volontaire ; et quand cette excitation persiste, le rétablissement fonctionnel devient
permanent. La noix vomique est moins utile dans les
paralysies qui tiennent à une lésion du cerveau. »
(Lemaout, *Botanique*).

Les propriétés vénéneuses des strychnos sont dues à
deux alcaloïdes, la *strychnine* et la *brucine*, qui doivent
être classés parmi les plus dangereux poisons de la
classe des *névrosthéniques*. La strychnine pure est
blanche ; mais on l'obtient rarement en cet état. Le plus
souvent elle est grisâtre, cristallisée, à peine soluble
dans l'eau, dans l'alcool et dans l'éther. Sa saveur est
d'une amertume excessive. Malgré la formidable énergie de ses effets, on l'emploie quelquefois en médecine,
mais toujours à très-faible dose, et le plus souvent à
l'état de sulfate, parce que ce sel est plus soluble que
l'alcaloïde lui-même.

La brucine diffère de la strychnine par sa plus
grande solubilité dans l'alcool, et par la propriété
qu'elle possède de prendre, au contact de l'acide azotique, une couleur rouge écarlate.

Les effets toxiques des deux alcaloïdes des strychnos
sont, du reste, semblables ; ils reproduisent presque à
s'y méprendre les symptômes de l'étrange et terrible
affection connue sous le nom de *tétanos*, et qui est or-

dinairement consécutive à des blessures plus ou moins graves, surtout à des blessures des extrémités. On sait que le tétanos est caractérisé par la contraction et la roideur convulsive des muscles volontaires ; lorsque cette contraction atteint les muscles pectoraux, la respiration devient impossible, et le malade périt asphyxié. Ces phénomènes sont aussi à peu près ceux que présente l'empoisonnement par la strychnine : l'action de cet alcaloïde se portant principalement sur le système musculaire. Les accidents débutent de dix à vingt minutes, rarement plus, après l'ingestion du poison. L'individu éprouve d'abord une sensation particulière dans la tête, une angoisse et une agitation croissantes, bientôt suivies de phénomènes plus caractéristiques. Une roideur plus souvent générale que locale s'empare des muscles ; le corps se recourbe en arrière ; la tête se renverse sur la nuque (*opisthotonos*) ; les mâchoires se serrent fortement l'une contre l'autre (*trismus*).; le pouls est petit, la respiration haletante et entrecoupée, le visage pâle et tiré ; la physionomie accuse l'anxiété la plus douloureuse ; les membres sont agités d'horribles convulsions. A ces symptômes succède une période de détente et de rémission complètes ; mais ce répit dure peu et fait place à un second accès plus violent que le premier : les contractions se généralisent ; le corps et les membres se tordent et se recroquevillent ; la face devient bleuâtre, les pupilles se dilatent. Tout semble annoncer une mort imminente ; cependant il est rare que ce second accès soit le dernier ; le malade ne succombe souvent qu'au troisième ou au quatrième. S'il doit échapper à la mort, les accès, après avoir atteint leur paroxysme, s'éloignent et diminuent peu à peu de violence ; la roideur musculaire persiste seulement dans une partie du corps et finit par disparaître, laissant après elle un abattement et une lassitude extrèmes.

Ces symptômes, disais-je tout à l'heure, reproduisent, presque à s'y méprendre, ceux du tétanos. Est-ce à dire que l'œil exercé d'un médecin puisse confondre l'empoisonnement par la strychnine avec le tétanos? — Non, certes ; il y a ressemblance, identité même des phénomènes les plus apparents ; mais il existe, entre les caractères les plus essentiels de l'affection toxique et ceux de la maladie proprement dite, des différences qui ne permettent point de confondre la première avec la seconde. En premier lieu, le tétanos vrai ne survient presque jamais qu'à la suite de blessures ; son développement spontané est très-rare. En second lieu, il n'est point sujet, comme le tétanos strychnique, à des alternatives de rigidité convulsive et de rémission absolue : la roideur des parties atteintes y est permanente ; le relâchement qui survient de temps à autre n'est que relatif, et les accès, plus prolongés que dans l'empoisonnement, ont le caractère de paroxysmes bien plus que d'attaques successives. De plus, la terminaison funeste, dans le cas de tétanos spontané, n'arrive point au bout d'une à deux heures, comme cela a lieu dans l'empoisonnement : la durée de la maladie varie de deux à dix jours. Il résulte enfin des expériences de M. Cl. Bernard que le mécanisme de la mort par la strychnine n'a rien de comparable à la mort par asphyxie ou par *apnée* (suspension de la respiration).

Le médecin appelé au lit d'un malade en proie aux

convulsions tétaniques peut donc toujours distinguer si ce malade est atteint du tétanos traumatique ou spontané, ou s'il est victime d'un empoisonnement par la strychnine. Des caractères fournis par l'inspection des organes sur le cadavre résultent d'ailleurs, sinon des preuves positives, au moins des présomptions qui, rapprochées des symptômes du mal, acquièrent un haut degré de probabilité. Enfin la strychnine est assez inaltérable et ses réactions sont assez nettes, pour que l'analyse chimique puisse retrouver cet alcaloïde, non-seulement dans les organes digestifs, mais jusque dans le sang et dans les urines, où il a été porté par absorption. Mais si la science est en possession des moyens propres à reconnaître, soit avant, soit après la mort, un empoisonnement par la strychnine, elle est malheureusement impuissante à le combattre. « On a cherché, avec plus de persévérance que de succès, un antidote de la strychnine, dit M. A. Tardieu ; on en a même trouvé un trop grand nombre pour espérer qu'il y en ait un véritablement efficace. Le curare, notamment, sur l'antagonisme duquel on avait cru pouvoir compter, administré concurremment avec la strychnine, supprime la convulsion, ainsi que l'a montré M. Cl. Bernard, mais n'empêche pas la mort. »

« L'empoisonnement par la strychnine, très-rare en France, et presque exceptionnel, dit le même auteur, ne s'y produit guère que par quelques erreurs fatales dans l'administration ou l'emploi thérapeutique de cette substance, ou par suite de quelque méprise telle que celle qu'a citée M. Danvin de Saint-Pol, et où la strychnine avait été donnée au lieu de santonine. Quant à l'empoisonnement criminel, pour la première et

unique fois dans notre carrière déjà longue, au mois
d'août de l'année 1865, nous avons été appelé devant
la cour d'assises de la Seine-Inférieure à l'occasion
d'un empoisonnement par la strychnine, dont fut reconnu coupable un paysan normand du nom de Grisard,
le premier qu'ait eu à juger un jury français. Il n'en
est pas de même en Angleterre, où des exemples assez
fréquents d'empoisonnement par la strychnine, ou par
des préparations dont elle fournit la base, ont pu se
produire. » En 1862, une femme du monde empoisonna
ses deux enfants avec une sorte de mort-aux-rats (*ver-
min-killer*) qui se vend, en Angleterre, chez les épiciers,
en petits paquets de 1 gramme 30 centigrammes, et qui
est formé de strychnine pure, de bleu de Prusse et de
fécule de pomme de terre. Mais aucun empoisonnement
de ce genre n'a eu autant de retentissement que celui
qui, au mois de mai 1856, amenait devant la cour criminelle d'Old-Bayley, à Londres, le docteur William
Palmer.

On serait tenté de voir dans ce Palmer l'imitateur de
Castaing et le modèle de Lapommerais. Ce n'est toutefois ni un travailleur ambitieux comme le premier, ni
un charlatan de gloire et de fortune comme le second.
C'est ce qu'on nomme un *viveur*, passionné pour le
sport, le jeu et la table; un prodigue criblé de dettes,
qui a recours à l'empoisonnement et au vol pour entretenir ses écuries, réparer les pertes de ses paris et
jeter de temps à autre quelques à-compte à ses créanciers. Médecin, il ne l'est guère que de nom, car il
laisse à un confrère le soin de sa clientèle, et ne s'occupe que de chevaux et de jockeys; il fait courir à tous
les *steeple-chases* de la Grande-Bretagne, et même un

train de grand seigneur. Le seul usage qu'il fait de ses connaissances médicales est de rechercher les substances vénéneuses propres à donner la mort à ses victimes sans éveiller le soupçon. Mais si, par ses allures et ses goûts, il s'éloigne de ses dignes émules, les moyens, les expédients qu'il emploie pour arriver à ses fins sont à peu près les mêmes. C'est ainsi qu'il s'avise, deux ans avant Lapommerais, du parti qu'un scélérat peut tirer de l'institution des assurances sur la vie.

Palmer avait épousé une miss Anna Brookes; il comptait sur un riche héritage qui devait revenir à sa femme du chef de sa mère. Mais la mère étant morte, il se trouva que tout le bien dont elle jouissait n'était que viager. Palmer, désappointé, se mit alors en quête d'un dédommagement. En janvier 1854, il fit sur la vie de sa femme une assurance de 3,000 livres sterling (75,000 fr.) à l'*Union de Norwich*, et deux autres, de 5,000 livres chaque, à la *Compagnie du Soleil* et à l'*Équitable*. Au mois de septembre de la même année, la malheureuse Anna mourut, et Palmer bénéficia des 13,000 livres (325,000 fr.). Encouragé par ce premier résultat, il fit aussitôt, sur la vie de son frère, de nouvelles assurances pour pareille somme, et au mois d'août suivant son frère mourut. Palmer réclama les 13,000 livres; mais cette fois les compagnies refusèrent de payer, et notre homme jugea prudent de ne pas insister.

Il fallait renoncer désormais aux assurances. Les usuriers ne prêtaient qu'avec peine, et à gros intérêts. Palmer mit en circulation des billets et des lettres de change revêtus de la signature de sa mère, dont la position honorable offrait toute garantie : il va sans dire que la signature était fausse. Mais les produits de ces expédients étaient loin de suffire aux dépenses de Palmer, et les créanciers se lassaient d'attendre. Ce fut sur ces entrefaites qu'au mois de novembre 1855 Palmer se rendit aux courses de Shrewsbury, avec un sien ami nommé John Parsons Cook, comme lui *sportsman* déterminé, et qui achevait de dévorer un héritage de 15,000 livres sterling. Cook faisait courir une jument qui, l'année précédente, avait remporté un prix à Worcester, et sur laquelle s'engagèrent de nombreux paris. Cette bête eut les honneurs de la première journée, et le soir Cook réunit quelques amis, au nombre desquels était Palmer, dans un dîner où l'on célébra par d'abondantes libations la victoire de *Pole-star* — c'était le nom de la jument. Après le dîner on se rendit dans la chambre de Cook, et l'on vida encore quelques verres de grog. Cook trouva que le sien lui brûlait le gosier, et dans la nuit il fut pris de vomissements violents. Mais le lendemain il se sentit assez bien pour assister aux courses où devait figurer *Chicken*, le cheval de Palmer. *Chicken* fut distancé.

Palmer, triste et déconfit, retourna à Rugeley, sa résidence, emmenant avec lui Cook, toujours souffrant, qui fut se loger à l'hôtel des Armes de Talbot, juste en face de la maison de Palmer. Ce voisinage permit à Palmer de donner des soins à son ami, dont l'état ne fit que s'aggraver. D'autres médecins furent appelés; mais Palmer se chargea seul d'aller chercher, de préparer même les médicaments. Les choses, en un mot, se passèrent, aux Armes de Talbot, entre Palmer et Cook, comme elles s'étaient passées à la Tête-Noire, à Saint-Cloud, entre Castaing et Ballet. Après trois jours de maladie, Cook succombait à des accès répétés de convulsions tétaniques.

A peine avait-il rendu le dernier soupir que Palmer fit main basse sur l'argent qu'il trouva dans les poches du défunt et dans les meubles de sa chambre. Il s'empara également de ses papiers, et s'en servit pour se faire remettre les sommes dues à Cook par l'agence des courses (*Tattersall*).

Quelques jours plus tard, le bruit se répandit que Palmer était menacé d'une ruine complète, que les billets protestés pleuvaient chez lui. Un agent d'affaires poursuivait, pour une somme énorme, non-seulement Palmer, mais sa mère, dont les endos avaient facilité l'acceptation des billets. On reconnut alors que la signature de Mme Palmer était fausse. On se rappela d'ailleurs la mort inattendue de Cook, la disparition de son argent et de ses papiers; on sut que, peu après cette mort, Palmer avait effectué quelques paiements. Tous ces indices parurent assez graves pour motiver l'intervention de la justice, et Palmer fut arrêté. Les recherches faites par la police et l'expertise médico-légale exécutée par les docteurs Taylor et Rees, démontrèrent bientôt que Cook avait été victime d'un empoisonnement dans lequel on avait habilement combiné l'emploi de l'émétique avec celui de la strychnine. Il n'était guère permis de douter non plus que la femme et le **frère de** Palmer ne fussent également morts empoisonnés; mais la loi anglaise ne permet de poursuivre un individu que pour un seul crime à la fois, et l'accusé n'eut à répondre que de l'empoisonnement de Cook. Déclaré coupable par le **jury** d'Old-Bayley, il fut condamné

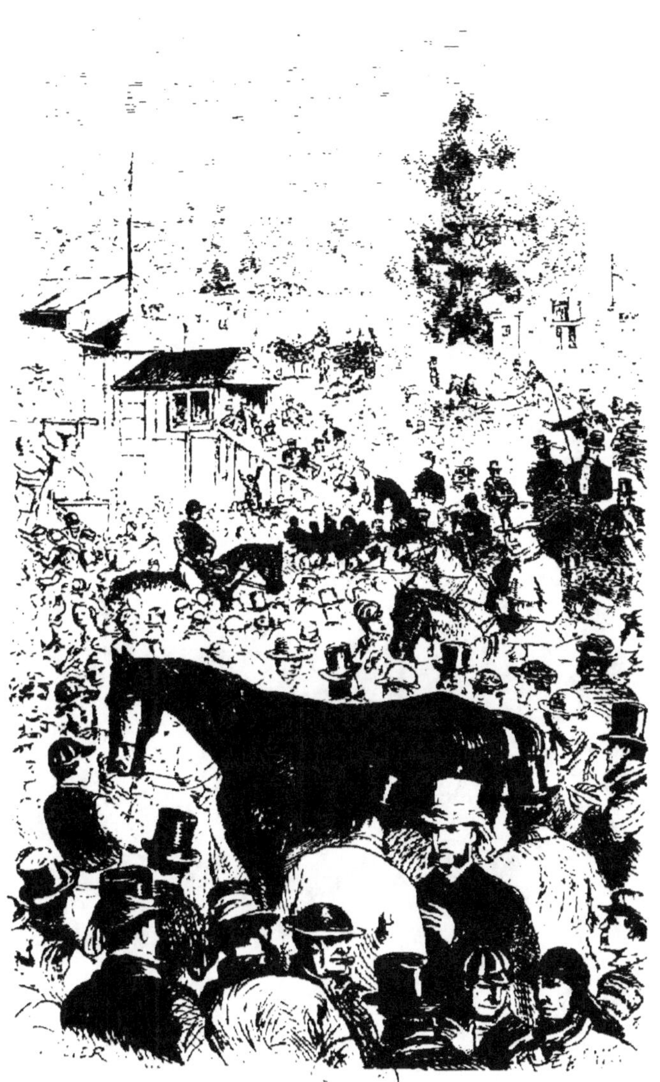

Les courses de Shrewsbury.

à mort, et pendu sur la place publique de Stafford, le 14 juin 1856.

II

L'YPO-ANTIAR — LE CURARE

La liane tieuté n'est pas la seule plante aux sucs mortels que produisent les forêts humides de la Sonde. Là, parmi les *ficus* aux feuilles persistantes, croît un grand arbre aux feuilles caduques, l'ypo-*antiar* (*antiaris toxicaria*), membre indigne d'une des plus honorables familles du règne végétal, celle des Artocarpées. Le suc laiteux de l'antiar est employé par les Malais, concurremment avec le *tjetteh*, à empoisonner leurs armes de guerre et de chasse. Aussi les deux substances ont-elles été longtemps confondues; d'autant que les naturels des îles de la Sonde font subir à l'une et à l'autre des préparations assez compliquées. Ce n'est qu'au commencement de ce siècle que le voyageur Leschenault a fait connaître exactement la nature et la composition de l'*upas antiar* (poison de l'ypo-antiar). Cette substance a pour base la gomme résine qu'on extrait de l'arbre en pratiquant des entailles dans le tronc. « La préparation, dit Leschenault, se fait à froid dans un vase de terre. On mêle à la gomme résine les graines du piment en arbre, du poivre, de l'ail et les racines de diverses espèces de gingembre. On mélange lentement chacune de ces substances écrasées, à l'exception des graines du piment, que l'on enfonce précipitamment une à une au fond du vase, au moyen d'une petite branche de bois. Chaque graine occasionne une légère fermentation et remonte à la surface, d'où on la retire pour en remettre une autre, jusqu'au nombre de huit à dix, et la préparation est terminée. »

Il est probable que toute cette cuisine n'ajoute rien à la puissance du poison, et n'a pour but que d'en empêcher la vulgarisation, et surtout d'en dissimuler le secret aux étrangers.

Les voyageurs qui ont visité les tribus sauvages de la Guyane, du Brésil et de la Nouvelle-Grenade, parlent avec effroi du *poison des flèches* en usage parmi ces peuplades, et dont les effets presque foudroyants et l'origine mystérieuse ont donné lieu à des suppositions et à des commentaires sans nombre.

Walter Raleigh rapporta le premier en Europe, en 1595, des flèches enduites de cette substance, désignée par les Indiens sous les noms de *ourari* ou *wourari*, *wourara*, *wourali*, *wouralo*, etc., dont nous avons fait *curare*. Mais il existe probablement dans l'Amérique méridionale plusieurs sortes de curare ou de poison des flèches ; car si tous les voyageurs sont d'accord sur l'extrême violence de ce poison, ils diffèrent notablement les uns des autres relativement aux matières d'où on l'extrait et à la façon dont on le prépare.

Salvator Gilius, dans son *Voyage à la Guyane*, rapporte que les Indiens Ottomachis lancent avec une sarbacane de petites flèches longues d'une *palme*, trempées dans un poison si terrible, que l'animal frappé

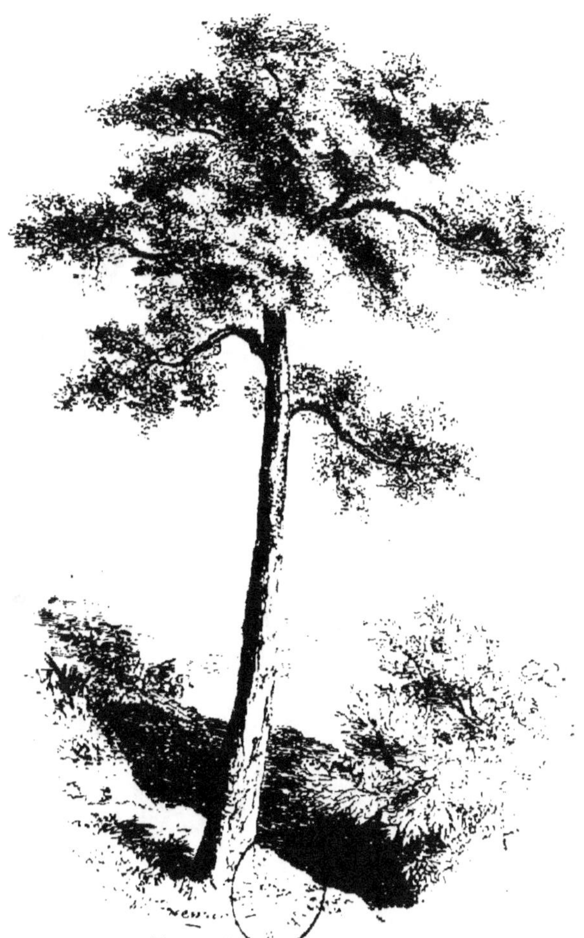
Ypo - antiar (Antiaris toxicaria)

succombe aussitôt, quand même la flèche n'aurait fait
que pénétrer sous son épiderme. Selon lui, ce curare est
tiré d'un fruit qu'il nomme *picedo*.

Bancroft, dans son *Histoire naturelle de la Guyane*,
dit que le *woorara* est extrait d'une liane appelée
nibbees. Il mentionne en outre, comme bien distincts,
le poison des Ticunas de l'Amazone, celui des Ar-
rowacks et celui des Accawaus. On ferait entrer dans
la préparation du premier les sucs d'une trentaine
d'herbes et de racines; dans le second, des dents
et des foies de serpents venimeux; dans le troisième,
des racines de *woorara*, de *baketi* et de *hatchybaly*,
de l'essence de *corbacoura* et de l'écorce de *couranabi*.

Selon de Paw (*Recherches philosophiques sur les Amé-
ricains*, t. II), le curare serait une liane qui porte des
fleurs d'un jaune pâle, à quatre pétales, et un fruit de
la forme d'une poire, renfermant de petites graines qui
ressemblent à des fèves.

Martius croit que le *wourari* est préparé avec des
plantes différentes chez les diverses peuplades de Suri-
nam et du Brésil : ici avec une strychnée; là avec une
ménispermée (le *cocculus Amazonum*); ailleurs avec le
suc laiteux de l'*euphorbia cotinifolia*; ailleurs encore
avec l'*hura crepitans* ou avec les fruits astringents du
Gaulteria veneficiorum.

Humboldt, pendant son voyage dans l'Amérique méridionale (de 1799 à 1804), a assisté à la préparation du
curare chez les sauvages de l'Esmeralda. La chose se
fait avec une certaine solennité. Les guerriers s'en vont
en troupe dans la forêt cueillir la *liane du venin*, le
bejuco de mavacure; après quoi ils se mettent à boire
de la liqueur fermentée et s'enivrent. Le « maître du

curare » alors se retire à l'écart. Il broie la plante et en fait cuire le suc jusqu'à ce qu'il ait atteint le point nécessaire de concentration ; ce qui s'apprécie d'après son degré d'amertume. Puis, comme cet extrait, même très-épaissi, n'adhèrerait pas suffisamment aux flèches, on y ajoute un autre suc très-visqueux, celui d'un arbre à larges feuilles, appelé *kiracaguero*. On fait bouillir ensemble les deux substances, qui prennent la teinte noire et la consistance du goudron.

Richard Schomburgk assure que le principe actif du curare est emprunté à l'écorce et à l'aubier du *strychnos toxifera*, et Ch. Watterton prétend qu'on y met des fourmis de deux espèces, ainsi que des crochets broyés de serpents venimeux.

Un Français qui a longtemps habité le Brésil, M. Goudot, donne sur l'origine et la préparation du curare les renseignements suivants : « Le poison est préparé par quelques-unes des tribus les plus reculées qui habitent les forêts qui bordent le haut Orénoque, le Rio-Negro et l'Amazone, et qui, toutes ou presque toutes, sont anthropophages.....

« La manière de préparer le curare varie dans chacune des tribus où il se fabrique, et celui qui est réputé le plus actif vient des nations voisines de l'empire du Brésil.

« Le procédé employé par les Indiens de Mesaya, qui ne sont éloignés que de vingt journées de la frontière de la Nouvelle-Grenade, est le seul à peu près connu : et encore ne l'est-il que très-imparfaitement, car ces Indiens en font un grand secret, et il n'y a que leurs devins qui aient l'art de le préparer. Ces hommes, qui sont en même temps les prêtres et les médecins ou *guérisseurs de sorts*, emploient pour la préparation du poison une liane nommée *ourari*. Cette liane, coupée en tronçons et broyée, donne un suc laiteux abondant et très-âcre. Les tronçons écrasés sont mis en macération dans de l'eau pendant quarante-huit heures; puis on exprime et on filtre soigneusement le liquide, qui est soumis à une lente évaporation jusqu'à concentra-

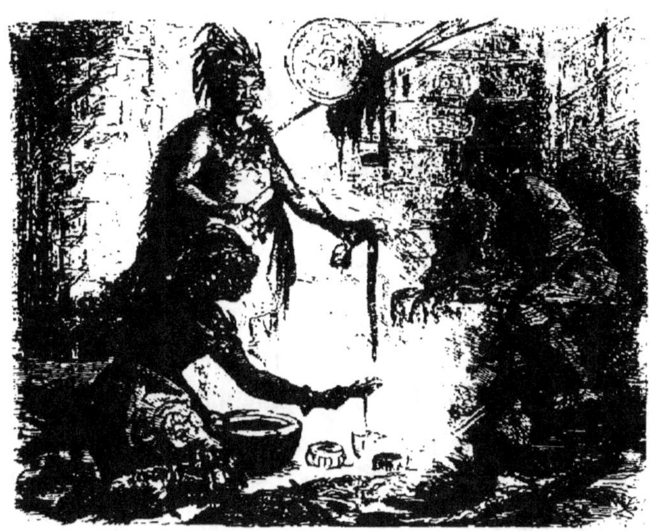

Préparation du curare chez les Indiens de la Nouvelle-Grenade.

tion convenable. Alors on le répartit dans plusieurs petits vases de terre, qui sont eux-mêmes placés sur des cendres chaudes, et l'évaporation se continue avec plus de soin encore. Lorsque le poison est arrivé à la consistance d'extrait mou, on y laisse tomber quelques gouttes de venin recueilli dans les vésicules des serpents les plus venimeux, et l'opération se trouve achevée lorsque l'extrait est parfaitement sec.

« Dans cet état, et préservé du contact de l'air humide, le curare peut se conserver, à ce qu'assurent les Indiens, pendant un temps indéfini.

« Le curare que j'ai apporté en France, ajoutait M. Goudot, a été acheté par moi chez les Indiens Andaquies, dans le mois d'août 1842. J'ignore depuis combien de temps il était préparé ; car ce poison se passe de tribu en tribu jusqu'à la frontière, sans qu'on puisse connaître ni son origine, ni la date de sa fabrication.

« J'ai fait dissoudre dans quelques gouttes d'eau distillée de petites quantités de ce poison ; et à l'aide d'un pinceau j'ai enduit d'une légère couche d'extrait l'extrémité de flèches en palmier *guajo*, que j'ai eu l'honneur de remettre à M. Pelouze.

« Des expériences faites sur divers animaux m'ont donné les résultats suivants :

« Un canard, dont la cuisse a été percée par une flèche, est mort au bout de quatre minutes.

« Une poule piquée de la même manière a succombé dans le même temps.

« Un vieux coq a résisté a l'action du poison pendant plus longtemps, et n'est mort qu'après dix minutes. Cet animal n'a présenté à l'autopsie aucune lésion qui pût être attribuée à l'action du poison.

« Ayant frappé, au moyen d'une sarbacane, qui est l'arme appropriée à l'usage de ces flèches, un *gallinazo* (*vultur andinensis*), cet animal a succombé après trois minutes et demie.

« La mort, chez tous ces animaux, paraissait arriver sans convulsions, sans secousses ; ils s'affaissaient sur eux-mêmes et éprouvaient avant d'expirer quelques vomissements.

« Des chasseurs d'ours m'ont dit avoir été dans l'obligation de lancer jusqu'à douze, quinze et dix-huit flèches dans le corps de ces animaux pour en venir à bout.

« Le curare a une saveur amère très-prononcée, mais qui n'est pas désagréable. Les Indiens l'emploient comme tonique dans certaines affections de l'estomac ; mais son emploi deviendrait mortel dans le cas d'ulcérations de la bouche. »

Voici enfin ce que nous apprend un autre voyageur français, M. F. de Castelnau, dans sa *Relation d'une expédition dans les parties centrales de l'Amérique du Sud* (de 1843 à 1847) :

« Un dimanche nous allâmes visiter le village d'Ambyaca (Amazone)... Après avoir remonté le Marañon pendant une demi-heure, nous entrâmes dans l'Ambyaca, dont le nom veut dire « Rivière du Venin ». Nous débarquâmes près de son embouchure... Ce fut avec grand plaisir que je trouvai, dans une maison, plusieurs Indiens occupés à préparer le venin qui leur sert pour la chasse. Ils ne parurent mettre aucun mystère dans cette préparation. Ils avaient fait cuire pendant vingt-quatre heures, dans une grande chaudière, les tronçons d'une liane ; puis ils ajoutèrent devant nous une matière ayant l'apparence de la mousse, mais que nous sûmes provenir d'une autre liane qu'ils avaient râpée. Ce mélange devait encore bouillir pendant le même laps de temps, pour prendre la consistance de la glu. On peut avaler impunément de petites portions de ce venin ; mais, bu à de grandes doses, il tue instantanément. Les exhalaisons qui s'en échappent ne sont pas dangereuses. »

Les deux lianes dont il s'agit sont appelées par les Indiens, l'une *pani*, l'autre *ramon*.

« La première, qui se reconnaît à ses grandes feuilles, continue le savant voyageur, fleurit en septembre, et donne des graines en décembre. Le ramon fleurit en janvier ; sa feuille est beaucoup plus petite que celle du pani. On enlève de sa tige la première écorce, puis on la râpe avec soin, et l'on obtient le produit à apparence de mousse dont j'ai déjà parlé. Le pani est plus commun dans le pays des Oregones que le ramon ; ce qui fait qu'ils en mettent une plus grande proportion dans leur venin que les Yaguas. Depuis notre retour, M. le docteur Weddel a étudié ces deux plantes. La première appartient au genre Cocculus (*C. toxiferus.* Wedd.), et la seconde forme une espèce nouvelle dans le genre *strychnos* (*S. Castelnœana.* Wedd.). »

Le poison dont parle M. de Castelnau est-il bien le *curare du commerce*, celui qu'on apporte en Europe depuis quelques années, et dont l'action est maintenant bien connue, grâce aux recherches de plusieurs physiologistes? Cela nous semble douteux. Il est difficile d'admettre surtout que le principe toxique de cette substance soit emprunté à un strychnos, et nous serions beaucoup plus tenté de croire que ce principe est, comme l'ont affirmé quelques voyageurs, le venin des serpents. En effet, l'action du curare n'a, comme on le verra tout à l'heure, aucune ressemblance avec celle de la strychnine. En outre, elle présente une particularité très-remarquable qui rapproche beaucoup le curare des venins, et qu'on ne retrouve dans aucun poison proprement dit, c'est qu'il peut être ingéré impunément en assez grande quantité dans les voies digestives ;

tandis qu'une très-faible dose (quelques milligrammes), introduite directement dans la circulation, terrasse en peu d'instants un homme robuste ou un animal de grande taille. Les Indiens mangent, sans en être jamais incommodés, le gibier qu'ils ont tué avec leurs flèches trempées dans le curare. Ce poison possède d'ailleurs des propriétés particulières, qui ont été étudiées récemment et mises en lumière, à grand renfort de vivisections, par M. Cl. Bernard, le savant physiologiste et l'impitoyable expérimentateur.

III

PROPRIÉTÉS DU CURARE — LA CURARINE — CARACTÈRE SPÉCIAL
DE L'EMPOISONNEMENT PAR LE CURARE

Avant M. Cl. Bernard, Watterton avait observé, dans le cours de ses explorations, quelques faits qui méritent d'être rapportés.

« En traversant les terres qui séparent l'Essequibo du Demerary, raconte ce voyageur, nous rencontrâmes une troupe de sangliers. Quoique chargé de bagages et fatigué d'une marche pénible d'une journée, un Indien banda son arc et frappa l'un d'eux d'une flèche empoisonnée ; elle entra dans la mâchoire et se rompit. On trouva le sanglier mort à cent soixante-dix pas du lieu où il avait été frappé ; il nous fournit un souper succulent et sain. »

Le même auteur dit qu'un oiseau blessé avec une

flèche empoisonnée ne tombe généralement qu'au bout de trois minutes, et que sa chute est précédée d'une sorte de stupeur qui se manifeste par une répugnance apparente à voler. Il ajoute que la chair du gibier n'est pas atteinte par le poison, et ne paraît pas se corrompre plus vite que celle d'un animal tué par le fusil ou le couteau. L'anecdote suivante montre que les flèches empoisonnées peuvent devenir funestes à ceux qui s'en servent, et que le curare tue l'homme aussi sûrement et aussi rapidement que les animaux.

« Un jour, — c'est encore Watterton qui parle, — un Indien Arrowack raconta l'histoire affligeante de ce qui était arrivé à un de ses camarades. Il avait été témoin de sa mort. Comme cet Indien n'avait aucun intérêt à nous dire un mensonge, il est très-probable que sa relation était vraie. Dans ce cas, il paraîtrait qu'il n'y a aucun antidote sur lequel on puisse compter, car dès qu'il fut blessé, l'Indien abandonna tout espoir de conserver la vie.

« L'Indien Arrowack nous dit qu'il y avait à peine quatre ans qu'il parcourait la forêt, en quête de gibier, avec son compagnon. Ce dernier prit une flèche empoisonnée et la lança sur un singe rouge, qui était au-dessus de lui dans un arbre. Le coup était presque perpendiculaire. La flèche manqua le singe et, en retombant, frappa l'Indien au bras, un peu au-dessous du coude. Il fut convaincu que tout était fini pour lui. « Jamais, dit-il à son camarade d'une voix entre-« coupée et regardant son arc pendant qu'il parlait, « jamais je ne banderai plus cet arc. » Ayant dit ces mots, il ôta la petite boîte de bambou contenant le poison, qui était suspendue à son épaule, et l'ayant mise à terre avec son arc et ses flèches, il s'étendit au-près, dit adieu à son compagnon et cessa de parler pour toujours. »

Le curare est une matière d'un brun noirâtre, qui ressemble assez à du jus de réglisse. Il arrive de l'Amérique méridionale, soit dans des calebasses, soit dans de petits pots d'une argile très-dure. Sec, il se conserve longtemps sans altération, pourvu qu'on ne le laisse pas trop exposé à l'humidité. Encore M. Cl. Bernard en a-t-il gardé en dissolution dans l'eau pendant deux ans, sans qu'au bout de ce temps il eût rien perdu de sa puissance toxique. Le curare n'est pas complétement soluble dans l'eau. La solution filtrée laisse un dépôt qui, vu au microscope, paraît formé de cellules semblables à celles des ferments, et de petits grains qui ont l'apparence de la fécule, mais n'ont pas, comme celle-ci, la propriété de prendre, au contact de l'iode, une coloration bleue. La solution aqueuse du curare est d'un beau rouge foncé ; sa solution alcoolique est d'un rouge plus clair. L'une et l'autre ont une saveur très-amère.

La substance qu'on regarde comme le principe actif du curare est un alcaloïde qui a reçu le nom de *curarine*. Elle a été isolée par MM. Boussingault et Roulin, et par MM. Pelletier et Petroz. « Quelle que soit la méthode suivie pour l'obtenir, la curarine, dit M. Cl. Bernard, se présente toujours sous la forme d'une masse solide, transparente, en couches minces, d'une couleur jaune pâle. Elle est très-hygrométrique, très-soluble dans l'eau et l'alcool, insoluble dans l'éther et dans l'essence de térébenthine. Sa dissolution possède une saveur excessivement amère ; elle rougit le papier de curcuma et ramène au bleu le papier de tournesol rougi par un acide. Sa solution aqueuse neutralise les acides ; les sels qu'elle forme avec les acides sulfurique, chlorhydrique et acétique sont tous très-solubles, et il est impossible de les obtenir cristallisés. Lorsqu'on soumet la curarine à l'action de la chaleur, elle se carbonise en répandant d'épaisses vapeurs qui, quand on les respire, font éprouver une sensation d'amertume fort désagréable... La curarine, traitée par l'acide azotique concentré, prend une couleur rouge de sang, et l'acide sulfurique concentré lui communique une belle teinte carminée. »

Quelques chimistes se sont occupés de trouver des réactifs capables de détruire la curarine et d'anéantir son action toxique. M. Reynoso a trouvé deux substances qui produisent cet effet : ce sont le chlore et le brome. Si l'on injecte sous la peau d'un animal de la curarine ou du curare en dissolution dans de l'eau chlorée ou bromée, cet animal n'est point empoisonné. D'où il résulte que si, lorsqu'une personne vient d'être blessée par une arme trempée dans le curare, on pouvait introduire aussitôt dans la plaie une dissolution de chlore ou de brome, les effets du poison seraient probablement conjurés ; mais il faudrait appliquer cette sorte de caustique sans aucun retard, et il est très-probable que si on laissait au curare le temps d'être absorbé et de pénétrer dans le torrent de la circulation, le remède serait impuissant.

Considérons maintenant un animal auquel on vient d'inoculer du curare. Il ne s'aperçoit de rien pendant les premières minutes qui suivent l'opération. Mais bientôt il se couche comme s'il était fatigué et qu'il voulût dormir ; puis il s'affaisse peu à peu sans donner aucun signe de douleur, et la mort arrive sans convul-

sions, sans cris, sans tressaillements, sans apparence
d'agonie, « comme si un fluide vital s'écoulait, » dit
M. Émile Carrey. Watterton nous fait assister au trépas
d'un aï, ou paresseux à trois doigts, lequel appartenait
à un naturaliste qui, voulant le tuer pour conserver sa
peau, eut recours au *woorali*.

« De tous les animaux, sans même en excepter la
tortue et le crapaud, dit Watterton, cette créature in-
forme et misérable est celle qui a la vie la plus dure.

« L'aï fut blessé à la jambe et mis sur le plancher, à
soixante-cinq centimètres de distance de la table. Il
s'efforça d'en atteindre le pied et s'y accrocha, comme
s'il eût voulu monter; mais ce furent ses derniers efforts :
sa vie s'éteignit rapidement, quoique graduellement.

« D'abord, une de ses jambes de devant lâcha prise
et tomba, incapable de se mouvoir, sur son côté; l'autre
fit bientôt de même. Les membres antérieurs ayant
perdu toute force, le paresseux se coucha lentement et
mit sa tête entre ses jambes de derrière, qui tenaient
encore à la table. Mais lorsqu'elles furent atteintes à
leur tour, il tomba à terre si doucement, qu'on n'eût
pu distinguer cette chute d'un mouvement ordinaire.
Si l'on avait ignoré la circonstance de sa blessure, on
n'eût jamais pensé qu'il succombait. Sa bouche était
fermée; on n'y voyait ni écume ni salive : on ne vit
ni tressaillement, ni altération visible dans sa respiration. Au bout de dix minutes il fit un léger mouvement : une minute après, il était mort. Depuis le moment où l'action du poison commença à se montrer, on
aurait cru que le sommeil l'accablait.

« Ce sera, ajoute le voyageur anglais, une consolation
pour les âmes compatissantes, de savoir que la victime

n'a pas souffert, car le curare détruit doucement la vie. » Tous les voyageurs s'accordent à tracer le même tableau consolant, presque séduisant, de la mort par le curare. Un poison qui tue sans l'ombre d'une souffrance, quelle aubaine pour les désenchantés! Ce serait à vous donner envie de vous suicider par pure partie de plaisir!

Mais, on l'a dit, « il ne faut pas se fier aux apparences. » Et jamais ce proverbe n'a trouvé une plus sinistre application que dans le phénomène qui nous occupe. Écoutons M. Cl. Bernard : il nous apprendra que cette mort, qui paraît survenir d'une manière si calme, si exempte de souffrances, est un épouvantable supplice.

Je disais plus haut, à dessein, que le curare *terrasse* ses victimes. C'est qu'en effet son action directe se borne là. Il n'altère nullement les tissus ni les liquides de l'économie ; il laisse tous les organes intacts ; il respecte l'appareil musculaire et le système nerveux sensitif. Seulement il engourdit, il paralyse le système nerveux moteur. C'est pourquoi il abolit l'un après l'autre tous les mouvements, volontaires et involontaires. Le cœur seul, qui a son mouvement propre, indépendant de l'ensemble du système nerveux, continue de battre et de faire circuler le sang. Mais, les muscles pectoraux cessant de soulever la cage thoracique, la respiration s'arrête, et c'est par asphyxie que l'animal périt. Jusque-là il continue de vivre et de se sentir vivre, ou plutôt de se sentir mourir ; car son intelligence et sa sensibilité, je le répète, sont restées entières. Qu'on le pince, qu'on l'écorche, qu'on le brûle, il ne donne nul signe de douleur. Est-ce à dire qu'il ne souffre point? Il souffre, au contraire, horriblement ; mais il n'a nul moyen d'exprimer sa douleur : rien en lui ne peut plus bouger ! Et cela dure jusqu'à ce que, l'air manquant tout à fait aux poumons, la mort vienne enfin mettre un terme à ses tortures. Chez les animaux à sang chaud, dont la respiration est très-active, ce supplice ne dure que quelques minutes ; mais chez les animaux à sang froid, qui ne consomment, à l'état normal, qu'une très-faible quantité d'oxygène, la vie persiste pendant une heure ou deux, ainsi que M. Cl. Bernard l'a constaté par plusieurs expériences faites sur des grenouilles. Il lui a suffi de préserver de l'empoisonnement une partie du corps d'un de ces batraciens, les jambes de derrière par exemple, en y arrêtant par une ligature le cours du sang artériel, qui est le véhicule du poison inoculé. Les jambes alors conservaient leur motilité, et leurs mouvements trahissaient les sensations douloureuses qu'on provoquait chez l'animal en pinçant ou en excitant la partie supérieure du corps, devenue inerte et, en apparence, insensible.

Ce qui prouve d'ailleurs invinciblement que, chez l'animal réduit à l'état de cadavre par l'action du curare, la mort n'est qu'apparente, c'est qu'on parvient aisément à le rappeler à la vie en suppléant par un mécanisme artificiel à l'absence des mouvements respiratoires. Au bout d'un certain temps, le poison est éliminé par les sécrétions ; le système nerveux moteur reprend son activité, et le mort ressuscite. M. Cl. Bernard raconte qu'en 1815 Watterton et Brodie inoculèrent du curare à une ânesse qui, en dix minutes, tomba sans mouvement. On lui fit alors une incision à la trachée-artère, et pendant deux heures on lui gonfla régulièrement les poumons avec un soufflet. « La vie suspendue revint : l'ânesse leva la tête et regarda autour d'elle ; mais l'introduction de l'air ayant été interrompue, elle retomba dans la mort apparente. On recommença aussitôt la respiration artificielle, et on la continua sans interruption pendant deux heures encore.

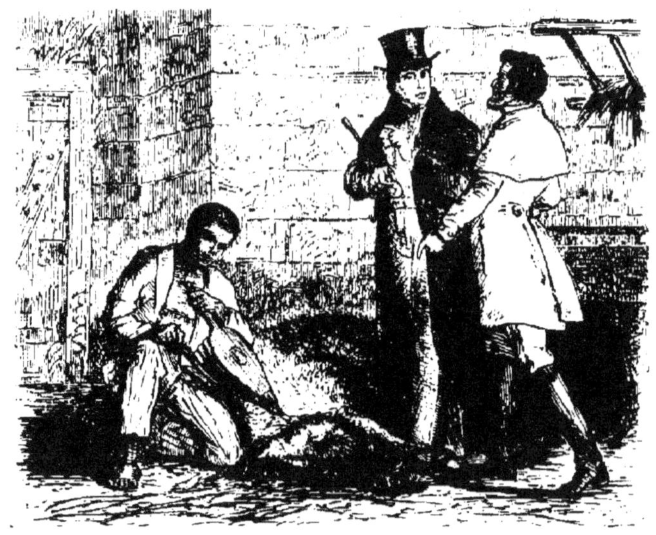

L'ânesse ressuscitée (expérience de Wattertou et Brodie).

Ce moyen sauva l'ânesse : elle se leva, et marcha sans paraître éprouver ni agitation ni douleur. La blessure du cou et celle par laquelle le poison avait été introduit guérirent facilement. Après un peu de fatigue, l'animal se rétablit tout à fait, et devint par la suite gras et pétulant. »

La mort par le curare n'est donc pas sans appel, et l'antidote de ce poison terrible, c'est.... un soufflet. Il y a plus : grâce à la rapidité avec laquelle le curare est expulsé sous l'influence des actions vitales, un homme ou un animal blessé par une arme enduite de ce toxique peut, dans beaucoup de cas, être sauvé sans qu'il soit besoin de recourir à la respiration artificielle. La seule condition de succès est que la partie atteinte soit un membre qu'on puisse comprimer au-dessus de la blessure. La compression doit être modérée, de façon à permettre une absorption très-lente du poison. Le blessé éprouve bien alors de l'engourdissement ; ses membres même peuvent être paralysés ; mais la respiration continue : c'est tout ce qu'il faut pour que l'économie se débarrasse peu à peu du poison. Vingt-quatre ou trente-six heures environ suffisent, en pareil cas, pour que tout le curare inoculé ait traversé le torrent de la circulation. Il ne laisse après lui aucune trace de son passage.

IV

LE MANCENILLIER — LE TANGHIN — LE BOUNDOU

Je ne saurais, en parlant des plantes vénéneuses des tropiques, passer sous silence la plus célèbre de toutes, le *mancenillier,* dont la renommée s'est accrue depuis qu'on a vu figurer sous son nom, sur la scène de l'Opéra, un arbre magnifique, au sombre feuillage et aux fleurs écarlates, qui joue, dans le dernier poëme lyrique de Scribe et Meyerbeer [1], un rôle des plus émouvants. Et qu'on me permette à ce propos de faire

---

[1] Le lecteur a nommé *l'Africaine.*

remarquer le mépris systématique avec lequel mes
honorables et aimables confrères les littérateurs traitent la science dans leurs compositions romanesques et
dramatiques. Ces messieurs paraissent convaincus qu'il
suffit aux gens de lettres d'avoir de l'esprit ou de
l'imagination ; qu'avec cela, non-seulement on peut
se passer d'être savant, mais que si d'aventure on possède quelque teinture de science, il faut se garder d'en
rien laisser voir.

Les romanciers et les dramaturges ont rarement
occasion de parler de physique, de mécanique ou
d'astronomie ; en revanche, la médecine et l'histoire
naturelle leur sont souvent d'un grand secours : il est
peu de romans et de pièces de théâtre où la maladie et
l'empoisonnement ne tiennent une place plus ou moins
importante. A peine en est-il où ces choses soient pré-
sentées telles qu'elles se passent ou se passeraient dans
la réalité. On me dira que la réalité serait désagréable
et répugnante. Soit ; mais alors supprimez les détails
qu'on ne vous demande point, ou cessez de recourir à
des procédés qui vous placent dans l'alternative de
donner des nausées au public, ou de défigurer à ses
yeux les phénomènes de la nature. L'ignorance des
poëtes en matière scientifique se voit surtout lorsqu'ils
transportent le lecteur ou le spectateur dans de loin-
tains pays. Ils raconteront une chasse au jaguar dans
l'Inde, où il n'y a point de jaguars ; ils montreront,
dans une forêt vierge du Mexique, des voyageurs atta-
qués par une panthère ou par un léopard, deux animaux qui sont exclusivement propres à l'ancien conti-
nent. La fameuse histoire de *Maldonata ou la lionne
reconnaissante* se passe dans l'Amérique méridionale,

où les lions sont absolument inconnus. On donnait autrefois au Cirque une pièce intitulée : *Jocko ou le singe du Brésil*. Le rôle principal, celui de Jocko, était rempli par le célèbre clown Mazurier. Jocko était donc un grand singe anthropomorphe, et les spectateurs devaient penser que ces animaux habitent le Brésil. Or il n'en existe que dans l'archipel indien et sur la côte occidentale d'Afrique.

Je reviens à *l'Africaine*. Certes, s'il y eut jamais un librettiste peu scrupuleux à l'endroit de la vérité historique, géographique et scientifique, c'était bien M. Scribe. *L'Africaine* en est un exemple étourdissant, et je n'en finirais pas si je voulais relever toutes les énormités accumulées, comme à plaisir, et dans le poëme et dans la mise en scène de cet opéra, dont le titre même est un non-sens, puisque l'héroïne de la pièce est une reine de Madagascar. Je parlerai donc seulement du « noir mancenillier », sous lequel s'endorment de l'éternel sommeil les malheureuses compagnes de doña Inès, puis l'infortunée Didon madécasse et son trop docile serviteur, le baryton Nélusko. Sachez d'abord, lectrices et lecteurs, qu'il ne croît pas plus de mancenilliers dans les forêts de Madagascar que dans le bois de Boulogne ou le parc de Saint-Cloud. Ce n'est pas que les végétaux toxiques manquent dans cette « île immense » : nous verrons bientôt qu'elle n'en est pas dépourvue. Mais enfin il n'y a point de mancenillier. Cet arbre (*hippomane mancenilla,* famille des Euphorbiacées) habite les parties les plus chaudes de l'Amérique méridionale, et se plaît, dit-on, de préférence, au bord de la mer. Ses fruits ressemblent à de jolies pommes d'api (d'où son nom, dérivé de l'espagnol *manzanilla*, petite pomme), et exhalent un parfum de citron qui achève de les rendre séduisants. Ils sont malheureusement très - vénéneux; moins toutefois que le suc laiteux qui découle des incisions faites à l'écorce de l'arbre. Ce suc, mis en contact avec la peau, y fait lever des ampoules très-douloureuses.

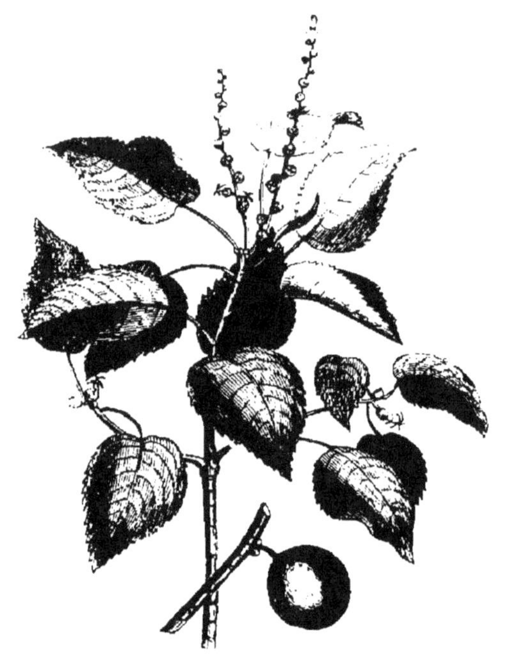

Feuilles, fleurs et fruit du mancenillier (*hippomane mancenilla*).

Ingéré dans les voies digestives ou introduit dans la circulation, il donne promptement la mort. La vapeur même qui s'en exhale produit des picotements aux yeux, aux lèvres et autour des ailes du nez. Mais suffit-il de s'arrêter près d'un mancenillier et de se coucher sous son ombre pour y trouver la mort? Cela est au moins douteux. Le naturaliste Jacquin osa en faire lui-même l'expérience, et la fit impunément.

On confond souvent le mancenillier avec d'autres euphorbiacées non moins dangereuses, qui croissent dans les mêmes contrées. Tels sont le *sapium aucuparium* et l'*excœcaria agallochia*. Ce dernier doit son nom (du latin *excœcare*, aveugler) à ce que des matelots européens chargés d'aller couper du bois dans une forêt, ayant par hasard frappé de leur hache un arbre de cette espèce, furent aveuglés par la séve corrosive qui jaillit dans leurs yeux.

Madagascar, avons-nous dit, n'est point dépourvue de plantes vénéneuses. Elle en possède une notamment, qui peut rivaliser avec le mancenillier, l'ypo-antiar, les strychnos et les autres grands végétaux empoisonneurs. C'est le *tanghin* (*tanghinia venenifera*, famille des Apocynées), dont une seule graine suffirait pour tuer vingt personnes, et qui était, il y a quelques années — qui est peut-être encore ! — employé dans les épreuves judiciaires en usage chez les Madécasses.

« Une coutume monstrueuse, écrivait en 1845 M. Ch. Flandin, s'est enracinée dans l'île de Madagascar. On la connaît sous le nom d'*épreuve du tanghin*. Aujourd'hui même, cette épreuve est encore l'unique moyen de gouvernement du roi des Malgaches. Il suffit d'être suspect au prince ou à ses agents pour être accusé de sacrilége ou de tout autre crime, et, en conséquence, être soumis à l'épreuve du tanghin. Selon les effets qu'il produit, le poison décide du jugement à porter sur l'accusé. Le tanghin est-il rejeté, l'accusé n'est point coupable ; est-il digéré et absorbé, justice est faite : la victime expire dans les

plus affreux tourments. Durant l'épreuve, le bourreau
interpelle le poison et l'excite à manifester la vérité.
« Tanghin, s'écrie-t-il, épargne l'innocent et tour-
« mente le coupable ; tu sais tout : tu vois l'intérieur
« de l'accusé ! » Hélas ! telle est la violence du suc véné-

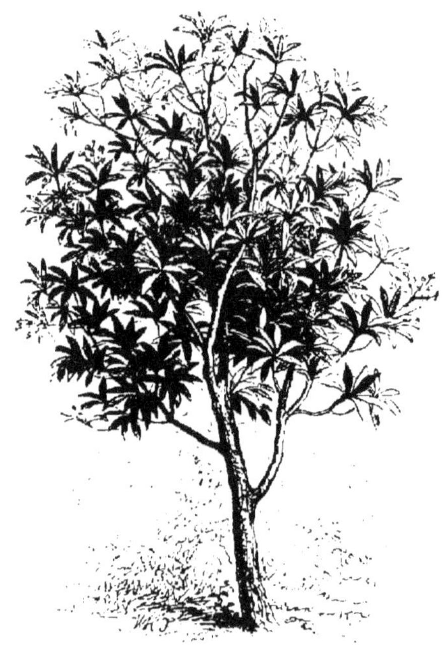

Tanghin (*tanghinia venenifera*).

neux, que, rejeté ou non par le vomissement, il en-
traîne presque infailliblement la mort. Dans l'espace de
ces douzes dernières années, on estime que, dans le
pays de l'est et du sud seulement de Madagascar, il a
été sacrifié, par cette horrible loi du tanghin, plus de
cent cinquante mille individus. Et l'île entière n'a pas
trois millions d'habitants ! »

Cette coutume de l'épreuve du poison n'existe pas
seulement à Madagascar, mais chez la plupart des peuplades nègres de l'Afrique équatoriale. On doit à MM. G.
Pécholier et C. Saint-Pierre une note intéressante [1] sur
le poison d'épreuve des Gabonais. Je ne puis mieux faire
que de la citer. « Le *boundou* (*Icaja* ou *m'boundou*),
disent les savants auteurs, est un arbuste de la famille
des Apocynées, qui partage avec d'autres plantes de
cette famille la propriété d'être un poison violent. Il
sert, au Gabon, à préparer la liqueur d'épreuve en
usage dans les duels judiciaires. Nous avons été assez
heureux pour nous procurer quelques racines de cet
arbuste, grâce à l'obligeance de M. le docteur Falot,
médecin distingué de la marine impériale. La petite
quantité de produit que nous avons eue à notre disposition ne nous a pas permis d'entreprendre la recherche du principe actif; mais nous avons essayé,
avec les extraits aqueux et alcoolique, de déterminer
l'action toxique de ce végétal... Le boundou contient
un principe toxique soluble à la fois dans l'eau et dans
l'alcool. Ce poison a un mode d'action analogue à celui
de la noix vomique, c'est-à-dire qu'il porte son effet
principalement sur le système nerveux sensitif. Administré soit par l'estomac, soit par la méthode ender-
mique, il produit d'abord une augmentation du nombre
des inspirations et des pulsations cardiaques, ensuite
une diminution considérable de ces mouvements. Ce
poison amène en même temps une exagération de la
sensibilité, puis des convulsions tétaniques; enfin l'insensibilité, la paralysie et la mort. Il n'agit que se-

---

[1] Présentée à l'Académie des sciences par M. Robin, le 5 novembre 1866.

condairement sur le système nerveux moteur ; il n'agit pas sur la contractilité du système musculaire. Ce n'est pas un poison du cœur ; cet organe, au contraire, continue de battre assez longtemps après la mort.

« Dans plusieurs expériences où nous avions obtenu des symptômes très-graves et une mort apparente prompte, nous avons vu pourtant l'animal revenir, avec lenteur, mais définitivement, à la vie. Si, comme il est permis de le penser, l'action sur l'homme est identique, on comprend comment le boundou a été choisi par les Gabonais pour poison d'épreuve : les champions atteints subitement de symptômes graves, mais revenant peu à peu à la santé, semblaient rappelés à la vie par la divinité, jalouse de démontrer leur innocence. »

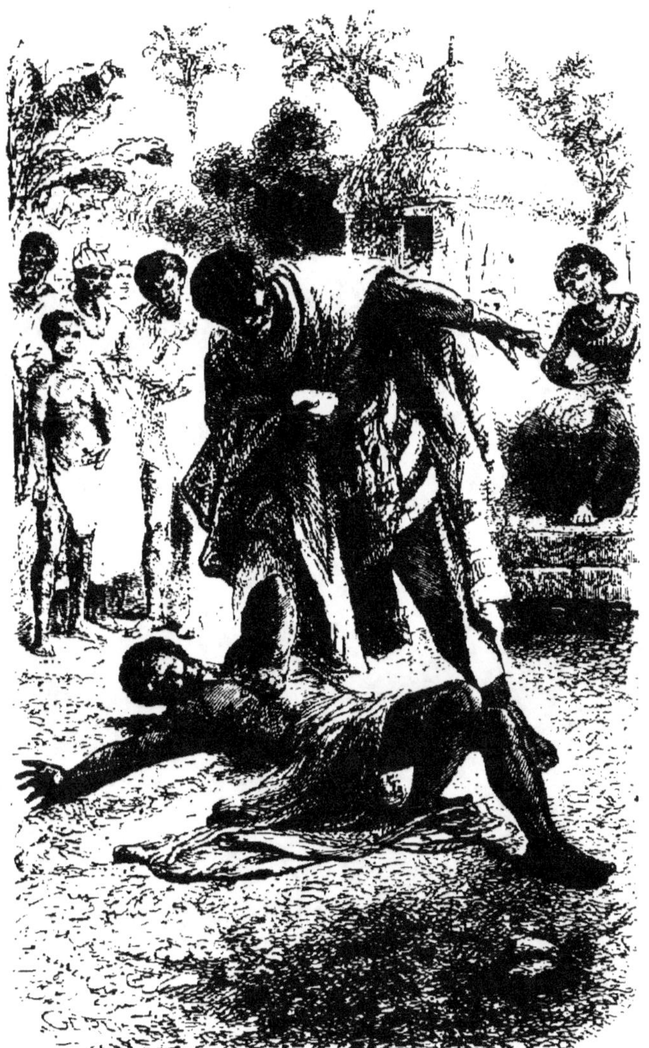

Épreuve du boundou, chez les Gabonais.

LES ANIMAUX VÉNÉNEUX

I

LES MOULES

Il ne faut pas confondre les animaux *vénéneux*, dont les tissus sont imprégnés d'une substance toxique, avec les animaux *venimeux*, c'est-à-dire pourvus d'organes spéciaux, où s'élabore un venin tout prêt à être versé dans la morsure ou dans la piqûre faite par l'animal. Les premiers sont les seuls dont nous ayons à nous occuper. Ils ne forment qu'un groupe extrêmement restreint; et, chose digne de remarque, les animaux venimeux ne font point partie de ce groupe : ils servent de nourriture à diverses bêtes de proie, souvent même à des hommes, qui n'en éprouvent aucun inconvénient.

Les animaux qu'on peut vraiment qualifier de vénéneux ne se rencontrent guère que dans la classe des poissons et dans celle des insectes. Beaucoup de mammifères et d'oiseaux ont une chair désagréable au goût, coriace, indigeste, mais ils ne sont jamais vénéneux. On en peut dire autant des reptiles. Quelques mollusques, qui entrent pour une large part dans notre alimentation, deviennent vénéneux dans certaines circonstances. C'est le cas des moules (*mytilus edulis*), qui occasionnent parfois des accidents assez graves, et dont il n'est pas inutile de dire tout d'abord quelques mots. Les propriétés toxiques de ces mollusques sont tout à fait accidentelles, et l'origine en est fort controversée.

C'est, selon les uns, un petit crabe qui se loge dans la coquille des moules; selon d'autres, c'est le frai des étoiles de mer (astéries), que le mollusque aurait avalé;

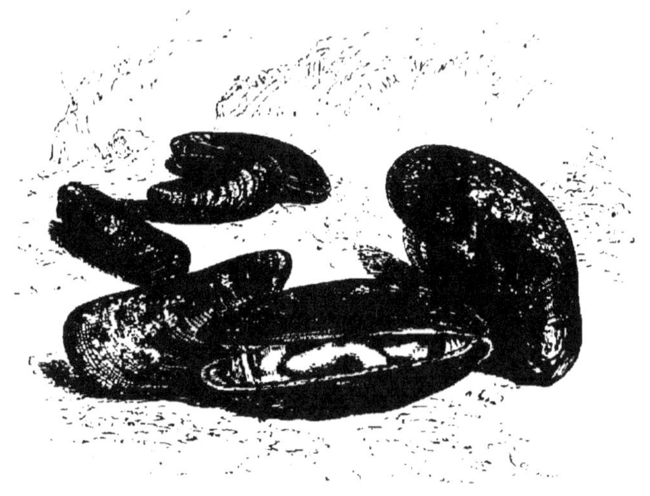

Moules (*mytilus edulis*).

d'autres encore font intervenir la coloration, l'état de maigreur ou de maladie des moules, et jusqu'aux phases de la lune. Inutile de faire ressortir l'absurdité de cette dernière explication; les autres reposent également sur des hypothèses gratuites. On a supposé aussi que les moules devenaient vénéneuses lorsqu'elles avaient été recueillies sur la coque des navires doublés en cuivre; ce qui, évidemment, n'est pas exact.

On peut, au contraire, manger sans inquiétude des moules recueillies sur des plaques de cuivre; mais ce n'est point là d'ordinaire qu'on va les chercher, et il est parfaitement établi que l'habitat de ces mollusques n'est pour rien dans leur insalubrité.

Des empoisonnements ont été occasionnés par des moules des régions intertropicales, aussi bien que par celles qu'on pêche dans nos parages. Un chirurgien de la marine française, M. le docteur Berchon, se trouvant à bord de la corvette *la Prudente*, en rade de Rio-de-Janeiro, eut l'occasion d'observer un cas assez remarquable d'empoisonnement par les moules. Cinq matelots, formant l'armement d'un canot envoyé à terre avec l'officier chargé des observations astronomiques, mangèrent des moules qu'ils avaient pêchées sur l'îlot stérile de los Ratonos, situé à l'entrée du port marchand de Rio. Presque aussitôt après l'ingestion de ces mollusques, ils furent pris d'une vive irritation gastro-intestinale, avec nausées, vomissements, selles abondantes. Deux d'entre eux eurent, en outre, des convulsions, du délire, avec anxiété extrême et refroidissement des extrémités. Tous guérirent néanmoins, à la faveur d'un traitement émollient aidé par l'usage interne de l'éther. Des accidents semblables se manifestèrent sur plusieurs des navires composant l'escadre commandée par l'amiral Montagniès de la Roque. M. le docteur Berchon ne croit pas qu'il soit possible de les attribuer à la présence de pyrites cuivreuses sur l'îlot de Ratonos, non plus qu'au cuivre du doublage des navires qui fréquentent la rade de Rio. « Il me semble, dit-il, plus rationnel d'admettre une modification humorale encore inconnue, produite pendant l'époque du frai :

modification qui a souvent déterminé des accidents du même genre en France, et très-souvent aussi le développement d'une urticaire, quand il n'y a ni vomissements, ni selles abondantes. »

« Nous croyons, disent d'autre part MM. Paul Gervais et Van Beneden, que l'intoxication par les moules est quelquefois le résultat d'une prédisposition individuelle. Il y a des personnes qui mangent beaucoup de moules, et qui n'en souffrent jamais, et d'autres qui n'en peuvent manger sans éprouver des accidents. Du reste, la cuisson devrait détruire l'action du poison, s'il y en avait réellement un. Cependant il y a des cas qui peuvent faire admettre que dans certaines circonstances les moules ont des propriétés nuisibles qu'elles n'ont pas dans d'autres; la cause de ces accidents reste d'ailleurs à découvrir [1]. »

Les symptômes de l'empoisonnement par les moules se manifestent ordinairement deux ou trois heures après le repas. Le malade éprouve d'abord de l'engourdissement, puis une constriction de la gorge, des nausées, une soif ardente. La tête, le visage et la langue sont le siége d'un gonflement très-incommode; la parole devient impossible, et la respiration difficile. La peau se couvre d'une éruption rutilante accompagnée de démangeaisons insupportables. A ces phénomènes se joignent quelquefois des accidents nerveux : roideur des membres, spasmes, convulsions.

Heureusement, cet empoisonnement n'a presque jamais une terminaison fatale, et cède le plus souvent à un traitement fort simple. On fait vomir le malade,

---

[1] *Zoologie médicale*, tome Ier (2 vol. in-8°. Paris, 1859).

puis on lui administre, soit de l'éther, soit une boisson
abondante et légèrement acidulée. Quelques médecins
considèrent le vinaigre comme le meilleur remède
contre l'empoisonnement par les moules.

II

LES POISSONS VÉNÉNEUX

Les observations d'empoisonnements causés par la
chair de certains poissons ne sont pas assez nombreuses pour permettre d'affirmer que ces animaux
soient essentiellement vénéneux. De savants natura-
listes inclinent à croire, au contraire, que, comme les
moules, les poissons n'acquièrent que dans des circonstances particulières les propriétés toxiques signalées
par divers auteurs. Quoi qu'il en soit, les observations
les plus authentiques et les plus dignes d'attention se
rapportent à une espèce voisine des anchois, et qu'on
a désignée sous le nom de *melette vénéneuse* (*meletta
venenosa*, famille des Clupéidés). La melette habite les
mers du Sud.

« C'est cette espèce, dit M. le docteur Reymoueng,
qui a causé la mort de cinq hommes de la corvette à
vapeur *le Catinat*, et qui a rendu malades cinquante
hommes à bord du *Prony*. Elle ressemble beaucoup
pour la forme à la sardine commune; elle n'en diffère
guère que par une raie verdâtre se confondant, en passant par la couleur jaune, avec la couleur argentée du

poisson ; cette raie s'étend depuis le dessous de la nageoire pectorale jusque vers l'extrémité de la deuxième dorsale. L'œil est aussi entouré d'un cercle jaunâtre. Les individus qui ont pu rendre compte du goût de ce poisson l'ont trouvé, en général, plus fade que notre sardine. Ceux qui ont éprouvé des symptômes d'empoisonnement ont trouvé à quelques-uns de ces poissons une saveur tellement âcre et piquante, qu'ils

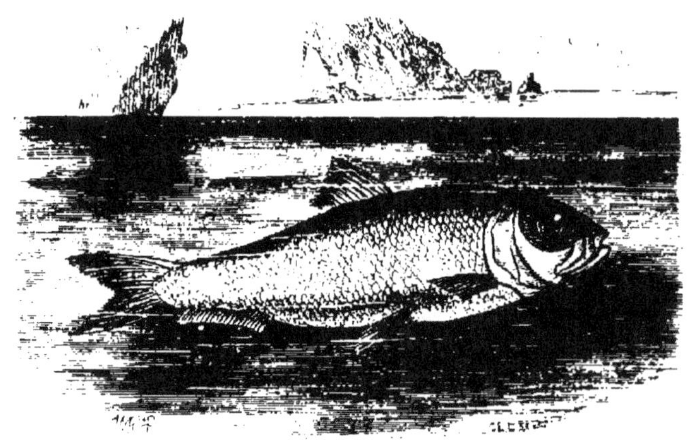

Melette vénéneuse (*meletta venenosa*)

n'ont pu les avaler ; et cependant, quelques instants après ils ont eu des vomissements, des crampes dans tous les membres, la pupille excessivement dilatée et une céphalalgie intense.

« Le seul cas d'autopsie dont on ait recueilli l'observation à bord du *Catinat,* n'a offert que quelques plaques rougeâtres sur la membrane de l'estomac.

« Chez tous les malades, le pouls devenait très-lent et concentré. Il y avait du délire chez plusieurs. Chez quelques hommes du *Prony* il y a eu paralysie par-

tielle des membres, et la paralysie a même persisté
pendant plusieurs jours pour l'un de ces derniers. Elle
n'a cédé qu'à l'emploi de la strychnine. Comme il y
avait quelque analogie dans les symptômes avec ceux
produits par la belladone, et que j'ignorais complète-
ment la nature de l'agent toxique, je prescrivis les
excitants, l'alcool et surtout l'infusion de café, et chez
la plupart ce traitement réussit à faire disparaître dans
quelques heures les vomissements et les autres symptômes, et procura chez tous un prompt soulagement.

« Quelques naturels de la Nouvelle-Calédonie, qui
mangèrent à bord de ces poissons bouillis, furent malades, et deux d'entre eux moururent dans la journée;
mais j'ignore s'ils n'en avaient point mangé de grillés,
parce qu'ayant aidé à tirer le filet, ils pouvaient en
avoir emporté de crus.

« D'après les renseignements que j'ai pu me procurer
auprès des naturels sur ce poisson, il ne leur ferait
généralement éprouver que des indispositions légères,
parce qu'ils le mangent ordinairement préparé à leur
manière, c'est-à-dire enveloppé dans des feuilles de
bananier, placées elles-mêmes dans une marmite remplie d'eau qu'ils font bouillir pendant assez longtemps;
et ils jettent toujours l'eau qui a servi à cuire le poisson. Il paraîtrait que le poisson, ainsi préparé, perd la
plus grande partie de sa substance vénéneuse, celle-ci
se dissolvant dans l'eau.

« Les hommes morts à bord du *Catinat* avaient tous
mangé de ce poisson grillé seulement. Les matelots qui
l'ont mangé bouilli n'ont éprouvé que de légers accidents. »

M. le docteur Berchon rapporte qu'un chimiste de

Lima, qui a analysé la chair de la melette, croit y avoir reconnu des traces d'acide prussique; mais il n'attache à ce renseignemnent qu'une médiocre importance.

Plusieurs médecins ont signalé des accidents causés par d'autres espèces de sardines des mers intertropicales. M. le docteur Payen, notamment, pendant son séjour à Mahé (Séchelles), eut à traiter, à bord de *l'Isère*, plusieurs matelots qui, ayant mangé de la sardine des tropiques, en éprouvèrent des indigestions si violentes qu'elles ressemblaient fort à des empoisonnements, et les médecins du pays assurent que ce poisson devient très-dangereux à l'époque de la « floraison des coraux », c'est-à-dire, sans doute, à l'époque du frai de ces polypes. Pompée-Desportes, dans son *Histoire des maladies de Saint-Domingue*, parle également d'une petite espèce de sardine qui détermine une intoxication très-grave, caractérisée par des vomissements, des tranchées, de l'agitation, de la dyspnée, un ralentissement de la circulation et un froid glacial. Lorsque cet empoisonnement se termine par la mort, ce qui n'est pas rare, on remarque à l'autopsie une induration singulière du foie, des plaques gangréneuses à l'estomac et dans les intestins, et une accumulation de sang coagulé dans les oreillettes du cœur. Cette petite sardine paraît être le *cailleu tassart* (*clupa-thrissa*) qui abonde aux Antilles, et qu'on rencontre aussi dans les mers de la Chine.

« D'autres poissons des Antilles, disent MM. Van Beneden et Paul Gervais, donnent également lieu à des accidents : on cite entre autres la bécune (*sphyræna becuna*), de la famille des Scombéridés (c'est la famille du maquereau). MM. Chevallier et Duchenne rappellent, d'après Janière, deux cas d'empoisonnement dus à l'alimentation par ce poisson, et l'on en connaît deux autres : l'un cité par *le Courrier français*, à la date du 3 décembre 1827; l'autre observé à bord du bâtiment *le Zélé*. Dans cette dernière circonstance, le capitaine, deux officiers et un matelot, qui mangèrent de la bécune, furent pris bientôt après d'un malaise indéfinissable ; leur peau devint rouge, une paralysie engourdit leurs membres. Un chat qui avait mangé du même poisson succomba rapidement.

« Des accidents analogues ont été constatés dans beaucoup d'autres lieux. Pendant le voyage de Cook, Forster a observé un spare vénéneux aux îles Sandwich. Le *tetrodon sceleratus* de la Nouvelle-Calédonie n'est pas moins redoutable, et les diodons, ainsi que divers autres genres, sont dans le même cas [1]. »

III

LES CANTHARIDES — LES MYLABRES ET LES MÉLOÉS

Les *cantharides* forment, dans la classe des insectes (ordre des coléoptères), un genre redoutable qui, pour l'énergie de ses propriétés toxiques et médicamenteuses, peut être comparé aux plus violents poisons fournis par le règne minéral et par le règne végétal. Ces propriétés résident dans leurs téguments qui, réduits en

[1] *Zoologie médicale.*

poudre et mis en contact avec la peau, font lever des ampoules volumineuses et remplies d'un liquide séreux. Cette action locale est accompagnée de phénomènes généraux dus à l'absorption cutanée d'une partie du principe actif. Lorsque la poudre de cantharide ou son extrait a été directement introduit dans la circulation ou ingéré dans les voies digestives, même en très-petite quantité, l'empoisonnement se manifeste par les symptômes les plus graves et, dans beaucoup de cas, se termine par la mort. On sait que la thérapeutique met à profit journellement les vertus épispastiques des cantharides pour la préparation des emplâtres vésicatoires, et que, grâce à cette application très-souvent salutaire, les coléoptères dont nous parlons sont devenus l'objet d'un commerce très-important.

La cantharide officinale (*lytta vesicatoria*) est longue d'environ deux centimètres. Son corps est allongé et comme tronqué à l'extrémité postérieure. Elle est d'un beau vert à reflets métalliques, avec les antennes noires, un sillon profond sur le milieu de la tête et du corselet, et deux nervures longitudinales sur le bord interne des élytres, qui sont finement guillochées. Elle est très-répandue dans nos départements du midi, ainsi qu'en Espagne, en Italie, en Hongrie, en Moldavie et en Valachie. On la trouve aussi en abondance dans plusieurs pays septentrionaux, où l'on croit communément, mais à tort, que ses vertus médicinales sont moins actives. Elle vit de préférence sur les frênes, sans dédaigner toutefois le troëne, le lilas et le chèvrefeuille. La présence des cantharides est signalée à une certaine distance par la forte odeur de souris qu'elles exhalent.

La récolte de ces insectes se fait généralement à la
fin de mai ou au commencement de juin. Il faut opérer
le soir au coucher du soleil, ou le matin à son lever,
parce qu'alors les cantharides sont engourdies par la
fraîcheur de la nuit. On étend de grandes toiles sur le
sol au-dessous des arbres qu'elles habitent, et dont on
secoue fortement les branches en les battant avec des
perches. Les cantharides tombent; on les enlève et on
les plonge dans des baquets remplis d'eau vinaigrée,

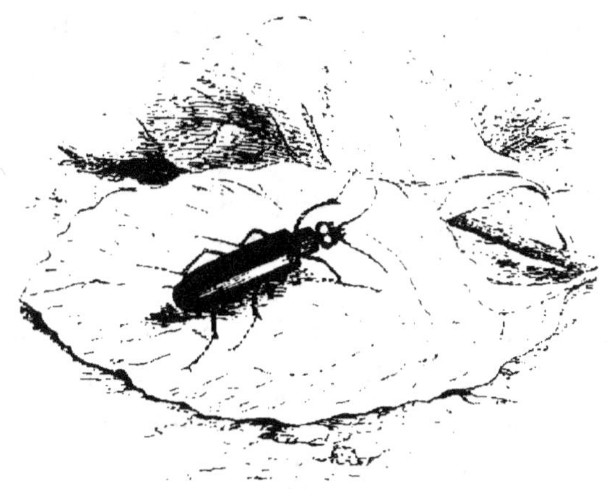

Cantharide officinale (*lytta vesicatoria*).

où elles périssent promptement; ou bien encore on les
place dans des tamis de crin et on les expose à la vapeur
du vinaigre bouillant. Le premier procédé, plus simple
et moins coûteux, est le plus employé. Lorsque les
cantharides sont mortes, on les retire des baquets, on
les égoutte et on les étend, pour les faire sécher, sur
des claies recouvertes de toile, soit au soleil, soit dans
des greniers aérés. Il faut avoir soin de les remuer de
temps en temps avec la main, ou mieux avec un bâton,

car leur contact avec la peau ne laisse pas de produire une action plus ou moins sensible sur l'économie. Une fois sèches, on les enferme dans des caisses ou dans des barils, qu'on a soin de placer dans un endroit aussi sec que possible.

Les premières recherches de quelque valeur sur la composition des cantharides furent publiées en 1788 par Touvenel. Ces recherches ont été reprises par le docteur Beaupoil, et plus récemment par Robiquet, Pelletier, Orfila et quelques autres chimistes. Le principe actif des cantharides est une substance fusible, volatile, insoluble dans l'eau, soluble dans l'alcool et dans l'éther, susceptible de cristalliser en paillettes incolores et micacées, dont la formule, déterminée par M. Régnault, est $C^{10} H^6 O^4$. Thompson a donné à cette substance le nom de *cantharidine*. Les cantharides sont ordinairement employées à l'extérieur sous forme de poudre ; on administre quelquefois à l'intérieur l'extrait alcoolique préparé avec cette poudre ; mais c'est là un médicament dangereux, rarement salutaire, et dont on ne saurait user avec assez de circonspection.

S'il est une substance toxique qui doive être qualifiée de poison irritant, c'est assurément la cantharidine. Son action se porte à la fois sur les voies digestives et urinaires, sur le système cérébro-nerveux et sur le sang, et se manifeste par une inflammation intense, par une surexcitation effroyable, par une altération rapide et profonde des tissus et des liquides de l'organisme. La gorge est d'abord le siége d'une ardeur brûlante ; puis viennent des nausées, des vomissements pénibles, des coliques accompagnées d'épreintes et de ténesme. Les déjections ne se font qu'avec les efforts

les plus douloureux ; l'urine est rare et sanguinolente.
A ces symptômes s'ajoutent bientôt des alternatives de
délire furieux et d'abattement extrême. Souvent l'agitation dégénère en attaques tétaniques avec hyperesthé-
sie (exagération de la sensibilité) telle, que le moindre
contact, le moindre bruit provoque d'horribles convulsions. Souvent aussi le délire prend tous les caractères
de la rage proprement dite. Le malade se roule, se tord,
court et bondit de tous côtés, cherche à mordre, pousse
des cris sauvages ; sa bouche est écumante, son œil
hagard ; l'aspect de l'eau ou de tout corps brillant ou
miroitant redouble sa fureur. Ces accès se répètent en
s'affaiblissant de plus en plus, jusqu'à ce que le malheureux succombe épuisé, déjà envahi par la gangrène,
et cela dans l'espace de vingt-quatre à trente-six heures.

Si la dose a été trop faible pour amener un résultat
fatal, le rétablissement n'a lieu que lentement, et les
phénomènes inflammatoires persistent, avec une intensité variable, pendant plusieurs jours, quelquefois
pendant plusieurs mois.

« L'empoisonnement par les cantharides, dit M. A.
Tardieu, est plus fréquent qu'on ne serait porté à le
croire. Il occupe le dixième rang dans la statistique
criminelle de l'empoisonnement, qui en comprend
vingt-trois cas, de 1851 à 1863. » Chiffre relativement
élevé, auquel il faut ajouter encore les cas assez nombreux où l'empoisonnement a été volontaire, ou simplement accidentel.

Il n'existe point d'antidote de l'empoisonnement par
les cantharides ; mais la nature de cet empoisonnement
indique assez que s'il y a quelque chance de guérison,
c'est par une médication calmante et antiphlogistique

que cette guérison peut être obtenue, ou du moins favorisée.

Il existe dans l'Amérique du Sud une espèce de cantharide, la *cantharide pointillée,* qui a été observée à Montevideo par le docteur Courbon, et qui, d'après ce médecin, aurait sur notre cantharide officinale l'avantage de produire plus promptement la vésication, et de n'amener aucun accident inflammatoire intérieur. Cette espèce vit sur le *beta vulgaris,* herbe très-commune aux environs de Montevideo. La récolte en est facile, puisqu'il suffit de couper les pieds du *beta* à l'heure où les insectes sont engourdis, et de les secouer dans des sacs.

D'autres insectes voisins des cantharides possèdent, comme celles-ci, des propriétés épispastiques et vénéneuses, et sont, dans plusieurs pays, employés aux mêmes usages. Ces insectes appartiennent aux genres *mylabre* et *méloë.* Les Chinois se servent du mylabre pustulé (*mylabris pustulata*). En Grèce, le *mylabris bimaculata* passe pour un remède contre la rage. « Les religieux du Phanéronème, près d'Eleusis, disent MM. Gervais et Van Beneden, les pilent avec les feuilles d'une asclépiadée qui est le *cynanchum excelsum.* » Si ce remède était vraiment efficace, ce fait justifierait jusqu'à un certain point l'aphorisme homœopathique, *similia similibus curantur;* car, ainsi qu'on l'a vu, les accidents nerveux produits par les cantharides ont une frappante analogie avec ceux qui caractérisent la rage.

Les méloës sont employés en Espagne par la médecine vétérinaire, et passent, en beaucoup d'endroits, pour nuire aux bestiaux. C'est aux méloës qu'il faut, d'après MM. Gervais et Van Beneden, rapporter ce que les anciens auteurs ont dit des *buprestes* ou *enfle-bœufs*. Ce sont aussi les méloës qu'on désignait à Rome sous le nom de buprestes, et que la loi Cornelia interdisait, sous peine de mort, de mêler aux aliments et aux boissons.

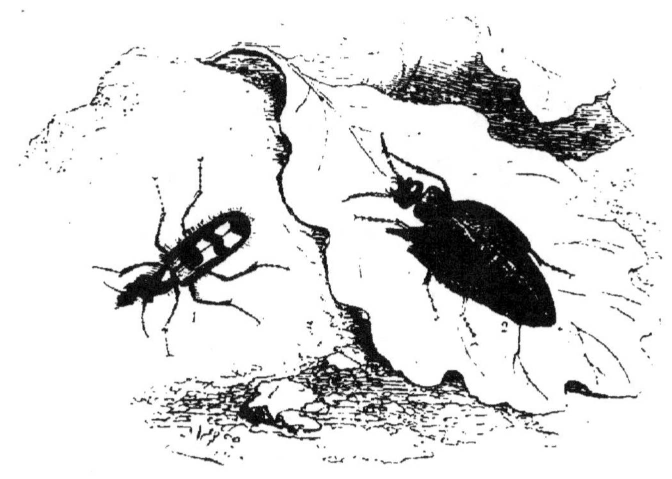

1. Mylabre. — 2. Méloë.

TABLE DES CHAPITRES

POISONS ORGANIQUES

LES POISONS USUELS

PLANTES VÉNÉNEUSES D'EUROPE

PLANTES VÉNÉNEUSES DES TROPIQUES

LES ANIMAUX VÉNÉNEUX

TABLE ALPHABÉTIQUE

DES MATIÈRES

B

L

M

N

O

P

V

W

Y

Z

LISTE ALPHABÉTIQUE

DES AUTEURS CITÉS

TOURS — IMPRIMERIE MAME

www.ingramcontent.com/pod-product-compliance
Lightning Source LLC
LaVergne TN
LVHW021116050726
842519LV00002B/259